El completo
Libro de la cocina cetogénica

500 Recetas KETO III

Volumen 3

Bajas en carbohidratos para bajar de peso

Incluye recetas de pan Keto

Por Barbara White

COPYRIGHT

UNAS PALABRAS ANTES DE EMPEZAR...

Antes de comenzar con la dieta cetogénica en 2020, pasé mucha investigación, pero algunas preguntas aún no estaban claras para mí.

Si bien el estilo de vida cetogénico tiene algunas bases bastante claras, también hay muchas zonas grises. Seamos realistas, la vida no es en blanco y negro. Cada persona es un mundo. Por lo tanto, es importante aprender y comprender tanto como sea posible, y luego decidir qué enfoque es el mejor y más razonable exactamente, para ti.

El propósito de este libro es darte una batería de recetas keto y que descubras cuales se ajustan mejor a ti.

Lo último que alguien quiere sentir al comenzar una nueva forma de vida es depresión y miedo. Te entiendo perfectamente!

Pero entendí después de algunos períodos bastante difíciles en mi vida, de que la única forma de fracasar es renunciar por lo tanto te animo a descubrir entre estas más de 500 recetas ketos cuales serán tus favoritas.

LOS CONCEPTOS BÁSICOS SOBRE LA DIETA KETO

La dieta cetogénica básicamente consiste en consumir menos carbohidratos, proteína moderada y muchas grasas saludables.

Después de una comida normal rica en carbohidratos dieta, las células, tejidos y órganos consumen glucosa (de los carbohidratos) y convertir en energía. Si bien esta es la bioquímica ideal del cuerpo, consumir demasiados carbohidratos conduce a un exceso de glucosa en la sangre.

Si el las células ya no pueden usar el exceso, se almacena en el hígado como glucógeno y finalmente se convierte en grasas. Esto significa que si su la actividad física es muy poca, terminas acumulando grasas en tu cuerpo, que conduce a problemas crónicos como presión arterial alta, obesidad, diabetes, y otros.

¿CÓMO FUNCIONA LA DIETA CETOGÉNICA?

Bajo este régimen de dieta en particular, su cuerpo pasa por alto la glucosa y en su lugar utiliza grasas como su principal fuente de combustible.

Cuando el cuerpo detecta poco carbohidratos en el torrente sanguíneo, automáticamente activa otra vía que quema la grasa almacenada en energía.

Este proceso se llama cetosis. En la mayoría casos, esto suele ocurrir durante periodos prolo gados de ayuno.

Sin embargo, no todo el mundo puede pasar por largos períodos de ayuno.

Así, la dieta cetogénica imita el ayuno, pero las personas aún consumen alimentos que no se rompen cetosis, por lo que todavía come buena comida, pero pierde grasa al mismo tiempo.

ENTRANDO EN CETOSIS

Para entender la dieta cetogénica, es crucial entender cetosis. La cetosis es el proceso cuando el cuerpo quema grasa como alternativa fuente de energía en ausencia o déficit de glucosa. por debajo de lo normal circunstancias, el cuerpo utiliza la hormona glucosa para empujar la glucosa (convertidos de carbohidratos) en células para proporcionar energía.

Bajos niveles de la glucosa cambia otra vía metabólica en el cuerpo, que es la cetosis para quemar grasas como fuente de energía. La cetosis es un proceso normal y juega un papel papel muy vital en el éxito evolutivo de los seres humanos.

En la antigüedad, nuestro antepasados dependen de la cetosis para sobrevivir durante días cuando no pueden cazar o forraje para la comida.

Pero mientras el ayuno es la mejor manera de empujar el cuerpo hacia cetosis, es importante tener en cuenta que no todo el mundo puede soportar ir durante tres días sin comer nada. Así que en lugar de morir de hambre usted mismo, la dieta cetogénica puede ayudar a inducir la cetosis sin necesidad de gente a pasar hambre.

MIDIENDO SUS CETONAS

A diferencia de otros tipos de dietas, la Dieta Cetogénica se puede medir por cuantificar el número de cetonas que se encuentran en la sangre.

Es importante tomar tenga en cuenta que cuando el cuerpo es empujado a la cetosis, libera cuerpos cetónicos en el torrente sanguíneo Hay tres tipos de cuerpos cetónicos, incluyendo acetona, acetoacetato y beta-hidroxibutirato. La línea base de cetonas en el La dieta cetogénica es importante para lograr la pérdida de peso. Por lo tanto, hay varias formas de medir los niveles de cetonas, y ni siquiera necesita tecnología sofisticada para eso.

Análisis de sangre: el análisis de sangre para detectar cetonas es la forma más precisa de medir la cetosis. Mide beta-hidroxibutirato en lugar de acetona y acetoacetato. Para usar este método en particular, necesita una computadora de mano lector de cetonas y tiras reactivas que pueden ser costosas.

Pruebas de orina: A diferencia de las pruebas de sangre para cetonas, las pruebas de orina son relativamente más barato y menos invasivo, por lo que es perfecto entre gente a la que no le gustan las agujas. Puede medir el acetoacetato. Es más, También puede obtener tiras reactivas de orina fácilmente en las farmacias. sin embargo, el la lectura es menos precisa que los análisis de sangre y, con el tiempo, el cuerpo se adapta a excretar menos cetonas en la orina incluso durante el estado de cetosis.

Prueba de aliento: los cuerpos cetónicos también se pueden probar usando un analizador de aliento Es el más conveniente porque no necesitas dibujar. sangre u obtenga una muestra de orina, ya que solo necesita respirar hasta el dispositivo. Sin embargo, los medidores de cetonas en el aliento son relativamente nuevos en el mercado; de este modo son menos precisos que los medidores de cetonas en sangre.

COMPRENDER SUS NIVELES DE CETONAS

¿Cómo sabes que has alcanzado la cetosis al seguir la Dieta cetogénica? Al comenzar con la dieta cetogénica, debe conocer sus niveles de cetonas para poder medir su progreso. Pero cuando se trata de la dieta cetogénica, es importante tener en cuenta que los niveles de cetonas son un espectro y que los diferentes niveles de cetonas en la sangre indican en qué tipo de cetosis se encuentra. Se sugiere que la cetosis comienza cuando la concentración molecular de cetonas está en 0.5mmol/L En el momento en que tu cuerpo cruza más de esa cantidad, estás en cetosis. Desde un punto de vista nutricional, la cetosis se considera ligera

si el valor es de 1 mmol/L y luego se vuelve óptimo entre 1,1 mmol/L y 3 mmol/L. Estos niveles le permiten perder peso. Pero si desea utilizar la dieta cetogénica con fines terapéuticos para tratar la epilepsia y otros trastornos metabólicos, es muy recomendable un nivel de cetonas de entre 3 mmol/L y 5 mmol/L.

TABLA DE CONTENIDO

RECETAS DE BOCADILLOS Y APERITIVOS CETOGÉNICO 40

RECETAS DE ALMUERZO KETO 60

RECETAS DE CENA KETO

RECETAS DE POSTRES KETO

RECETAS DE SALSAS / ADEREZOS KETO 175

RECETAS DE SOPAS 180

RECETAS DE ENSALADAS 185

RECETAS DE GUARNICIONES / APERITIVOS

RECETAS DE DESAYUNO CETOGÉNICO

Ya sea que desee perder peso, comer más sano o simplemente tener más energía. Comenzar el día con un desayuno cetogénico puede ayudar. Esto se debe a que la ciencia muestra que las personas que siguen una dieta cetogénica reportan tener más energía y menos antojos de alimentos, lo que lleva a cambios positivos en el peso corporal y el estilo de vida.

Esto significa que un desayuno cetogénico podría ayudarlo a controlar su hambre en lugar de depender solo de la fuerza de voluntad (que los científicos creen que es un recurso limitado [*]). Por lo tanto, comer un desayuno cetogénico podría ayudarlo a conservar el suyo para cuando realmente lo necesite... Como cuando los suegros vienen de visita.

La moraleja de la historia: come un desayuno cetogénico para modificar tu biología y controlar el hambre por más tiempo.

BAGEL DE CARNE DE CERDO

INGREDIENTES:

- 1 1/2 de cebollas, finamente picadas
- 1 cda.de mantequilla/ghee de animales alimentados con pasto/grasa de tocino, etc.
- 900 g de carne de cerdo molida
- 2 huevos grandes
- 2/3 taza de salsa de tomate
- 1 cdta. pimenton
- 1 cdta. de sal
- 1/2 cdta. de pimienta molida

INSTRUCCIONES:

1. Precaliente el horno a 400 grados F.
2. Cubra una fuente para hornear con papel pergamino.
3. En una sartén a fuego medio, cocina las cebollas con un poco de mantequilla (otro sustituto) hasta que estén transparentes.
4. Deje que las cebollas se enfríen antes de agregarlas a la carne.
5. En un tazón, combine todos los ingredientes, incluidas las cebollas cocidas, y mezcle bien.
6. Separar la carne en seis porciones.
7. Usando sus manos, enrolle una porción en una bola y luego sangre el medio, y aplánelo ligeramente para formar la apariencia de un bagel.
8. Coloque el bagel de carne en la fuente para hornear y repita con cada una de las porciones de carne.
9. Cocine por 40 minutos o hasta que la carne esté completamente cocida.
10. Deje que los bagels de carne se enfríen.

BATIDO DE AGUACATE Y ESPINACAS

INGREDIENTES

- 1/2 aguacate (s) mediano (s)
- 1 chorrito de jugo de limón
- 1 puñado de espinacas tiernas
- 1 cucharada de aceite de coco
- 250 ml de leche de almendras
- 250 ml de agua

INSTRUCCIONES:

1. Pica los ingredientes en trozos grandes.
2. Pon todo en una licuadora, llena de agua y mezcla finamente.

BISCUIT EN UNA TAZA EN 60 SEGUNDOS

INGREDIENTES:

- 1 huevo grande
- 3 taza harina de almendras blanqueadas
- 1 cda. harina de coco
- 1 cda. mantequilla blanda sin sal
- 1 cucharadita aceite de aguacate
- ¼ de cucharadita Levadura en polvo
- Una pizca de sal

INSTRUCCIONES:

1. Coloque todos los ingredientes en una taza apta para microondas y revuelva con un tenedor hasta que quede suave. Alise la superficie con el dorso de una cuchara.
2. Microondas durante 1 minuto (es posible que deba ajustar el tiempo según la potencia de su electrodoméstico).
3. Retira con cuidado la taza (estará caliente) del microondas, cúbrela con un plato y dale la vuelta para retirar la galleta. Coloque la galleta de costado y córtala en 4 partes iguales.

CRIPSY-CRUNCHY KETO COCONUT

INGREDIENTES:
- 1 paquete de coco laminado
- Canela molida
- Stevia (opcional)
- Leche de almendras sin azúcar
- 2 frutillas medianas
- Papel de pergamino / aceite de coco

INSTRUCCIONES:
1. Precalentar el horno a 350 °C
2. Formar una bandeja para galletas con papel pergamino o engrasarla con aceite de coco.
3. Esparcir los copos de coco sobre la galleta
4. Cocinar en el horno durante 5 minutos
5. Mover los copos y seguir cocinando hasta que estén un poco dorados y ligeramente tostados. -Sacar los copos. Espolvorear ligeramente con canela.

CRUJIENTES DE COCO KETO CRUJIENTE

INGREDIENTES
- 1 paquete de canela molida
- Coco en hojuelas
- Estevia (opcional)
- Leche de almendras sin azúcar
- 2 frutillas medianas
- Papel pergamino / aceite de coco

INSTRUCCIONES:
1. Precalentar el horno a 350 °C
2. Cubra una bandeja para hornear galletas con papel pergamino o engrásela con aceite de coco.
3. Extienda las hojuelas de coco sobre la galleta
4. Cocine en el horno durante 5 minutos

5. Mezcle las hojuelas y siga cocinando hasta que estén un poco bronceadas y ligeramente tostadas.
6. Saque los copos. Espolvorear ligeramente con canela.

CUAJADA DE PAPAYA CON SEMILLAS DE LINO

INGREDIENTES
- 1/2 papaya mediana
- 1 cucharadita de miel
- 100 g de yogur natural
- 1 cucharadita de semillas de lino
- 150 g de quark ligero

INSTRUCCIONES:
1. Pelar, pelar y cortar la papaya.
2. Mezclar la miel, el requesón y el yogur, agregar las semillas de lino y los trozos de fruta.

DESAYUNO KETO STRATA

INGREDIENTES:
- 900 g de salchicha de cerdo a granel
- 1/2 taza de cebollas picadas
- 1 taza de pimientos dulces picados
- 450 g de champiñones en rodajas
- 1 cucharadita de orégano seco
- 450 g de pan cortado en rebanadas y cubos
- 6 huevos, ligeramente batidos
- 2 1/2 tazas de leche
- 2 tazas de queso fontina rallado

INSTRUCCIONES:
1. En una sartén grande, cocine la salchicha de cerdo a fuego medio hasta que se desmenuce y se dore.
2. Mover las salchichas a un recipiente,

18

escurrir la grasa y volver a poner la sartén en su sitio.

3. Agregar las cebollas en la sartén.
4. Cocinar durante 7-9 minutos o hasta que estén tiernos. Incorpore los champiñones, los pimientos y el orégano.
5. Cocinar justo hasta que las verduras estén tiernas, unos 5 minutos.
6. Retirar del fuego e incorporar la carne de cerdo.
7. Engrasar ligeramente un molde de 9x13. Extiende la mitad de los cubos de pan en el molde.
8. Colocar la mitad de la mezcla de carne sobre el pan.
9. Cubrir con 1 taza de queso rallado, repetir las capas.
10. En un bol, mezclar la leche y los huevos.
11. Verter la mezcla de huevos sobre las capas.
12. Cocinar la strata en el horno a 325 grados, cubierta con papel de aluminio durante 30 minutos.
13. Retire el papel de aluminio y hornee durante 30-45 minutos más o hasta que un termómetro de lectura instantánea insertado en el centro indique 170 grados.
14. Dejar reposar 5 minutos antes de servir.

DESAYUNO KETO HASH

INGREDIENTES:
- 1 calabacín mediano (200 g)
- 2 rebanadas de tocino
- 1/2 cebolla blanca pequeña o 1 diente de ajo
- 1 cda.de ghee o aceite de coco o cebollín recién picado 1/4 de cdta. de sal
- 1 huevo grande, campero u orgánico por encima
- 1/2 aguacate

INSTRUCCIONES:
1. Picar finamente la cebolla (o el ajo) y cortar el tocino.
2. Cocine la cebolla a fuego medio y agregue el tocino, cocine hasta que esté ligeramente
3. dorado
4. Mientras tanto, corta el calabacín en dados medianos.
5. Agregue el calabacín a la sartén y cocine durante 10-15 minutos.
6. Retirar y agregar perejil picado.

DESAYUNO KETO FESTA MEXICANO

INGREDIENTES:
- 4 huevos, escalfados
- 1/4 taza de salsa espesa
- 1/3 taza de queso cheddar, rallado
- 1/3 taza de aguacate, cortado en trozos
- 2 cucharadas crema agria
- 2 cucharadas aceitunas, en rodajas
- 2 cucharadas cilantro fresco, finamente picado

INSTRUCCIONES:
1. Cocine los huevos por el método de escalfado.
2. En un recipiente apto para microondas, caliente la salsa en el microondas
3. Ponga los huevos escalfados en plato de servir y cubra con salsa, crema agria, aceitunas, queso, aguacate y perejil.

GACHAS DE HUEVO KETO

INGREDIENTES:
- 2 huevos orgánicos de corral
- 1/3 taza de crema espesa orgánica sin aditivos alimentarios
- 2 paquetes de edulcorante

- 2 cucharadas de canela orgánica molida con mantequilla de animales alimentados con pasto al gusto

INSTRUCCIONES:

1. En un tazón pequeño, agregue los huevos, la crema y el edulcorante y mezcle
2. Derrita la mantequilla en una cacerola mediana a fuego medio-alto. Bajar el fuego al mínimo una vez derretida la mantequilla.
3. Combina la mezcla de huevo y crema.
4. Cocine, mezclando todo el tiempo a lo largo del fondo hasta que la mezcla espese y comience a cuajar.
5. Cuando vea los primeros signos de cuajarse, retire la cacerola inmediatamente del fuego.
6. Vierta la papilla en un tazón para servir. Espolvorea abundante canela por encima y sirve de inmediato.

HOGAZA DE PAN DE CALABAZA KETO

INGREDIENTES:

- 1 1/2 taza de harina de almendras
- 3 claras de huevo grandes
- 1/2 taza de puré de calabaza
- 1/2 taza de leche de coco (de la caja)
- 1/4 taza de polvo de cáscara de psyllium
- 1/4 taza de edulcorante Swerve
- 2 cdta. de polvo de hornear
- 1 1/2 cdta. de Pumpkin Pie Spice
- 1/2 cdta. de sal kosher

INSTRUCCIONES:

1. Precaliente el horno a 180º C
2. En un tazón mediano, tamice todos los ingredientes secos .
3. Coloque un recipiente con 1 taza de agua en la rejilla inferior del horno.
4. Mezcle la calabaza y la leche de coco en los ingredientes secos y mezcle bien.
5. Batir las claras de huevo hasta que estén firmes. Incorpora lentamente las claras de huevo a la masa.
6. Coloque la masa en un molde para pan bien engrasado, luego colóquelo en el horno y hornee durante 75 minutos.
7. ¡Deje enfriar, luego corte y sirva!

HUEVOS CON ESPINACAS Y QUESO KETO

INGREDIENTES:

- 3 Huevos enteros
- 3 onzas de requesón
- 3-120 gr. Espinacas picadas
- 1/4 de taza de queso parmesano
- 1/4 de taza de leche

INSTRUCCIONES:

1. Precalentar el horno a 190°C
2. Batir en un bol el huevo, el requesón, la mayor parte del parmesano y la leche.
3. Mezcla las espinacas.
4. Pasar a una fuente pequeña, engrasada, apta para el horno
5. Espolvorear el resto del queso por encima.
6. Hornee durante 25-30 minutos. Dejar enfriar durante 5 minutos

HUEVOS KETO A LA FLORENTINA

INGREDIENTES:

- 1 taza de hojas de espinaca lavadas
- 2 cucharadas de queso rallado
- Sal marina y pimienta al gusto
- 1 cda.de vinagre blanco
- 2 huevos

INSTRUCCIONES:

1. Cocine las espinacas en un recipiente apto para microondas en el microondas o al vapor hasta que se ablanden.
2. Espolvorea con queso parmesano y sazona al gusto.
3. Cortar en trozos del tamaño de un bocado y colocar en un plato.
4. Caliente una cacerola con agua hirviendo a fuego lento, agregue el vinagre y revuelva con una cuchara de madera para crear una piscina de hidromasaje.
5. Rompa un huevo en el centro, apague el fuego y déjelo tapado hasta que cuaje (3-4 minutos). Repita con el segundo huevo.
6. Coloque los huevos sobre las espinacas y sirva.

HUEVOS FRITOS KETO

INGREDIENTES:

- 2 Huevos
- 3 rebanadas de tocino

INSTRUCCIONES:

1. Calentar un poco de aceite en una freidora a 375º C
2. Freír tocino
3. En un bol pequeño, añadir 2 huevos
4. Añadir rápidamente el huevo en el centro de la freidora
5. Con dos espátulas, formar una bola con el huevo mientras se fríe.
6. Freír hasta que deje de burbujear, 2-3 minutos
7. Colocar sobre papel de cocina y dejar escurrir.

HUEVOS ESCOCESES KETO

INGREDIENTES:

- 4 huevos grandes

- 1 paquete de salchichas de cerdo (340 gr.)
- 8 rebanadas de tocino cortado grueso
- 4 Palillos de dientes

INSTRUCCIONES:

1. Hervir los huevos, pelar las cáscaras y dejar enfriar
2. Cortar la salchicha en cuatro partes iguales, colocar cada parte en un círculo grande
3. Poner un huevo en cada círculo y envolverlo con la salchicha
4. Colocar en la nevera durante 30-60 min.
5. Hacer una cruz con dos trozos de tocino de corte grueso
6. Colocar un huevo envuelto en el centro, doblar el tocino sobre el huevo, asegurar con una brocheta
7. Cocinar en horno a 450º F por 20 min.

HUEVOS RANCHEROS CON SALSA DE PIMENTÓN Y CHILE

INGREDIENTES

- 1 cebolla (s) mediana (s)
- 2 dientes de ajo
- 1 pimentón mediano
- 2 tomates medianos
- 1 diente de chile (verde)
- 1 cucharada de aceite de coco
- 1 cucharadita de sal
- 1/4 cucharadita de pimienta
- 1/2 cucharadita de pimienta de cayena
- 100 ml de caldo de verduras
- 4 huevos medianos
- 1 aguacate (s) mediano (s)
- 1 lima (s) mediana (solo jugo, exprimir)
- 1 puñado de cilantro (fresco)

PREPARACIÓN

1. Pelar la cebolla y picarla finamente. Pelar

y exprimir los ajos. Lavar el pimiento, quitarle las semillas y cortarlo en cubos. Lavar, limpiar y también picar los tomates. Lavar el pimiento, quitarle las semillas y cortarlo en trozos pequeños.

2. Calienta el aceite en una sartén grande a fuego medio. Saltee los cubos de cebolla, el ajo y los cubos de pimentón durante unos 4 minutos mientras revuelve. Luego agregue los tomates cortados en cubitos y la guindilla, espolvoree con sal, pimienta y pimienta de cayena y fría por 2 min.

3. Vierta el caldo y deje que todo hierva brevemente. Luego baje inmediatamente el fuego y déjelo hervir hasta obtener una salsa espesa durante unos 10 minutos.

4. Mientras tanto, sofreír los huevos fritos en una segunda sartén. Retirar el corazón del aguacate, pelarlo y cortarlo en rodajas. Espolvorea inmediatamente el jugo de lima sobre las rodajas.

5. Para servir, coloque la salsa con los huevos fritos y las rodajas de aguacate en dos platos y sazone con sal y pimienta. Lavar el cilantro, secarlo, picarlo y espolvorearlo sobre los Huevos Rancheros.

HUEVOS REVUELTOS CON SETAS

INGREDIENTES
- 3 huevos medianos
- 1 cucharadita de aceite de colza
- 200 g de champiñones
- 1 cucharadita de cebollino

PREPARACIÓN
1. Cortar la cebolla en dados pequeños, cortar los champiñones en rodajas y freírlos en aceite, abrir los huevos y remover.
2. Sazone con sal y pimienta y agregue a la sartén.
3. Agregue cebolletas al gusto.

HUEVOS REVUELTOS CON TOMATE

INGREDIENTES
- 2 tomates medianos
- 1 barra de cebolleta (s) (cortada en aros finos)
- 1/2 cucharadita de mozzarella
- 2 huevos medianos
- 2 cucharadas de leche
- 1/2 cucharadita de sal de hierbas
- 1 pizca de pimienta negra
- 1 C. aceite de colza

PREPARACIÓN
1. Batir los huevos, la leche, la sal y la pimienta. Agregue los tomates picados y la mozzarella en cubitos, así como algunas hojas de albahaca (cortadas en tiras).
2. Coloque la mezcla en la sartén en el aceite de colza caliente mientras revuelve.
3. Adorne con cebolletas

HUEVOS MARROQUÍES

INGREDIENTES
- 6 tomates medianos
- 1 C. cucharada de Ras el-Hanout (mezcla de especias)
- 2 cucharaditas de aceite de oliva
- 2 cebolletas medianas
- 200 g de espinacas tiernas
- 2 huevos medianos
- 20 g de queso feta
- cilantro

PREPARACIÓN
1. Precalienta el horno a 200 grados. Corta los tomates por la mitad. Mezclar la mezcla de especias con la mitad del aceite de oliva y rociar los tomates.

2. Colóquelos en una bandeja para hornear, con el lado cortado hacia arriba y ase en el horno durante 10 minutos.
3. Calentar el resto del aceite de oliva en una cacerola.
4. Cortar las cebolletas en aros finos, agregarlas a la cacerola y sofreír hasta que estén tiernas. Luego agregue las espinacas y revuelva regularmente hasta que se hunda.
5. Llene la mezcla de espinacas en 2 platos para gratinar y divida las mitades de tomate por los bordes. Con una cuchara, forme un pequeño hueco en el centro y rompa un huevo.
6. Desmenuza el queso feta encima y hornea de 10 a 12 minutos a 200 grados. Finalmente, decora con cilantro picado.

HUEVOS REVUELTOS CON CEBOLLINO

INGREDIENTES
- 2 huevos medianos
- 30 ml de leche entera (3,5% de grasa)
- 1 cebolleta (s) mediana (s)
- 2 cucharadas. Cebolletas, picadas)
- 1 cucharadita de aceite de colza

INSTRUCCIONES:
1. Picar las cebolletas en aros finos, mezclarlas con los huevos y la leche y sazonar.
2. Calentar el aceite de colza en la sartén y agregar la mezcla de huevo, dejar reposar, agregar el cebollino. Sirve los huevos revueltos.

HUEVOS REVUELTOS CON CAMARONES Y CEBOLLINO

INGREDIENTES
- 3 huevos medianos

- 3 cucharadas de leche
- 1 pizca de sal
- 1 pizca de pimienta
- 120 g de cangrejos
- 1 cucharada de cebollino
- 1/2 cucharadita de mantequilla

INSTRUCCIONES:
1. Batir los huevos con la nata, sazonar con sal y pimienta.
2. La masa de huevo debe colocarse en una sartén rebozada sin grasa o con un poco de mantequilla en el modelo de acero. La sartén se revuelve con un raspador de madera.
3. Agrega los camarones poco antes del final y mezcla. Espolvorea con cebollino.
4. Cuando los cangrejos estén congelados, agrégalos a la sartén 2 min. antes que los huevos.
5. Alternativa a la crema: agua mineral.
6. Alternativa a las cebolletas: eneldo.

HUEVOS REVUELTOS CON SALMÓN AHUMADO

INGREDIENTES
- 4 huevos medianos
- 2 vasos de leche (o nata)
- sal
- pimienta
- 2 cucharaditas de mantequilla
- 60 g de salmón ahumado (cortado en trozos pequeños)

INSTRUCCIONES:
1. Mezclar los huevos, la leche o la nata con sal y pimienta.
2. Calentar la mantequilla hasta que se vuelva espumosa, agregar la mezcla de huevo. Baje el fuego y raspe regularmente el huevo en la sartén de afuera hacia adentro.

3. Luego agrega un puñado de salmón ahumado finamente picado y termina de freír.
4. El pan integral sabe bien.

HUEVOS REVUELTOS DE SETAS CON TOCINO

INGREDIENTES
- 30 g de tocino (cortado en cubitos)
- 125 g de champiñones
- 2 cucharaditas de aceite de oliva (la mantequilla también funciona)
- 2 huevos medianos
- 2 cucharadas. de agua (con gas)
- 1 cucharadita de cebollino picado
- sal y pimienta a gusto

INSTRUCCIONES:
1. Freír los dados de tocino en una sartén en su propia grasa y retirarlos.
2. Cortar los champiñones en rodajas y dorarlos en la mitad del aceite en la sartén durante 5 minutos. Luego agregue el tocino.
3. Batir los huevos con agua mineral, sazonar con sal. Agrega el resto del aceite a las setas. Vierta la mezcla de huevo, deje reposar brevemente y luego revuelva.
4. Esparcir las cebolletas encima. Sazone con sal y pimienta al gusto.

HUEVOS KETO CON PIMIENTA Y ESPINACAS ESTOFADAS

INGREDIENTES:
- 2 huevos grandes (de campo u orgánicos)
- 2 aros de pimiento verde grande, aprox. 1 pulgada de grosor
- 1/2 cebolla roja pequeña
- 1 taza de espinacas tiernas frescas
- 1 / 4 taza de tocino orgánico en rodajas

- 1 cda. ghee (o mantequilla orgánica)
- sal y pimienta al gusto

INSTRUCCIONES:
1. Corte los pimientos en dos rebanadas gruesas de 1 pulgada.
2. Engrasar una sartén antiadherente con la mitad del ghee o mantequilla y añadir los aros de pimiento a la sartén
3. Cocine por un lado durante unos 3 minutos.
4. Rompe un huevo en cada uno de los aros de pimiento.
5. Espolvorear con sal y pimienta negra molida y cocinar hasta que la clara de huevo se vuelve firme.
6. Cuando termine, reserve
7. En una sartén diferente, caliente el resto del ghee o mantequilla y agregue finamente cebolla roja picada.
8. Cocine hasta que esté dorado.
9. Agregue el tocino rebanado y cocine en breve.
10. Agregue las espinacas tiernas y cocine por otro minuto.
11. ¡Retira y disfruta!

HUEVOS REVUELTOS MEXICANO

INGREDIENTES:
- 6 huevos grandes
- 1/4 taza de cebollas picadas
- 1/4 taza de pimiento verde picado
- 4 rebanadas de jamón 1 taza de queso Kraft Tex Mix
- 2 cucharadas de sal y pimienta al gusto

INSTRUCCIONES:
1. En una sartén mediana, agregue la mantequilla primero, luego las cebollas y pimienta cocine por 4 minutos.
2. Agregar el jamón cocinar 2 minutos.

3. Agrega los huevos y revuelve.
4. Retire del fuego y agregue el queso.

JAMÓN Y FRITTATAS SUIZAS

INGREDIENTES:
- 1/2 libra de jamón, en cubos
- 1/2 libra de queso suizo, en cubos
- 1 cda.de romero fresco, picado
- 4 huevos enteros grandes
- 1 1/4 tazas de crema batida espesa
- 2 cucharadas de mostaza dijon, integral
- Sal y pimienta recién molida, al gusto

INSTRUCCIONES:
1. Precaliente el horno a 200° C.
2. En un tazón, mezcle el tocino, el jamón, el queso suizo y el romero picado.
3. Rocíe spray antiadherente en el molde para muffins y luego divida la mezcla uniformemente entre los moldes para muffins.
4. En el mismo tazón, mezcle los huevos, la crema, la mostaza y una pequeña cantidad de sal y pimienta.
5. Vierta uniformemente la mezcla de huevo en cada taza.
6. Hornee durante unos 20 minutos, o hasta que esté hinchado y dorado.
7. Retire y deje reposar durante 5 minutos.

KETO KRUNCHY BREAKFAST GRANOLA(GRAIN FREE)

INGREDIENTES:
- 220 gr de nueces mixtas sin sal
- 1/3 de taza de cristales de eritritol
- 1/4 de cucharadita de sal marina
- 1/2 cucharadita de canela molida
- 1 clara de huevo orgánico extra grande

INSTRUCCIONES:
1. Precalentar el horno a 190 °C
2. Formar una bandeja para hornear con papel pergamino.
3. Poner los frutos secos mezclados en un procesador de alimentos. Procesar hasta que la mezcla se asemeje a una harina muy gruesa.
4. Retirar la cuchilla o transferir la mezcla a otro bol.
5. Mezclar el eritritol, la sal y la canela.
6. Añadir la clara de huevo y volver a mezclar hasta que esté bien mezclado.
7. Transfiera la mezcla en la bandeja de hornear forrada con papel pergamino.
8. Extender la mezcla uniformemente con la cuchara.
9. Hornee durante 8-12 minutos o hasta que la mezcla tenga algo de color.
10. Sacar la bandeja del horno.
11. Deja que se enfríe completamente antes de tocarlo
12. Romper la granola en pequeños trozos con las manos limpias. Guardar en un lugar fresco y seco.
13. ¡Disfruta!

KETO BREAKFAST QUICHE LORRAINE

INGREDIENTES:
CORTEZA:
- 1 1/2 tazas de harina de almendras blanqueadas
- 1 1/2 tazas de queso parmesano recién rallado
- 1/4 cdta. de sal marina celta
- 1 huevo

SALSA SUIZA:
- 1 cda.de mantequilla
- 1/2 taza de caldo de pollo/carne

- 1 taza de queso suizo rallado
- 120 g de crema queso
- 1 cdta. de sal marina celta

RELLENO:
- 12 rebanadas de tocino
- Salsa de queso (desde arriba)
- 1/3 taza de puerros picados
- 4 huevos batidos
- 3/4 cdta. de sal marina
- 1/8 cdta. de pimienta de cayena

INSTRUCCIONES:
1. Precaliente el horno a 160º C.

Para la base de tarta:
1. Agregue la harina, el queso y la sal y mezcle bien.
2. Combine el huevo y mezcle hasta que la masa esté bien combinada y rígida.
3. Presione la masa de pastel en un molde para pastel o en un molde para tarta.
4. Hornee la masa durante 12-15 minutos, o hasta que comience a dorarse ligeramente.

Para hacer la salsa de queso:
1. Derrita la mantequilla en una cacerola mediana a fuego medio calor.
2. Agregue el resto de los ingredientes y mezcle; sazone con la sal y la pimienta.
3. Mientras tanto, coloque el tocino en una sartén grande y fríalo a fuego medio-alto hasta que esté crujiente.
4. Escurrir sobre toallas de papel, luego cortar en rodajas gruesas.
5. Extienda el tocino, en la masa de hojaldre.
6. En un tazón mediano, mezcle la salsa de queso, los puerros, los huevos, la sal y la pimienta de cayena.
7. Vierta la mezcla en la base de la masa.

8. Hornee 15 minutos en el horno precalentado.
9. Reduzca el calor a 150º Cy hornee por 30 minutos más, o hasta que al insertar un cuchillo a 1 pulgada del borde, éste salga limpio.
10. ¡Deja enfriar y disfruta!

KETO CANELA "AVENA"

INGREDIENTES:
- 1 taza de nueces trituradas
- 1/3 taza de semillas de lino
- 1/3 taza de semilla de chía
- 1/2 taza de coliflor, en arroz
- 3 1/2 tazas de leche de coco
- 1/4 taza de crema espesa
- 3 onzas de queso crema
- 3 cucharadas de mantequilla
- 1 1/2 cdta. de canela
- 1 cdta. Sabor a arce
- 1/2 cdta. de vainilla
- 1/4 de cdta. Nuez moscada
- 1/4 de cdta. Pimienta de Jamaica
- 3 cucharadas de eritritol, en polvo 10-15 gotas de Stevia líquida
- 1/8 de cdta. de goma xantana (opcional)

INSTRUCCIONES:
1. En un procesador de alimentos, cocine la coliflor de arroz y reserve.
2. En una sartén a fuego medio, agregue la leche de coco.
3. En otra sartén, triture las pecanas y cocine a fuego lento hasta que se tuesten.
4. Agregue la coliflor a la leche de coco, hierva y luego reduzca a fuego lento.
5. Agregue las especias y mezcle.
6. Muele el eritritol y añádelo a la sartén junto con la stevia, el lino y las semillas de chía.
7. Mezcle bien

8. Combine la crema, la mantequilla y el queso crema en la sartén y mezcle.
9. Agrega goma xantana (opcionalmente) si lo quieres un poco más espeso.
10. Parfait cetogénico de frutilla y ruibarbo

INGREDIENTES:

- 1 paquete de crème fraîche o crema agria o yogur natural con toda la grasa (240 g)
- 2 cdas. hojuelas de almendras tostadas
- 2 cucharadas. hojuelas de coco tostado
- 6 cucharadas Mermelada casera de frutilla y ruibarbo (120 g)

INSTRUCCIONES:

1. Agregue la mermelada en un tazón de postre (3 cucharadas por porción).
2. Agregue crème fraîche y decore con almendras tostadas y copos de coco.

KETO ESPINACAS HUEVOS Y QUESO

INGREDIENTES:

- 3 huevos enteros
- 3 onzas de queso cottage
- 3-120 g Espinacas picadas
- 1/4 taza de queso parmesano
- 1/4 taza de leche

INSTRUCCIONES:

1. Precaliente el horno a 190º C
2. Bate el huevo, el requesón, la mayor parte del queso parmesano y la leche en un tazón.
3. Mezcla las espinacas.
4. Transfiera a una fuente pequeña apta para horno engrasada.
5. Espolvoree el resto del queso encima.
6. Hornear durante 25-30 min.
7. Dejar enfriar por 5 minutos

KETO KRUNCHY BREAKFAST GRANOLA (SIN GRANOS)

INGREDIENTES

- 240 g nueces mixtas sin sal
- 1/3 taza de cristales de eritritol
- 1/4 cdta. de sal marina sin refinar
- 1/2 cdta. de canela orgánica molida
- 1 clara de huevo orgánico extra grande

INSTRUCCIONES:

1. Precaliente el horno a 190 °C
2. Cubra una bandeja para hornear con papel pergamino.
3. Ponga las nueces mixtas en un procesador de alimentos. Procese hasta que la mezcla se asemeje a una harina muy gruesa.
4. Retire la cuchilla o transfiera la mezcla a otro tazón.
5. Mezcla el eritritol, la sal y la canela.
6. Agregue la clara de huevo y vuelva a mezclar hasta que esté bien mezclado.
7. Transfiera la mezcla a la bandeja para hornear forrada con papel pergamino.
8. Extienda la mezcla uniformemente con una cuchara.
9. Hornee durante 8-12 minutos o hasta que la mezcla tome un poco de color.
10. Retire la bandeja para hornear del horno.
11. Deje que se enfríe por completo antes de tocarlo.
12. Rompa la granola en pedazos pequeños con las manos limpias. Guardar en lugar fresco y seco.

KETO BREAKFAST BACON CUPS

INGREDIENTES:

- 2 huevos

- 1 Rodaja de Tomate
- 3 rebanadas de tocino
- 2 lonchas de jamón
- 2 cdta de queso parmesano rallado (utilicé la mezcla de 3 quesos parmesano, asiago y romano)

INSTRUCCIONES:

1. Precaliente el horno a 190º C
2. Cocine el tocino por 1/2 del tiempo indicado para que esté blando pero no completamente cocido.
3. Rebane las tiras de tocino por la mitad y cubra 2 moldes para muffins engrasados con 3 medias tiras de tocino
4. Coloque una rebanada de jamón y la mitad de una rodaja de tomate en cada molde para muffins encima del tocino
5. Rompa un huevo encima del tomate en cada molde para muffins y espolvorea cada uno con 1/2 cdta. de queso parmesano rallado.
6. Introduce el molde para muffins en el horno y hornea durante 20 minutos.
7. Retire del horno. deja enfriar y disfruta!

MEZCLA SALUDABLE DE CEREALES KETO

INGREDIENTES:

- 1 paquete de coco laminado
- 1 frutilla grande
- 8-10 almendras tostadas con chocolate negro de Emerald Nuts
- leche de almendras sin azúcar

INSTRUCCIONES:

1. Precalentar el horno a 350 °C
2. Formar una bandeja para galletas con papel pergamino o engrasada
3. Esparcir los copos de coco en la bandeja de horno

4. Cocinar en el horno durante 5 minutos
5. Mover los copos y seguir cocinando hasta que estén un poco dorados y ligeramente tostados. -Sacar los copos. Espolvorear ligeramente con canela.
6. En un bol pequeño, mezcla 1/2 taza de cereales Keto con las rodajas de frutilla, las nueces y la leche de almendras.

MUFFINS DE DESAYUNO SIN AZÚCAR Y SIN HARINA

INGREDIENTES

- 1 banana (s) mediana (s) (madura)
- 30 g de avena
- 1 cucharada de almendras molidas
- 1 cucharadita de semillas de chía
- 1 huevo (s) mediano (s)
- 1/2 cucharadita de levadura en polvo
- 1 cucharadita de miel
- 1 cucharadita de mantequilla de maní
- 40 g de frambuesa (s)

INSTRUCCIONES:

1. Precalienta el horno a 220 ° C. Engrase el molde para muffins o use moldes de silicona.
2. Tritura el plátano con un tenedor. Es mejor hacerlo en una tabla, luego ponerlo en un bol.
3. Mezcle el puré de plátanos con los demás ingredientes (excepto las frambuesas) para formar una pasta. Simplemente revuelva con la mano y un tenedor, no se necesita una batidora. Agregue las bayas al final.
4. Vierta la masa en los moldes para muffins y hornee en el horno precalentado durante 5 minutos.
5. Bajar la temperatura a 190 ° C y cocinar por otros 12 minutos.

MUFFIN DE ARÁNDANOS EN UNA TAZA

INGREDIENTES:

- 3 taza harina de almendras blanqueadas
- 1 cda. harina de coco
- 1 cda. edulcorante
- ¼ de cucharadita levadura en polvo una pizca de sal
- 1 huevo grande
- 1 cda. mantequilla blanda sin sal
- 1 cucharadita aceite de aguacate
- ¼ de cucharadita extracto de vainilla
- 8 arándanos
- Mantequilla salada para servir (opcional)

INSTRUCCIONES:

1. Coloque la harina de almendras y coco, el edulcorante, el polvo de hornear y la sal en una taza mediana apta para microondas y revuelva con un tenedor.
2. Agregue el huevo, la mantequilla, el aceite de aguacate y la vainilla, mezcle bien nuevamente.
3. Agregue suavemente los arándanos. Use el dorso de una cuchara para sumergir las bayas en la masa y alisar la superficie.
4. Coloque la taza con la masa en el microondas y cocine por 1 minuto 15 segundos. (El tiempo de cocción puede variar dependiendo de su horno de microondas. Si el panecillo no está completamente cocido después de 75 segundos, continúe cocinando a intervalos de 15 segundos.) Retire con cuidado la taza (¡estará caliente!) del microondas, invierta en un plato y retire el muffin. Coloque el pastel de costado y córtalo por la mitad.
5. Cepíllate con aceite, si lo deseas. ¡Disfrute de su comida!

MUFFINS KETO DE ESPINACAS Y FETA

INGREDIENTES:

- 6 huevos
- 3 rebanadas de tocino, cocido
- 2 tazas de espinacas crudas
- 1 taza de queso feta desmenuzado
- 1/2 taza de queso cheddar
- sal y pimienta al gusto

INSTRUCCIONES:

1. Precaliente el horno a 180º C
2. Lava las espinacas, escúrrelas y colócalas en un recipiente apto para microondas.
3. Microondas las espinacas a temperatura alta durante 1 minuto.
4. Ponga a un lado para enfriar.
5. Cocina el tocino hasta que quede como te gusta. Ponga a un lado para enfriar.
6. En un tazón mediano, bata los huevos hasta que estén espumosos.
7. Mezcle el queso feta desmenuzado y el queso cheddar rallado.
8. Una vez que la espinaca y el tocino se hayan enfriado lo suficiente, agréguelos al tazón y mezcle hasta que se combinen.
9. Divide la mezcla en partes iguales entre los 6 moldes para muffins. Hornee durante 30-35 minutos hasta que los muffins estén firmes.

MUFFINS KETO DE SALCHICHA Y HUEVO

INGREDIENTES:

- 170 gr. italiano embutido
- 6 huevos
- 1/8 taza de crema espesa
- 85 g queso

INSTRUCCIONES:

1. Precaliente el horno a 180º C
2. Engrase o rocíe un molde para muffins con spray antiadherente para cocinar.
3. Rebane las salchichas y colóquelas 2 en una lata.
4. Batir los huevos con la nata, la sal y la pimienta.
5. Verter en moldes sobre la salchicha.
6. Espolvoree con 1 / 2 queso, coloque una capa sobre la mezcla de huevo restante y cubra con queso nuevamente.
7. Cocine por 20 minutos o hasta que los huevos estén cocidos.

PAN BAJO EN CARBOHIDRATOS CON SEMILLAS DE LINO Y CHÍA

INGREDIENTES

- 30 g de mantequilla
- 150 g de almendras (molidas)
- 100 g de semillas de lino (doradas, trituradas)
- 40g de nueces (picadas)
- 2 cucharaditas de semillas de chía
- 1/2 paquete de levadura en polvo
- 1 pizca de sal
- 3 huevos medianos
- 200 g de quark ligero
- 1/2 cucharadita de especias para pan

PREPARACIÓN

1. Precalienta el horno a convección de 180º C.
2. Derretir la mantequilla a baño maría o en el microondas.
3. Si no puede obtener semillas de lino doradas trituradas, puede triturarlas usted mismo en la licuadora.
4. Luego mezcle todos los ingredientes y colóquelos en un molde para pan (20-25 cm).

5. Hornee durante unos 45 minutos en la rejilla del medio.
6. Valores nutricionales basados en la forma completa de la caja.

PANECILLOS CETOGÉNICOS PARA EL DESAYUNO

INGREDIENTES:

- 1 huevo mediano
- 1/4 taza de crema espesa
- 1 rebanada de tocino cocido (curado, frito, cocido)
- 30 g Queso cheddar
- Sal y pimienta negra (al gusto)

INSTRUCCIONES:

1. Precaliente el horno a 350º F
2. En un bol, batir los huevos con la nata y la sal y la pimienta.
3. Extienda en moldes para muffins rociados con pam y llene las tazas hasta la mitad.
4. Coloque 1 rebanada de tocino desmenuzado en cada panecillo y luego 15 g de queso encima de cada panecillo.
5. Hornear durante unos 15-20 minutos o hasta que se dore un poco.
6. Agregue otra 15 g de queso a cada muffin y ase hasta que el queso esté ligeramente dorado. ¡Disfrutar!

PANQUEQUES DE HARINA DE COCO KETO FLUFFY

INGREDIENTES:
1/2 TAZA DE HARINA DE COCO

- 3 cucharadas de eritritol granulado
- 1/2 cdta. de polvo para hornear
- 1/2 cdta. de sal
- 6 huevos grandes, ligeramente batidos
- 1/4 taza de mantequilla, derretida

- 1 taza de leche de almendras
- 1/2 cdta. de extracto de vainilla Mantequilla o aceite adicional para la sartén

INSTRUCCIONES:

1. Precaliente el horno a 100º C
2. En un tazón grande, mezcle la harina de coco, el eritritol, el polvo de hornear y la sal.
3. En un tazón mediano, bata los huevos, la mantequilla derretida, la leche de almendras y el extracto de vainilla.
4. Combine la mezcla de huevo con la mezcla de harina de coco y mezcle bien
5. Caliente una sartén grande a fuego medio alto y cepille con aceite vegetal o mantequilla derretida.
6. Vierta dos cucharadas colmadas de masa en la sartén y extienda en un círculo de 3 a 4 pulgadas. Repita hasta que no quepan más panqueques en la sartén .
7. Cocine hasta que el fondo esté dorado y la parte superior esté colocada alrededor de los bordes.
8. Voltee con cuidado y continúe cocinando hasta que el segundo lado esté dorado.
9. Retire de la sartén y sirva tibio

PANQUEQUES DE SUERO BAJOS EN CARBOHIDRATOS

INGREDIENTES

- 60g de proteína de suero en polvo
- 2 cucharadas. avena (tierna)
- 4 huevos medianos
- 30 g de nueces
- 1 pizca de canela
- 6 cucharadas de leche
- 1/2 cucharadita de levadura en polvo
- 50 g de mantequilla

INSTRUCCIONES:

1. Combinar la clara de huevo en polvo, la avena, los huevos, la leche, la canela y la levadura en polvo y freír los panqueques individualmente en mantequilla. Al freír, coloque nueces encima del panqueque, luego déles la vuelta (o agregue las nueces directamente a la masa).
2. Consejo: las finas rodajas de manzana en los panqueques les dan una buena jugosidad.

PANQUEQUES KETO DE QUESO CREMA

INGREDIENTES:

- 60 g queso crema
- 2 huevos
- 1/2 cdta. de canela
- 1 cda.de harina de coco
- 1/2 a 1 paquete de Stevia cruda

INSTRUCCIONES:

1. Mezcle todos los ingredientes hasta que quede suave.
2. Caliente una sartén o sartén antiadherente con mantequilla o aceite de coco a fuego medio-alto.
3. Hazlos como lo harías con panqueques normales.
4. ¡Intenta cocinarlo la mayor parte del tiempo de un lado y luego voltéalo!
5. Cubrir con mantequilla y/o jarabe de arce sin azúcar

PANQUEQUES DE PLÁTANO Y HUEVO

INGREDIENTES:

- 1 banana (s) mediana (s)
- 2 huevos medianos
- 1 cucharadita de aceite de colza
- 1 pizca de canela

PREPARACIÓN

1. Tritura el plátano con un tenedor. Luego bata con el huevo y una pizca de canela y cocine panqueques pequeños (!) Por ambos lados en una sartén antiadherente a fuego medio.
2. Cepille la sartén regularmente con un poco de aceite / grasa usando un paño de cocina.
3. ¡Quema rápido! 1 porción rinde aproximadamente 5 tortitas pequeñas.
4. Cuanto más pequeños sean los panqueques, más fácil será darles la vuelta.
5. Si lo desea, puede servirlo todo con fruta fresca, jarabe de arce y compañía.

PANQUEQUES DE ESPAGUETI DE CALABAZA KETO

INGREDIENTES:

- 4 rebanadas de tocino de corte grueso
- 2 huevos
- 280 g. Calabaza espagueti cocida 1 cdta. Polvo de ajo
- 1 cdta. Sal
- 1 cdta. Pimienta
- 1 cdta. Cebolla en polvo
- 1 onza. Queso parmesano

INSTRUCCIONES:

1. Prepare la calabaza espagueti
2. Cocine el tocino hasta que esté crujiente y se desmenuce en un tazón pequeño
3. Combine los huevos, la calabaza espagueti, las especias y el queso en un tazón y revuelva
4. Agregue el tocino desmenuzado a la mezcla
5. Caliente un poco de grasa de tocino en una sartén hasta que brille
6. Transfiera la mezcla a la grasa de tocino en cuatro montones y use una espátula para aplastar los montones .
7. Después de que los fondos comiencen a dorarse, voltee. Disfrute

PANQUEQUES RÁPIDOS BAJOS EN CARBOHIDRATOS

INGREDIENTES

- 2 huevos medianos
- 50 g de almendras molidas
- 1 pizca de canela
- 20 g de mantequilla (para freír)

PREPARACIÓN

1. Mezcle los huevos, las almendras molidas y la canela con la batidora de mano.
2. Cocina los panqueques en una sartén caliente con mantequilla.
3. Consejo: ¡las frambuesas son deliciosas! Para las personas que no tienen deficiencias bajas en carbohidratos: ¡1 cucharadita de azúcar hace que los panqueques sean agradables y dulces!

PAPAS FRITAS DE COLIFLOR

INGREDIENTES:

- 340 gr. coliflor fresca rallada (alrededor de 1/2 cabeza mediana)
- 4 rebanadas de tocino picado
- 85 g cebolla picada
- 1 cda.de mantequilla, ablandada
- Sal pimienta

INSTRUCCIONES:

1. En una sartén mediana saltee el tocino y la cebolla hasta que se doren.
2. Agregue la coliflor y revuelva hasta que esté tierna y dorada, agregando mantequilla durante la cocción.
3. Sazone al gusto con sal y pimienta.

PUDÍN DE PROTEÍNA DE CHÍA

INGREDIENTES

- 100 g de quark ligero
- 100 ml de leche
- 1 cucharadita de mantequilla de maní
- 2 cucharadas. semillas de chia
- 1/2 cucharadita de miel
- 80 g de frambuesa (s)
- 10 g de anacardos

INSTRUCCIONES:

1. Mezclar el quark magro y la leche para obtener una masa suave.
2. Agrega las semillas de chía, la mantequilla de maní y la miel y pon todo en un frasco o bol. Cubre la mezcla y deja enfriar por al menos 1 a 2 horas para que las semillas de chía se hinchen.
3. Luego revuelve todo y decora con frambuesas y anacardos.

PUDÍN DE SEMILLAS DE CHÍA Y PLÁTANO CON DESAYUNO CETOGÉNICO

INGREDIENTES:

- 1 lata de leche de coco entera
- 1 plátano mediano o pequeño, maduro 1/2 cdta. de canela
- 1/2 cdta. de sal
- 1 cdta. de extracto de vainilla
- 1/4 taza de semillas de chía

INSTRUCCIONES:

1. En un tazón mediano, triture el plátano hasta que esté suave .
2. Combine el resto de los ingredientes y mezcle hasta que se combinen.
3. Cubra y coloque en el refrigerador durante la noche (o 2 horas) ¡Disfrute!

PUMPKIN PIE KETO SPICED LATTE

INGREDIENTES:

- 2 tazas de café, fuerte y recién hecho
- 1 taza de leche de coco
- 1/4 taza de puré de calabaza
- 2 cdta.s de mezcla de especias para pastel de calabaza
- 1/2 cdta. de canela
- 1 cdta. de extracto de vainilla
- 2 cucharadas de crema batida espesa
- 2 cucharadas de mantequilla
- 15 gotas de Stevia Líquida

MODO DE EMPLEO:

1. A fuego medio-bajo, cocine la calabaza, la leche, la mantequilla y las especias
2. Una vez que burbujee, agregue 2 tazas de café fuerte y mezcle
3. Retírelo de la estufa, agregue la crema y la stevia, luego use una licuadora de inmersión para mezclar.
4. Cubra con crema batida y disfrute.

OMELET DE SALMÓN KETO

INGREDIENTES:

- 3 huevos
- 1 salmón ahumado
- Salchicha de cerdo de 3 enlaces
- 1 / una taza de cebollas
- 1 / una taza de queso provolone

INSTRUCCIONES:

1. Batir los huevos y colocar en la sartén.
2. Siga el método de tortilla estándar, agregando cebollas, salmón y queso antes de voltear la tortilla.
3. Espolvorea la tortilla terminada con queso extra y sirve las salchichas a un lado.

QUESO FETA FRITATTA

INGREDIENTES

- 1 puñado de espinacas tiernas
- 100 g de champiñones
- 1 cucharadita de aceite de colza
- 3 huevos medianos
- 30 g de queso feta
- 1 rebanada de tostada entera
- sal y pimienta

INSTRUCCIONES:

1. Picar los champiñones y freírlos en aceite de colza, añadir las espinacas y dejar que se desmorone.
2. Batir los huevos y verterlos sobre las verduras, sal y pimienta. Tan pronto como empiecen a estancarse, desmenuce el queso feta.
3. Tostar el pan y servirlo con la frittata.

REVUELTO DE RÁBANOS KETO

INGREDIENTES:

- Bistec de falda de 220 gr
- 170 gr. Rábanos
- 60 gr. de panceta Cubetti
- 120 gr. de queso Cheddar
- 4 Huevos
- Sal y pimienta al gusto

INSTRUCCIONES:

1. Precalentar el horno a 220º C
2. Asar la arrachera durante 3-4 minutos
3. Cortar los extremos de los rábanos y cortarlos en cuartos
4. Saltear los rábanos y la panceta durante unos 5-6 minutos o hastadorarlos.
5. Cortar la arrachera y añadirla a la sartén
6. Añadir el queso y romper los huevos, sazonar al gusto y cocinar un minuto
7. Colocar en el horno y cocinar durante 8 minutos, asando durante 4 minutos más o hasta que los huevos estén cuajados

ROLLITO DE HUEVO CON SALMÓN Y AGUACATE

INGREDIENTES

- 2 huevos medianos
- 1 pizca de sal
- 1 pizca de pimienta
- 1 cucharadita de aceite de colza
- 1/2 aguacate (s) mediano (s)
- 3 ramitas de cilantro
- 1 limón (s) mediano (s)
- 4 tomates medianos
- 100 g de salmón ahumado

PREPARACIÓN

1. Batir los huevos y batirlos individualmente con un tenedor, luego sazonar con sal y pimienta.
2. Derrita la mitad del aceite de coco en una cacerola. Agregue 1 huevo, incline la sartén hacia adelante y hacia atrás para que se derrita hasta el borde, luego hornee tan delgado como una película adhesiva. Haz lo mismo con el segundo huevo.
3. Triturar el aguacate con un tenedor, picar las hojas de cilantro, exprimir el limón, mezclar todo y esparcirlo por los dos rollitos.
4. Corta los tomates en dados y distribúyelos uniformemente sobre el salmón ahumado.
5. Adorne con pimienta negra, enrolle y sirva.

SARTÉN HUEVOS Y TOCINO

INGREDIENTES

- 100 g de tocino (en tiras)

- 200 g de champiñones
- 200 g de tomates cherry
- 4 huevos medianos
- 1 cucharadita de mantequilla
- Sal (gruesa)
- Pimienta molida)

INSTRUCCIONES:

1. Corta los tomates por la mitad y los champiñones en cuartos.
2. Freír el tocino durante 5 minutos hasta que esté crujiente. Retire el tocino, agregue los champiñones y los tomates a la sartén y fría hasta que los champiñones estén ligeramente dorados. Coloque la mezcla sobre el tocino.
3. Pon el aceite en la sartén. Batir los huevos y sofreírlos con los huevos fritos.
4. Distribuya la mezcla de tocino y champiñones y tomate de manera uniforme sobre los huevos. Condimentar con sal y pimienta.

SOUFFLÉ INVERTIDO

INGREDIENTES:

- 1/2 taza de claras de huevo
- 3 cucharadas de mantequilla sin sal
- 1/2 taza de champiñones en rodajas finas
- 1/2 tomate mediano , en rodajas finas
- Sal y pimienta para probar
- 1/2 taza de queso de cabra fresco desmoronado, o el queso de su preferencia

INSTRUCCIONES:

1. Precalentar el horno a 400 grados.
2. Combine la sal y la pimienta con las claras de huevo y mezcle en picos suaves.
3. En una sartén apta para horno o en una sartén de hierro fundido, caliente la mantequilla a fuego alto y saltee los champiñones hasta que estén suaves.

4. Ponga rodajas de tomate sobre el champiñón.
5. Incorpore rápidamente el queso a la mezcla de clara de huevo y viértalo sobre la mezcla de champiñones y tomates.
6. Coloque la fuente en el horno y hornee durante aproximadamente 8 minutos.
7. Retire del horno y voltee el soufflé sobre un plato para servir. Disfrutar

TACOS DE HUEVO

INGREDIENTES:

- 2 hojas de lechuga romana
- 4 huevos grandes
- 2 cucharadas de nata líquida
- 4-6 lonchas de Bacon
- 2 cucharadas de queso cheddar rallado
- 2 rebanadas de queso Cheddar
- Al gusto Sal, pimienta, cebolla en polvo

INSTRUCCIONES:

1. Cocinar el tocino
2. Añadir los huevos, la nata y los condimentos y batir bien
3. Los huevos revueltos y el queso al final
4. Agregar huevos, tocino y queso en la lechuga y formar un taco
5. Servir y disfrutar!

TÉ KETO MORNING BREAKFAST
INGREDIENTES:

- 450 g de agua
- 2 bolsitas de té
- 1 cda.de manteca
- 1 cda.de aceite de coco
- 1/2 cdta. de extracto de vainilla sin carbohidratos artificiales edulcorante

INSTRUCCIONES:

1. Hacer el té, reservar.
2. En un recipiente diferente, derrita el ghee

3. Agregue aceite de coco y vainilla al ghee derretido.
4. Vierta el té de la taza en la taza de bala mágica.
5. Atornille la parte inferior y mezcle hasta que se mezcle bien.

TORTITAS DE ESPAGUETIS DE CALABAZA KETO

INGREDIENTES:
- 4 rebanadas de tocino cortado grueso
- 2 Huevos
- 280 gr. de espaguetis cocidos
- 1 cucharadita de ajo en polvo
- 1 cucharadita de sal
- 1 cucharadita de pimienta
- 1 cucharadita de cebolla en polvo
- 30 g Queso parmesano

INSTRUCCIONES:
1. Preparar los espaguetis
2. Cocinar el bacon hasta que esté crujiente y desmenuzarlo en un bol pequeño
3. Combinar los huevos, los espaguetis, las especias y el queso en un bol y remover
4. Agregar a la mezcla el tocino desmenuzado
5. Calentar un poco de grasa de tocino en una sartén hasta que brille
6. Transfiera la mezcla en la grasa de tocino en cuatro montones y utilice una espátula para presionar los montones de forma plana
7. Después de que los fondos comiencen a dorarse, voltear
8. Servir y disfrutar!

TORTILLA DE TOCINO

INGREDIENTES
- 6 huevos medianos
- 1 pizca de sal
- 20 ml de agua
- 20 ml de leche
- 1 bola de mozzarella
- 1 cebolla (cortada en aros o cubos)
- 6 rebanadas de tocino
- 20 g de mantequilla
- 3 cebolleta (s) mediana (s)

PREPARACIÓN
1. Batir la leche, los huevos, el agua, la sal y la pimienta molida.
2. Fríe el tocino hasta que esté crujiente, luego déjalo a un lado. Cortar la mozzarella en cubos y las cebolletas en aros.
3. Ponga la mantequilla en la sartén y distribúyala bien. Ponga la mezcla de huevo en la sartén y cocine, luego coloque las cebollas y los cubitos de mozzarella encima y déjelos "chisporrotear" a fuego medio.
4. Cuando la mezcla de huevo haya cuajado, dale la vuelta a la tortilla y fríelo por el otro lado durante otros 30 segundos. Ahora coloque el tocino crujiente en el lado izquierdo de la tortilla y espolvoree con cebolletas finamente picadas, luego doble sobre el lado derecho, listo.

TORTILLA DE TOMATE Y MOZZARELLA

INGREDIENTES
- 100 g de tomate (s) de cóctel
- 1/2 cucharadita de mozzarella
- 4 huevos medianos
- 30 ml de leche
- sal y pimienta
- 1 cucharadita de mantequilla
- 1 cucharadita de perejil
- 2 ramitas de albahaca

1. Lavar y cortar los tomates en cuartos. Escurre la mozzarella y córtala en rodajas.
2. Batir los huevos con la leche y mezclar con el perejil.
3. Calentar la mantequilla en una cacerola mediana y dejar "espumar". Pon la mezcla de huevo en la olla y deja reposar brevemente. Unte encima los tomates y las rodajas de mozzarella, cubra y deje reposar de 3 a 5 minutos.
4. Para servir, deslice la tortilla en un plato y decore con la albahaca fresca picada.
5. Si es necesario: coma 1 tostada entera por porción con 1 cucharada de queso crema.

TORTILLA DE PRIMAVERA CON ENSALADA DE RÁBANOS

INGREDIENTES
- 3 huevos medianos
- 80 g de queso suizo (gruyere)
- sal
- Hojuelas de chile
- 150 g de salmón ahumado
- 1 manojo de cebolleta (s)
- 5 rábanos medianos
- 1 limón mediano (orgánico)
- 125 ml de nata fresca
- 1/4 pepino (s) mediano (s)
- 1 manojo de hojas de perejil
- 1/4 de puerro
- 1 cucharada de aceite

PREPARACIÓN
1. Separe 1/3 de los huevos. Mezclar el resto de los huevos con las yemas, sal y pimienta. Rallar el gruyere y mezclarlo con los huevos.
2. Batir 1/3 de la clara de huevo hasta que esté rígida e incorporar a la mezcla de huevo y queso.

3. Cortar el salmón, el puerro y el pepino en dados, cortar los rábanos en rodajas.
4. Pon el aceite en una cacerola y deja que se caliente. Ponga la mezcla de huevo en la sartén y déjela reposar. Coloque el salmón ahumado, el pepino y la cebolla en el medio de la tortilla y doble hacia un lado. Entonces regresa.
5. Mezclar la crème fraîche con el jugo de limón y sazonar con sal y hojuelas de chile.

TORTILLA DE QUESO Y PAVO

INGREDIENTES
- 2 huevos medianos
- 1 rebanada de pavo (cortado en cubitos)
- 1 queso (rallado)

PREPARACIÓN
1. Batir los huevos en un bol hasta que las claras y las yemas estén bien combinadas.
2. Agrega los demás ingredientes. Freír la mezcla de huevo en una sartén hasta que cuaje.

TORTILLA CON VERDURAS

INGREDIENTES
- 1/2 cebolla (s) mediana (s)
- 2 dientes de ajo
- 1/2 diente de chile
- 1 cucharada de aceite de coco
- 100 g de col rizada
- 100 g de espinacas
- 1 manojo de perejil
- 1 aguacate (s) mediano (s)
- 1 cucharadita de cilantro
- 1 cucharada de tahini
- 4 huevos medianos

INSTRUCCIONES:
1. Corta la cebolla en dados finos, exprime

el ajo y corta el pimiento en rodajas muy finas. Saltee todo en aceite de coco en una sartén durante 5 a 10 minutos.

2. Mientras tanto, pique la col rizada, las espinacas y el perejil y pique el aguacate en dados. Agrega el cilantro y el tahini a la sartén, sal y pimienta y mezcla bien.
3. Batir los huevos con un tenedor y verterlos en la sartén. Deje reposar con la tapa puesta durante 5 minutos.
4. Coloque las verduras salteadas encima y sirva.
5. ¿No es la temporada de col verde ahora mismo? Así que toma más espinacas. Las acelgas o la col de Saboya también son buenos sustitutos.

TOMATE VENADO

INGREDIENTES
- 2 huevos medianos
- 150 g de tomate (s) de cóctel
- 1 cucharada de berros
- 1 cucharada de agua (agua mineral con gas)
- 1 cucharadita de aceite de oliva

INSTRUCCIONES:
1. Lavar los tomates, cortarlos por la mitad, freírlos en aceite, condimentarlos con sal y volver a sacarlos.
2. Batir los huevos, agregar agua, sal y pimienta.
3. Poner el aceite de oliva en la sartén, agregar la mezcla de huevo y dejar reposar. Luego, voltee la tortilla en el plato, vuelva a colocarla en la sartén (¡buena técnica de volteo!) Y déjela dorar nuevamente.
4. Ponga tomates y berros en la mitad de la tortilla, luego dóblela y sírvase usted mismo.

TOSTADA KETO SUJI PARA NIÑOS

INGREDIENTES:
- 1 taza de suji asado
- 1 taza de malai/crema de leche fresca
- 1 zanahoria rallada
- 1 cebolla finamente picada
- 1/2 pimiento picado finamente
- Sal y Pimienta negra en polvo
- Ghee para engrasar el tawa
- rebanadas de pan

INSTRUCCIONES:
1. Mezclar todos los ingredientes excepto el pan y el ghee.
2. Extienda un poco de la mezcla sobre una rebanada de pan.
3. Calentar un tawa y engrasarlo con un poco de ghee.
4. Coloque la rebanada en el tawa con la mezcla hacia abajo.
5. Cocine por ambos lados hasta dorar.

WAFFLES KETO DE COLIFLOR PARA EL DESAYUNO

INGREDIENTES:
- 1 - 1 1/2 taza de coliflor cruda rallada
- 1/2 taza de queso mozzarella
- 1/4 Queso Parmesano
- 1/2 taza de queso cheddar
- 3 huevos grandes
- 3 cucharadas de cebollín, picado
- 1/2 cdta. de cebolla en polvo
- 1/2 cdta. de ajo en polvo
- 1/4 cdta. de hojuelas de pimiento rojo sal y pimienta al gusto

INSTRUCCIONES:
1. Cortar la coliflor en floretes.

2. Usando un procesador de alimentos, alimente a través del accesorio de rejilla
3. Alimente el queso a través de la rejilla .
4. Agregue los huevos y las especias y mezcle.
5. Vierta 1/2 de la mezcla en una waflera, cocine y voltee
6. Retire de la waflera y repita con el resto de la mezcla.
7. Cubra con su elección de coberturas. Disfrutar

WAFFLES/PANQUEQUES KETO DE COCO

INGREDIENTES:
- 1 taza de pasas
- 1 cda.de canela molida
- 1 cda.de leche de coco
- 1/4 taza de harina de coco
- 1/4 de cdta. de bicarbonato de sodio
- 1/4 de cdta. de nuez moscada molida
- 4 huevos de gallinas camperas

INSTRUCCIONES:
1. Mezcle todos los ingredientes con una batidora de mano en un tazón mediano.
2. Precaliente la waflera a fuego medio-alto.
3. Coloque la masa en el centro de la waflera para cubrir aproximadamente 3/4 del área durante 3 a 5 minutos.

Para la cobertura:
4. Caliente el aceite de coco en una sartén antiadherente a fuego medio. Rebane el plátano y agréguelo a la sartén.
5. Cocine las rodajas de plátano hasta que estén doradas y crujientes en la parte inferior, luego voltee.
6. Agregue las nueces a la sartén y tueste ligeramente con las rodajas de plátano chamuscado.
7. Cubrir los waffles y servir

WAFFLES KETO RASPBERRY BRIE

INGREDIENTES:
Para los waffles
- 1/2 taza de harina de almendras
- 2 cucharadas de harina de linaza
- 1/3 taza de leche de coco
- 1 cdta. de extracto de vainilla
- 1 cdta. de polvo para hornear
- 2 huevos grandes
- 2 cucharadas de Swerve
- 7 gotas de Stevia Líquida

Para el Relleno
- 1/2 taza de Frambuesas
- Ralladura de 1/2 Limón
- 1 cda.de Jugo de Limón
- 2 cucharadas de mantequilla
- 1 cda.de Swerve 85 g
- Double Cream Brie

INSTRUCCIONES:
1. Agregue todos los ingredientes del waffle y mezcle bien.
2. Luego cocine en una plancha para gofres.
3. Retire de la waflera y coloque rebanadas de queso brie sobre los waffles.
4. En una sartén, caliente la mantequilla y desvíe.
5. Una vez dorado, agregue las frambuesas y el jugo/la ralladura de limón.
6. Deje que se cocine hasta que burbujee y parezca mermelada.
7. Coloque los lados del waffle con queso brie debajo de un asador hasta que el queso brie esté suave y el waffle esté ligeramente crujiente.
8. Montar waffle con queso brie y compota de frambuesa.
9. Ase en una sartén a fuego medio durante 1-2 minutos por lado.

RECETAS DE BOCADILLOS Y APERITIVOS CETOGÉNICO

Para tener éxito con su dieta cetogénica, debe asegurarse de que sus bocadillos estén equilibrados. Eso significa que deben tener altas cantidades de grasas, niveles moderados de proteínas y muy pocos carbohidratos. Asegúrese de comer muchas verduras también. La fibra de las verduras te mantendrá lleno y también te ayudará con la digestión.

Los refrigerios bien balanceados aseguran que no tenga hambre poco después de comer. Los alimentos ricos en grasas y proteínas, como las nueces y los huevos duros, te mantendrán satisfecho por más tiempo. El mejor refrigerio cetogénico con poco o ningún carbohidrato. Si bien puede comer alimentos sin carbohidratos más libremente con una dieta cetogénica, aún debe tener en cuenta sus niveles de macronutrientes. La mayoría de los recursos cetogénicos sugieren dividir las calorías diarias en:

70% a 80% de grasa
10% a 20% de proteína
5% a 10% de carbohidratos

Lo que es más importante, asegúrese de realizar un seguimiento de su consumo neto de carbohidratos con cada refrigerio cetogénico para asegurarse de mantenerse dentro de los 15 a 30 gramos de carbohidratos netos por día.

ACELGA CAMPESTRE

INGREDIENTES:

- 4 rebanadas de tocino, picadas
- 2 cucharadas de mantequilla
- 3 cucharadas de jugo de limón fresco
- 1/2 cdta. de pasta de ajo
- 1 manojo de acelgas, sin tallos, con las hojas cortadas en trozos de 1 pulgada
- Sal y pimienta al gusto

INSTRUCCIONES:

1. A fuego medio, cocine el tocino en una sartén hasta que la grasa se deshaga.
2. Derrita la mantequilla en una sartén y agregue el jugo de limón y la pasta de ajo.
3. Agregue hojas de acelga y una vez que las hojas comiencen a marchitarse, cubra y aumente el fuego a altura media.
4. Cocine por 4 minutos.
5. Mezclar completamente.
6. Condimentar con sal y pimienta.

ABRAZO DE TOCINO Y ESPÁRRAGOS

INGREDIENTES:

- 450 g de espárragos
- 6 rebanadas de tocino
- 2 cucharadas sal kosher
- aceite de oliva
- pimienta negra molida
- Alioli simple de ajo 2 cdtas.
- Ajo picado 1/4 cdta.
- Sal kosher 1/4 taza de mayonesa
- 1 yema de huevo grande
- 2 cdta.s Jugo de limón fresco
- Grasa de tocino y aceite de oliva

INSTRUCCIONES:

1. Precalentar el horno a 400 grados.
2. Ponga los espárragos en 6 paquetes, apro-

ximadamente 12 tallos.

3. Corte 1 pulgada de los fondos.
4. Usando una pieza de tocino, envuelva cada paquete comenzando desde abajo y
5. trabajando su camino hacia arriba.
6. Coloque cada paquete envuelto en una bandeja para hornear cubierta con papel de aluminio.
7. Sazone con aceite de oliva, hojuelas de chile rojo y sal y pimienta.
8. Hornear durante 20-22 minutos.
9. Ase a la parrilla durante 2-5 minutos adicionales.
10. Para formar el alioli, combine el ajo, la mayonesa, la yema de huevo, la sal, el jugo de limón y engordado.
11. Mezcle hasta que quede suave.

ALMENDRAS LIMÓN Y BRÓCOLI

INGREDIENTES:

- 1 cabeza de brócoli fresco
- 1/4 taza de mantequilla, derretida
- 2 cucharadas de jugo de limón
- 1 cdta. de ralladura de limón
- 1/4 taza de almendras fileteadas

INSTRUCCIONES:

1. Cocine al vapor o hierva el brócoli de 4 a 8 minutos hasta que esté tierno.
2. A fuego medio, derrita la mantequilla en una cacerola pequeña.
3. Alejar del calor.
4. Agregue el jugo de limón, ralladura de limón y almendras. Vierta sobre el brócoli.

BOLLO HORNEADO EN MICROONDAS FÁCIL

INGREDIENTES:

- 1 huevo grande
- 1 cda.harina de almendras

- 1 cda. Cáscara de psyllium
- 1/4 cdta. polvo para hornear
- 1/4 cdta. cremor tártaro
- 1 cda. caldo de pollo
- 1 cda. Mantequilla derretida

INSTRUCCIONES:

1. En una taza, rompa un huevo y vierta la mantequilla derretida.
2. Revuelva hasta que tenga un color más claro.
3. Agregue los ingredientes restantes.
4. Mezcle bien hasta obtener una consistencia pastosa.
5. Microondas durante 60-75 segundos.
6. Cortar por la mitad y saltear en mantequilla.

BRÓCOLI AL ESTILO SÉSAMO

INGREDIENTES:
- 1 cda.de aceite de sésamo
- 2 tazas de brócoli picado
- 1 cda.de semillas de sésamo
- 1 pimiento verde, en rodajas

INSTRUCCIONES:
1. En una sartén grande caliente el aceite a fuego medio alto.
2. Saltee el brócoli y las semillas de sésamo durante 2 minutos.
3. Agregue pimientos.
4. Cocine durante 2-3 minutos hasta que estén tiernos y aún crujientes.

BROTES KETO GRATINADOS

INGREDIENTES:
Coles de Bruselas:
- 170 g Coles de Bruselas
- 1.225 g Cebolla
- 1 cdta. Ajo molido

- 2 cucharadas. Manteca
- 1 cucharada. Salsa de soja
- 1/2 cdta. Humo liquido
- 1/4 cdta. Pimienta

Salsa de queso:
- 1 cucharada. Manteca
- 1/2 taza de crema espesa
- 2.140 g Queso Cheddar, rallado
- 1/4 cdta. Pimenton
- 1/4 cdta. Cúrcuma
- 1/4 cdta. Pimienta
- 1/8 cdta. goma xantana

Corteza de corteza de cerdo:
- 14 g Cortezas de cerdo
- 3 cucharadas Queso parmesano
  1/2 cdta. Pimenton

INSTRUCCIONES:
1. Precaliente el horno a 190º C.
2. Retire el tallo y corte a la mitad las coles de Bruselas.
3. Agregue mantequilla a la sartén a fuego alto y cocine las coles de Bruselas y
4. pimienta.
5. Después de 2-3 minutos, agregue la cebolla y el ajo hasta que se ablanden.
6. Agregue la salsa de soya y el humo líquido.
7. Retirar del fuego y dejar de lado.
8. En una cacerola, todos los ingredientes de la salsa hasta que estén cremosos.
9. Mezcle la salsa y las coles de Bruselas.
10. Dispersar en 4 moldes.
11. Muele los ingredientes de la corteza de chicharrón a mano o en un molinillo y cárgalos en ramequines.
12. Hornee durante 17-20 minutos hasta que estén crujientes.
13.

CAMARONES PROSCIUTTO BLACKBERRY

INGREDIENTES:
- Camarones Precocidos De 280 g
- 11 rebanadas de jamón
- 1/3 taza de moras molidas
- 1/3 taza de vino tinto
- 2 cucharadas. Aceite de oliva
- 1 cucharada. Hojas de menta, picadas
- 1-2 cucharadas. Eritritol (al gusto)

INSTRUCCIONES:
1. Precaliente el horno a 220° C
2. Corta cada trozo de prosciutto por la mitad dependiendo del tamaño de los camarones.
3. Envuelva los camarones con prosciutto comenzando desde la cola hacia arriba.
4. Coloque en una bandeja para hornear y rocíe con aceite de oliva.
5. Hornee por 15 minutos.
6. En una sartén, agregue moras molidas, hojas de menta y eritritol.
7. Cocine durante 2-3 minutos.
8. Mezcle con el vino tinto y reduzca mientras se cocinan los camarones.
9. Colar si se desea.

CARAMELOS DE CHOCOLATE Y COCO

INGREDIENTES:
- 1 taza de aceite de coco (200 g)
- 1 taza de cacao crudo en polvo (100 g)
- 1 cdta. extracto puro de vaina de vainilla (1-2 vainas de vainilla)
- 1/4 taza de eritritol , en polvo u otro edulcorante saludable bajo en carbohidratos de esta lista
- 10-15 gotas de extracto de Stevia
- pizca de sal
- 1 / 4 taza de mantequilla casera de coco y nuez, fría (1.200 g)

INSTRUCCIONES:
1. Coloque el aceite de coco virgen extra en un tazón pequeño y derrítalo en un horno de microondas a fuego lento durante aproximadamente 1 minuto.
2. Agregue cacao en polvo crudo, extracto de vainilla, stevia y eritritol (tenga en cuenta que el eritritol no se disuelve fácilmente a menos que se caliente, también puede mezclarlo para obtener una textura más suave)
3. Mezclar todo bien, asegurándose de que no queden grumos.
4. Vierta la mezcla de chocolate en la silicona aproximadamente 1/3 de su capacidad.
5. Refrigera los moldes por unos 15-30 minutos, o hasta que la mezcla de chocolate se solidifique
6. Agregue 1/2 cdta. de mantequilla casera de coco y nuez en el molde (los mejores resultados se obtienen cuando la mantequilla se enfría)
7. Cubra con la mezcla de chocolate restante y regrese al refrigerador por otros 30-60 minutos o hasta que esté firme.
8. Luego, mantenga los moldes refrigerados ya que el aceite de coco se vuelve muy suave a temperatura ambiente.

CAZUELA DE COLIFLOR KETO

INGREDIENTES:
- 900 g de coliflor cruda, sin hojas ni tallo inferior 120 g de cebolla blanca picada
- 1 cda.de mantequilla
- 60 g de caldo de pollo
- 120 g crema espesa
- 120 g queso crema

- 2 tazas de queso Colby jack o cheddar rallado

INSTRUCCIONES:

1. Cortar la coliflor en trozos pequeños, incluido el corazón
2. Calentar una sartén grande de agua ligeramente salada para hervir
3. Agregue la coliflor y cocine a fuego medio hasta que esté completamente tierna (en caso de que tenga un conjunto combinado de sartén humeante, sería aconsejable cocinar la coliflor al vapor en lugar de hervirla)
4. Usar un colador para escurra la coliflor y déjela a un lado
5. Ajuste el fuego a medio, luego use una sartén grande para derretir la mantequilla y saltee las cebollas hasta que estén suaves y translúcidas
6. Agregue toda la coliflor y use una espátula para partirla en trozos más pequeños mientras los mezcla con las cebollas
7. Reduzca aún más el fuego a medio-bajo y agregue el caldo de pollo y la crema espesa mientras revuelve
8. Agregue el queso crema y revuelva hasta que el queso se derrita (puede agregar un poco de caldo de pollo si la mezcla parece demasiado espeso)
9. Por último, agregue el queso rallado y revuelva hasta que se derrita y se cree una fuente cremosa (puede optar por convertirlo en una fuente para hornear y cubrir con más queso, luego hornear durante 15-20 minutos a 160º C o solo sirve.

COLES DE BRUSELAS ASADAS Y TOCINO

INGREDIENTES:
- Coles de Bruselas de 2120 g
- 1 / 2 Taza de Salsa de Pescado
- 1 / 2 Taza Grasa de Tocino (Puede sustituir cualquier aceite)
- 6 Tiras de Tocino (Opcional)
- Pimienta

INSTRUCCIONES:

1. Retire el tallo y corte en cuartos sus coles de Bruselas.
2. Mezcle las coles de Bruselas con grasa de tocino y salsa de pescado.
3. Cortar el tocino en tiras pequeñas y cocinar.
4. Agregue tocino y pimienta a las coles de Bruselas.
5. Extienda sobre una sartén engrasada y cocine a 220º C durante 40 minutos.
6. Revuelva cada 10 minutos.
7. Ase el producto terminado por unos minutos más.

COL RIZADA SALTEADA Y CALABAZA ESPAGUETI ASADA

INGREDIENTES:
- 1 calabaza espagueti enteraSal y pimienta
- 2 manojos de col rizada, tallos quitados y cortados en pedazos
- 1/2 cebolla entera, en cubitos
- 1/2 cdta. de chile en polvo
- 1 cdta. de vinagre balsámico

INSTRUCCIONES:

1. Precalentar el horno a 350 °C
2. Con un cuchillo afilado, corte con cuidado la calabaza por la mitad a lo largo.
3. Retire la pulpa y las semillas.
4. Coloque la calabaza en una bandeja para hornear, con la carne hacia arriba y frote con aceite de oliva.
5. Cocine durante 1 hora o hasta que pue-

da colocar fácilmente un tenedor en la calabaza.

6. A fuego medio alto, en una sartén grande, agregue 1 cda.de aceite de oliva.
7. Agrega la cebolla.
8. Cocine por 3-4 minutos o hasta que cambien de color.
9. Agregue la col rizada y una pizca de sal y pimienta.
10. Saltee hasta que las cebollas estén doradas y la col rizada esté ligeramente cocida.
11. Dejar de lado.
12. Una vez cocido, raspar la calabaza y poner en un bol.
13. Mezcle 1 cda.de aceite de oliva y el vinagre balsámico y rocíe sobre la calabaza
14. Agregue una pizca de sal y pimienta y el chile.
15. Mezcle juntos.
16. En tazones individuales agregue la calabaza y cubra con col rizada salteada.

COLIFLOR CON AJO Y PARMESANO

INGREDIENTES:
- 3/4 taza de flores de coliflor 2 cucharadas de mantequilla
- 1 diente de ajo, en rodajas finas
- 2 cucharadas. queso parmesano rallado Una pizca de sal

INSTRUCCIONES:
1. Precalentar el horno a 350 °C
2. A fuego lento, derrita la mantequilla con el ajo durante 5-10 minutos.
3. Colar el ajo.
4. Agrega la coliflor, el queso parmesano y la sal.
5. Hornee por 15 minutos o hasta que estén doradas, a 350 °C

COLES DE BRUSELAS RICAS Y CON QUESO

INGREDIENTES:
- 1.5 lbs (680 g) de coles de Bruselas frescas
- 225 g de queso crema
- 1/2 taza de mayonesa entera
- 3/4 taza de queso parmesano rallado
- 1/2 taza de cebolla amarilla, en cubitos
- Sal
- Pimienta

INSTRUCCIONES:
1. Precalentar el horno a 350 °C
2. Lave las coles de Bruselas y quite los tallos.
3. Picar las coles de Bruselas en trozos pequeños.
4. Dados de cebolla.
5. Suaviza el queso crema durante 40 segundos en el microondas.
6. Agregue mayonesa, queso parmesano, cebolla, sal y pimienta.
7. Rocíe la fuente para hornear y distribuya uniformemente la mezcla en la fuente.
8. Hornee sin tapar, 45 minutos.
9. Ase a la parrilla 3 minutos.

COLIFLOR CON PARMESANO Y AJO

INGREDIENTES:
- 2 cucharadas de ajo picado
- 3 cucharadas de aceite de oliva
- 1 coliflor de cabeza grande, separada en floretes
- 1/3 taza de queso parmesano rallado
- queso sal y pimienta negra al gusto
- 1 cda.de perejil fresco picado

INSTRUCCIONES:
1. Precaliente el horno a 220º C.

2. Engrasar una cacerola grande.
3. En una bolsa repetible grande, coloque el aceite de oliva, el ajo y el batido de coliflor.
4. Poner en plato.
5. Condimentar con sal y pimienta.
6. Hornear 25 minutos.
7. Revuelva a la mitad del tiempo de cocción.
8. Espolvorea la parte superior con queso parmesano y perejil.
9. Ase a la parrilla hasta que estén doradas unos 3-5 minutos.

COLES DE BRUSELAS CON AJO Y TOCINO

INGREDIENTES:
- 450 g de coles de Bruselas
- 6-7 rebanadas de tocino
- 1/3 Cebolla Mediana
- 1/2 taza de caldo de pollo
- 1 cucharada. Aceite de oliva
- 1 cucharada. Manteca
- 2 cdta.s Ajo molido
- Pizca de sal
- Pizca de pimienta

INSTRUCCIONES:
1. Cortar las coles de bruselas por la mitad.
2. Finley corta la cebolla en dados.
3. Cortar el tocino en cuadrados.
4. A fuego medio alto, caliente el aceite.
5. Cuando el aceite comience a humear, agregue el tocino.
6. Cocine hasta que la grasa se haya derretido.
7. Retire el tocino, deje reposar sobre una toalla de papel.
8. Agregue mantequilla a la sartén previamente utilizada y comience a dorar.
9. Una vez dorado, agregue el ajo.

10. Cocine 30 segundos.
11. Agrega la cebolla.
12. Cocine hasta que esté semitranslúcido.
13. Agregue las coles de Bruselas, sal y pimienta. Mezclar bien.
14. Cocine 4-5 minutos hasta que comiencen a dorarse.
15. Agregue el caldo de pollo, mezcle bien.
16. Tape y cocine diez minutos hasta que se absorba el líquido.
17. Agrega tocino.
18. Atender.

CHIPS DE QUESO KETO FLAX

INGREDIENTES:
- 1 1/2 taza de queso cheddar
- 3 cucharadas Harina de linaza molid
- Condimentos de su elección

INSTRUCCIONES:
1. Precaliente su horno a 220º C
2. Cuchara 2 cdas. queso cheddar, en montículos, sobre una almohadilla antiadherente de silicona.
3. Extienda una pizca de semillas de lino sobre cada chip.
4. Sazonar a gusto.
5. Hornee por 10 minutos.

DIP DE ESPINACAS Y QUESO

INGREDIENTES:
- Espinacas congeladas de 30 onzas
- 2 tazas de crema agria
- 120 gr. Queso Cheddar, rallado 120 gr. Queso Colby Jack, rallado 1/2 Lipton
- Paquete de Sopa de Cebolla

INSTRUCCIONES:
1. En un microondas, descongela las espinacas y cuela.

2. A las espinacas agregue la crema agria, el queso y la mitad del paquete de sopa.
3. Mezcla.
4. Agregar a la cacerola engrasada.
5. Espolvorear con queso extra.
6. Hornee a 375º C durante 35 minutos.

DIP KETO DE 5 CAPAS

INGREDIENTES:
- Guacamole de 550 g
- Queso crema de 120 g
- Mayonesa de 120 g
- Crema agria de 225 g
- 2 cucharadas de condimento para tacos
- Salsa de 450 g
- 280 g de queso cheddar, rallado 120 gr. de cebollas verdes cortadas en cubitos

INSTRUCCIONES:
1. Comience mezclando el queso crema, la crema agria, la mayonesa y el condimento hasta obtener una mezcla suave Picar las cebollas verdes
2. Use una cacerola mediana para esparcir el guacamole en el fondo, esto formará la primera capa
3. Tome la mezcla de crema agria y extiéndala con cuidado sobre el guacamole para formar la segunda capa
4. Luego extienda la salsa sobre la mezcla de crema agria, esto debería formar la tercera capa.
5. Agregue el queso de manera uniforme para formar la cuarta capa.
6. Por último, esparza las cebollas verdes encima (es mejor servirlo si se deja en el refrigerador entre 1 y 24 horas para dar el tiempo adecuado para que los sabores se mezclen).

EMPANADAS DE COLIFLOR CON QUESO

INGREDIENTES:
- 1 cabeza de coliflor, en arroz
- 1 1/2 taza de queso cheddar rallado
- 3 huevos grandes
- 2 cdta.s Pimenton
- 1 cdta. Cúrcuma
- 3/4 cdta. Romero

INSTRUCCIONES:
1. En un procesador de alimentos, coliflor de arroz.
2. Cocine durante 5 min. en el microondas.
3. Escurra en toallas de papel.
4. A la coliflor agregue los huevos, uno a la vez, el queso y las especias.
5. Mezclar todo junto.
6. A fuego alto, caliente el aceite de oliva y el aceite de coco en una sartén.
7. Formar pequeñas empanadas y freír hasta que estén crujientes.

EXPLOSIONES DE BACON Y QUESO

INGREDIENTES:
- 220 gr Queso mozzarella
- 4 cucharadas Harina de almendra
- 4 cucharadas Mantequilla derretida
- 3 cucharadas Polvo de cáscara de psyllium
- 1 huevo grande
- 1/4 cdta. Sal
- 1/4 cdta. Pimienta negra molida fresca
  1/8 cdta. Polvo de ajo
- 1/8 cdta. Cebolla en polvo
- 10 rebanadas de tocino
- 1 taza de Aceite, Manteca o Sebo (para freír)

INSTRUCCIONES:

1. Durante 40-50 segundos, cocine en el microondas la mitad de su queso hasta que se derrita.
2. Microondas la mantequilla durante 15-20 segundos hasta que se derrita.
3. Añadir al queso.
4. Añadir huevo.
5. Mezcle y agregue la cáscara de psyllium, la harina de almendras y las especias.
6. Mezclar bien.
7. Vierta la masa en un Silat.
8. Enrolle en un rectángulo.
9. Coloque el resto del queso encima.
10. Doble por la mitad horizontalmente y luego otra mitad verticalmente y engarce los bordes para formar un rectángulo.
11. Cortar en 20 cuadrados.
12. Envuelva cada pieza en tocino.
13. Asegúralo con un palillo.
14. Caliente el aceite a 350-190º C
15. Freír cada uno durante 1-3 minutos.
16. Retire y deje enfriar.

FLORETES DE BRÓCOLI ASADO BRILLANTE

INGREDIENTES:

- 680 g Floretes de brócoli
- 1/3 taza de queso parmesano
- 1/4 taza de aceite de oliva
- 2 cucharadas Albahaca fresca, picada
- 3 cdtas. Ajo picado
- 3/4 cdta. Sal kosher
- 1/2 cdta. Hojuelas de Chile Rojo
- Ralladura de 1/2 Limón
- Jugo de 1/2 Limón

INSTRUCCIONES:

1. Precaliente su horno a 220º C
2. Coloque el brócoli en una bandeja para hornear cubierta con papel pergamino.

3. Sazone el brócoli con 1/4 taza de aceite de oliva, 2 cucharadas. albahaca fresca picada, 3 cdtas. ajo picado, 3/4 cdta. sal kosher, 1/2 cdta. hojuelas de chile rojo, ralladura de 1/2 limón, jugo de 1/2 limón.
4. Espolvorea sobre el brócoli 1/3 taza de queso parmesano.
5. Coloque en el horno durante 20-25 minutos.
6. Servir caliente.

GALLETAS DE SEMILLAS DE KETO CHIA

INGREDIENTES:

- 1/2 taza de semillas de chía, molidas 85 g Queso cheddar rallado 1 1/4 taza de agua helada
- 2 cucharadas. Polvo de cáscara de psyllium
- 2 cdas. Aceite de oliva
- 1/4 cdta. goma xantana
- 1/4 cdta. Polvo de ajo
- 1/4 cdta. Cebolla en polvo
- 1/4 cdta. Orégano
- 1/4 cdta. Pimenton
- 1/4 cdta. Sal
- 1/4 cdta. Pimienta

INSTRUCCIONES:

1. Muele todas las semillas de chía en un molinillo de especias, luego, junto con los otros ingredientes secos, agrégalos a un tazón
2. Precalienta tu horno a 190º C
3. Al tazón, agregue aceite de oliva y mezcle con los ingredientes secos, para darle una consistencia de arena húmeda.
4. Agregue agua y revuelva para mezclar correctamente (esto puede tomar un tiempo ya que queremos formar una masa sólida).

5. Agregue el queso cheddar sólido y mezcle bien la masa. con las manos
6. Coloque la masa resultante sobre un silpat y déjela reposar unos minutos
7. Estirar la masa al tamaño del silpat, asegurándose de que sea lo suficientemente delgada
8. Hornear durante 30-35 minutos, retirar del horno y cortar en galletas individuales
9. Volver al horno y cocine a la parrilla durante 5-7 minutos o hasta que aparezcan galletas crujientes en la parte superior
10. Deje que se enfríe y luego sirva

GALLETAS KETO DE BRÓCOLI Y QUESO CHEDDAR

INGREDIENTES:
- 1 1/2 taza de harina de almendras
- 4 tazas de floretes de brócoli (280 gr.)
- 2 tazas de queso cheddar (125 g)
- 1/4 taza de aceite de coco (o mantequilla derretida)
- 2 huevos grandes
- 1 cdta. Sal
- 1 cdta. Pimenton
- 1 cdta. Polvo de ajo
- 1/2 cdta. Pimienta
- 1/2 cdta. Bicarbonato
- 1/2 cdta. Vinagre de sidra de manzana

INSTRUCCIONES:
1. Precaliente el horno a 190º C.
2. Pulse el brócoli hasta que esté finamente picado.
3. Mezcle la harina de almendras y las especias.
4. Agregue sus huevos, vinagre y aceite de coco y mezcle hasta que se forme una masa.
5. Agregue el brócoli y el queso rallado y mezcle bien.

6. Mide 12 empanadas.
7. Hornear 12-15 minutos.
8. Las empanadas pueden tener que ser reformadas.
9. Ase a la parrilla 4-5 minutos.
10. Enfriar durante 3-4 minutos, antes de retirar del silpat.

GOFRES DE COLIFLOR

INGREDIENTES:
- 1/2 cabeza de coliflor, en arroz
- 1 taza de queso mozzarella finamente rallado
- 1 taza de col rizada, empacada
- 1/3 taza de queso parmesano
- 2 huevos grandes
- 2 tallos de cebolla verde
- 1 cucharada. Semilla de sésamo
- 1 cucharada. Aceite de oliva
- 2 cdta.s Tomillo fresco picado
- 1 cdta. Ajo en polvo
  1/2 cdta. Pimienta negra molida
- 1/2 cdta. Sal

INSTRUCCIONES:
1. Arroje la coliflor en un procesador de alimentos hasta que se desmorone.
2. Agregue la col rizada, la cebolla y el tomillo.
3. Pulse hasta que esté bien mezclado.
4. Poner en el vaso de la batidora y añadir el resto de ingredientes.
5. Cuchara sobre la plancha para gofres.
6. Cocinar.

GUACAMOLE PICANTE DE JALAPEÑOS

INGREDIENTES:
- 2 aguacates maduros

- 1/4 cebolla roja
- 1 jalapeño
- 1 cda.de jugo de limón fresco
- Sal marina

INSTRUCCIONES:
1. Coloque la carne de aguacate en un tazón.
2. Dados de jalapeño y cebolla.
3. Triture el aguacate hasta obtener la consistencia deseada, y cebolla, jalapeño y jugo de limón. Sazone con sal.

HALLOUMI A LA PARRILLA CON SALSA DE FRUTILLA Y PEPINO

INGREDIENTES:

- 2 paquetes de queso Halloumi
- 1 taza de frutillas
- 1/2 pepino grande
  1 pimiento jalapeño jugo de 1 lima
- 1 diente de ajo
- 1 cda.de menta, picada
- 2 cucharadas de albahaca, picada
- 2 Cda.de aceite de oliva virgen extra
- 1 Cda.de vinagre balsámico
- 1 cda.de ghee o mantequilla
- 1/4 de cdta. de sal o más al gusto pimienta negra recién molida

INSTRUCCIONES:
1. Pelar y picar el pepino y picar las frutillas.
2. Quite las semillas y corte en rodajas finas el chile jalapeño.
3. Picar las hierbas, pelar y machacar los ajos y mezclar con el aceite de oliva virgen extra, el vinagre balsámico y el jugo de limón fresco.
4. En un tazón agregue todo junto y sazone con sal y pimienta y reserve.
5. Rebane el queso Halloumi en rebanadas de aproximadamente 1 cm / % de pul-

gada y cocínelo por ambos lados en una sartén engrasada con ghee o mantequilla. Puedes usar una sartén normal o de parrilla como hice yo.
6. Cocine durante 2-3 minutos por cada lado. No voltee antes de que el costado se dore y esté crujiente.
7. Coloque en un plato para servir y cubra con la salsa de frutilla y pepino.
8. Guarniciones cetogénicas

HASH DE JICAMA KETO CHIPOTLE

INGREDIENTES:

- 4 rebanadas de tocino, picadas en trozos
- 340 gr. jícama, pelada y cortada en cubitos pequeños
- 120 gr. cebolla morada, picada
- 30 g pimiento verde (o poblano), sin semillas y picado
- 4 cucharadas de mayonesa de chipotle

INSTRUCCIONES:
1. Usando una sartén antiadherente, dore el tocino a fuego alto.
2. Retirar sólido a papel toalla para drenar
3. Use la grasa de tocino restante para saltear las cebollas y la jícama hasta que la cebolla esté tierna y dorada, y la jícama esté también dorado y algo crocante
4. Cuando esté casi listo, agregar el pimiento morrón y cocine el picadillo hasta que el pimiento esté tierno
5. Transfiera el picadillo a dos platos y sirva cada plato untado con 2 cucharadas de mayonesa de chipotle (si necesita más mayonesa, vuelva a calcular las cifras anteriores para incluir la mayonesa adicional)

HUEVOS RELLENOS DE CAYENA CAMPESTRE

INGREDIENTES:
- 5 huevos grandes (duros)
- 1/4 taza de mayonesa
- 2 rebanadas de tocino
- 1 cucharada. Grasa de tocino (Toda la grasa extraída)
- 1 cdta. Mostaza de Dijon
- 1/4 cdta. Pimienta de cayena
- 1/2 cdta. Romero

INSTRUCCIONES:
1. Cortar el tocino en tiras finas.
2. Cocine el tocino a fuego medio.
3. Retire el tocino y deje reposar sobre toallas de papel.
4. Cortar los huevos duros por la mitad y quitar las yemas.
5. En un tazón, agregue las yemas, la mayonesa, la cayena, la grasa de tocino y la mitad de 1/4 cdta. Romero.
6. Mezclar todo junto.
7. Agréguelo a una manga pastelera o bolsa Ziploc con la esquina cortada.
8. Vierta en claras de huevo.
9. Adorne con tocino y el resto del romero.

HONGOS BELLA

INGREDIENTES:
- 450 g . champiñones baby bella
- 4 cdas. mantequilla
  Para el Condimento Ranch:
- 3 cdas. cebolla seca
- 3 cdas. hojuelas de perejil
- 1 cdta. ajo en polvo
- 1 cdta. sal marina

INSTRUCCIONES:
1. Precalentar el horno a 300 grados.
2. Mezcle la cebolla seca, el perejil, el ajo en polvo y la sal marina.
3. Dejar de lado.
4. En el microondas por 30 segundos derretir la mantequilla.
5. Limpiar y quitar los tallos de los champiñones.
6. Vierta la mantequilla sobre los champiñones y revuelva para cubrir completamente.
7. Mezclar suavemente en el rancho.
8. Rocíe ligeramente una fuente de vidrio para hornear de 8x8 y agregue los champiñones.
9. Hornee durante 30 minutos hasta que esté completamente cocido y ligeramente tostado.

JUDÍAS VERDES AL LIMÓN Y ALMENDRAS

INGREDIENTES:
- 450 g de judías verdes frescas, enjuagadas y cortadas
- 2 cucharadas de mantequilla
- 1/4 taza de almendras rebanadas
- 2 cdta.s de pimienta de limón

INSTRUCCIONES:
1. Cueza al vapor las judías verdes hasta que estén tiernas unos 10 minutos.
2. A fuego medio, derrita la mantequilla en una sartén.
3. Saltee las almendras hasta que estén ligeramente doradas.
4. Condimentar con sal y pimienta.
5. Mezclar las judías verdes.
6. Tocino con brochetas de azúcar

INGREDIENTES:
- 3 tazas de guisantes dulces

- 1/2 jugo de limón
- 3 cucharadas grasa de tocino
- 2 cdta.s Ajo
- 1/2 cdta. Hojuelas de Pimiento Rojo

INSTRUCCIONES:

1. Trae 3 cucharadas. de grasa de tocino hasta su punto de ahumado.
2. Agregue el ajo y cocine 1-2 minutos.
3. Agregue los guisantes de azúcar y el jugo de limón.
4. Cocine 1-2 minutos.
5. Retire y decore con hojuelas de pimiento rojo y ralladura de limón.

JUDÍAS VERDES CON NUECES

INGREDIENTES:

- 900 g de judías verdes frescas, lavadas y cortadas
- 2 cucharadas de mantequilla
- Sal al gusto
- 1 taza de nueces picadas
- 2 cucharadas de aceite de nuez
- 2 cucharadas de perejil fresco picado pimienta negra molida al gusto

INSTRUCCIONES:

1. A 180ºC hornee las nueces en una bandeja para hornear sin engrasar durante 5-8 minutos.
2. Hervir los frijoles en agua con sal hasta que estén tiernos unos 5 minutos.
3. Escurra y enjuague con agua fría.
4. Dejar reposar a temperatura ambiente.
5. Derrita la mantequilla con el aceite a fuego alto.
6. Agregue los frijoles y caliente durante 4 minutos.
7. Condimentar con sal y pimienta.
8. Agrega las nueces y el perejil.

JUDÍAS VERDES RECUBIERTAS

INGREDIENTES:

- 450 g de judías verdes frescas, lavadas y cortadas
- 1/2 taza de agua
- 1/4 taza de pan rallado al estilo italiano
- 1/4 taza de aceite de oliva
- sal y pimienta al gusto
- 1/4 de cdta. de ajo en polvo
- 1/4 de cdta. de ajo seco
- orégano
- 1/4 cdta. de albahaca seca

INSTRUCCIONES:

1. Ponga a hervir 1/2 taza de agua y frijoles en una olla mediana.
2. Reduzca el fuego a medio y cocine tapado durante 10 minutos.
3. En un tazón mediano, mezcle los frijoles con pan rallado, aceite de oliva, sal, pimienta, ajo en polvo, orégano y albahaca.
4. Asegúrese de que los frijoles estén bien cubiertos.
5. Espolvorear con queso parmesano.
6. Servir.

JUDÍAS VERDES SABROSAS Y CON SABOR A NUEZ

INGREDIENTES:

- 450 g de judías verdes
- 1/4 taza de aceite de oliva
- 1/2 taza de pecanas picadas
- 1/4 taza de queso parmesano
- 1 ralladura de limón
- 2 cdta.s Ajo molido
- 1 cdta. Hojuelas de Pimiento Rojo

INSTRUCCIONES:

1. Precaliente el horno a 220º C.
2. Muele 1/4 taza de nueces pecanas en un

procesador de alimentos manteniendo la variedad en el tamaño de las nueces pecanas piezas.

3. En un tazón grande, combine las judías verdes, las nueces, el aceite de oliva y el queso parmesano, ralladura de 1 limón, ajo y hojuelas de pimiento rojo.
4. Coloque en una bandeja para hornear cubierta con papel de aluminio.
5. Asar durante 20-25 minutos.
6. Dejar enfriar 4-5 minutos.

KETO CEREZA DANÉS

INGREDIENTES:
PASTELERÍA:
- 3 huevos extra grandes, separados (reservando 1/2 de las yemas para el relleno)
- 1/2 cdta. de cremor tártaro 1
- /2 taza de Swerve (o 1 cdta. de stevia)
- 1 cdta. de extracto de cereza
- 3 cucharadas de crema agria (o crema de coco si no contiene lácteos)
- 1/2 taza Proteína de clara de huevo o proteína de suero de leche

RELLENO:
- 120 gr. queso crema, ablandado (o crema de coco si es alérgico a los lácteos)
- 1/2 de las yemas de huevo de arriba
- 1/2 taza Swerve (o 1/2 cdta. de stevia glicerita)
- 1 cdta. extracto de cereza (u otro como limón/frutilla/arándano/almendra/frambuesa)

LOLOVIÓ:
- 30 g queso crema, ablandado
- 1 cda. de dulces Swerve (o una gota de stevia glicerita)
- 1/2 cdta. extracto de cereza (u otro extracto)

INSTRUCCIONES:
PASTELERÍA
1. Separe la clara de huevo de las yemas, poniendo la clara de huevo en un tazón grande y las yemas en un tazón relativamente más pequeño
2. Coloque la mitad de la yema en un plato pequeño, reserve esto para el relleno
3. Use una batidora eléctrica para batir el clara de huevo y crema tártara hasta que estén muy firmes, luego agregue proteína en polvo
4. A la otra mitad de yemas, agregue la crema agria y el edulcorante natural y bata bien hasta que quede suave .
5. Con una espátula grande, incorpore suavemente la mezcla de yemas a las claras de huevo, teniendo cuidado de mezcle bien
6. Engrase una bandeja para hornear galletas y coloque 6 montones iguales de mantequilla para hacer 6 daneses
7. Haga una muesca en cada montoncito y llénelo con el relleno

INSTRUCCIONES PARA EL RELLENO:
8. Suavice el queso crema y agregue la mitad restante de las yemas de huevo, los edulcorantes, el extracto y aromatizar
9. Rellenar los pasteles y hornear durante unos 20-30 minutos a 190º C o hasta que estén dorados
10. Retire y deje enfriar Instrucciones para hacer la llovizna: Caliente el queso crema y agregue el edulcorante natural y el extracto.
11. Coloque la mezcla resultante en una manga pastelera (o déjela enfriar y use un pequeño ziplock y corte un pequeño agujero en la esquina) luego rocíe sobre Danesa enfriada

KETO PIE CRUST

INGREDIENTES
- 1/2 taza de harina de almendras
- 1/2 taza de harina de coco
- 2 cucharadas. Polvo de cáscara de psyllium 2 cdas. Aceite de coco
- 2 huevos grandes
- 5 cucharadas Agua helada
  1/4 cdta. Sal

INSTRUCCIONES:
1. Mezcle todos los ingredientes secos en un tazón.
2. Agregue aceite de coco y mezcle hasta obtener una formación granulada.
3. Añadir huevo batido y agua.
4. Amasar la masa y dividirla en 4-5 trozos.
5. Forme la masa en moldes para tarta.
6. Cuando una capa delgada cubra los 5 moldes completos, hornee previamente durante 12-15 minutos a 180º C.
7. Llenar.
8. Hornear 20-30 minutos.

PASTELES CRUJIENTES DE COLIFLOR KETO

INGREDIENTES:
- 450 g floretes de coliflor
- 3 tallos medianos de cebolleta
- 3 onzas. cheddar blanco rallado
- 1/2 taza de chicharrones molidos
- 1/2 cdta. sal
- 3/4 cdta. pimienta
- 1/2 cdta. hojuelas de pimiento rojo
- 1/2 cdta. estragón, seco
- 1/4 cdta. polvo de ajo
- 3 cucharadas aceite de oliva
- 1 huevo grande
- 2 cdta.s Cáscara de psyllium

INSTRUCCIONES:
1. Cortar la coliflor en floretes.
2. Agregue aceite de oliva, sal y 1/2 cdta. pimienta a una bolsita tipo Ziploc, lo suficientemente grande para sostenga la coliflor.
3. Agregue los floretes y agite hasta que la coliflor esté cubierta.
4. Vacíe la coliflor en una bandeja para hornear cubierta con papel de aluminio.
5. Hornee a 200º C por 35 minutos.
6. Combine en un procesador de alimentos, la coliflor cocida con cebolla verde picada, huevo, queso y otras especias.
7. Forme hamburguesas y páselas por chicharrones molidos.
8. Hornee a 200º C por 25 minutos.

PAPAS FRITAS DE CALABACÍN

INGREDIENTES:
Para las papas fritas:
- 1 calabacín mediano, cortado en papas fritas
- 1 huevo
- 1 porción (alrededor de 9 piezas) de chicharrones tradicionales
- 3 cucharadas de queso parmesano rallado
- 1 cdta. de condimento de hierbas italianas

Para la salsa:
- 1 cda.de aderezo ranchero
- 1 cda.de salsa de búfalo

INSTRUCCIONES:
1. Precaliente el horno a 220º C
2. Cubra una bandeja para hornear con papel de aluminio y rocíe con un spray antiadherente.
3. En un procesador de alimentos, mezcle el chicharrón, el queso parmesano y el condimento italiano.

4. Poner en un recipiente aparte.
5. Batir el huevo hasta que esté completamente mezclado.
6. Cortar los calabacines en tiras.
7. Sumergir en huevo batido.
8. Sumergir en pan rallado.
9. Coloque en una bandeja para hornear.
10. Hornee por 25 minutos.

PAN FOCACCIA ALTERNATIVA

INGREDIENTES:
- 1 taza de harina de almendras
- 1 taza de harina de linaza (regular o dorada)
- 7 Huevos grandes
- 1/4 taza de aceite de oliva
- 1 1/2 cucharadas Polvo para hornear
- 2 cdta.s. Ajo picado
- 1 cdta. Sal
- 1 cdta. Romero
- 1 cdta. Hojuelas de chile rojo

INSTRUCCIONES:
1. Precalentar el horno a 350 °C
2. Combina todos los ingredientes secos.
3. Agrega ajo.
4. Huevos 2 a la vez.
5. Mezcle hasta que quede pastoso.
6. Añadir aceite de oliva.
7. Mezclar bien.
8. Coloque en un molde engrasado de 9x9.
9. Hornear 25 minutos.
10. Dejar enfriar 10 minutos.

PATATAS FRITAS DE COL RIZADA

INGREDIENTES:
- 1 manojo grande de col rizada
- 2 cucharadas. Aceite de oliva
- 1 cucharada. Sal sazonada

INSTRUCCIONES:
1. Precalentar el horno a 350 °C
2. Retire el tallo, lave y seque la col rizada.
3. En una bolsa Ziploc, agregue la col rizada y agite con aceite.
4. Coloque la col rizada en una bandeja para hornear.
5. Hornear 12 minutos.
6. Retire y sazone con sal.

PIE DE QUESO CON BRÓCOLI KETO

INGREDIENTES:
- 1 brócoli promedio (220 gr)
- 1 taza queso parmesano rallado (230 g)
- 3 huevos grandes (de gallinas camperas u orgánicas)
- 4 cucharadas nata fresca entera
- 6 anchoas
- 2 cucharadas. aceite de oliva virgen extra
- sal y pimienta para probar
- 1/2 taza de micro greens para decorar

INSTRUCCIONES:
1. Precaliente el horno a 190º C
2. Cortar el brócoli lavado en floretes.
3. Transfiéralos a una vaporera durante unos 5-8 minutos o hasta que los tallos estén ligeramente tiernos.
4. Cuando termine, transfiéralos a un tazón y mezcle hasta que quede suave.
5. Agregue queso parmesano rallado, huevos y crema, luego mezcle bien mientras sazona con sal y pimienta.
6. Repartir la mezcla en moldes de silicona por igual (Tenga en cuenta que los moldes de silicona son los mejores que probé para la receta: no se les pega nada y se pueden vaciar fácilmente. Es recomendable hornearlos al baño maría ya que

esto evita que la parte superior se secado y agrietamiento)

7. Coloque las formas de silicona en una bandeja para hornear y agregue 2 cm o 1 pulgada de agua en la bandeja.
8. Metemos al horno y horneamos durante 40 minutos, cuando esto esté hecho apartamos y dejamos enfriar.
9. Picar finamente las anchoas y mezclarlas con aceite de oliva
10. Retire las tortas de las formas una vez que estén frías, coloque las anchoas encima y adorne con micro verduras. Disfrute de su comida ahora.

PURÉ DE COLIFLOR PICANTE

INGREDIENTES:
- 4 tazas de floretes de coliflor
- 1/3 taza de mayonesa
- 1 diente de ajo, pelado
- 1 cucharada. agua
- 1/2 cdta. sal kosher
- 1/8 cdta. pimienta negra
- 1/4 cdta. jugo de limon
- 1/2 cdta. ralladura de limón (o lima)
- 1 cda. cebollines frescos, picados

INSTRUCCIONES:
1. En un tazón grande apto para microondas, mezcle la coliflor, la mayonesa, ajo, sal y pimienta.
2. Microondas durante 12-15 minutos a fuego alto o suave.
3. Agregue la mezcla cocida al procesador de alimentos y haga puré hasta que quede suave.
4. Agregue la ralladura de limón, el jugo de limón y las cebolletas.
5. Pulse hasta que se combinen.
6. Servir tibio.

QUESO BLANCO FRITO EN CAPAS KETO

INGREDIENTES:
- 140 g queso blanco
- 1 1/2 cda. Aceite de oliva
- 60 g Olivos
- Pizca de hojuelas de pimiento rojo

INSTRUCCIONES:
1. Congele los cubos de queso picados.
2. Coloque el aceite en una sartén y caliente hasta que hierva a temperatura media o alta.
3. Agregue los cubos de queso por todos lados y caliente hasta que se doren.
4. Agrupe el queso con una espátula y aplánelo. Caliente el queso por ambos lados, volteándolo regularmente como vea. ajuste Mientras lo voltea, dóblelo sobre sí mismo para que se formen capas crujientes.
5. Use una espátula para enrollarlo en un bloque.
6. Retírelo de la sartén, deje que se enfríe, córtelo en cubos pequeños y sirva.

QUESO HILLBILLY Y BRÓCOLI

INGREDIENTES:
- 4 tazas de floretes de brócoli
- 1/4 taza de aderezo ranchero
- 1/2 taza de queso cheddar fuerte, rallado 1/4 taza de crema batida espesa (usted
- puede sustituir la leche si lo prefiere) Sal kosher y pimienta al gusto

INSTRUCCIONES:
1. Precaliente el horno a 190º C
2. En un tazón mediano, mezcle todos los ingredientes hasta que el brócoli esté bien
3. cubierto.

4. En una cacerola para horno de 8x8, extienda la mezcla de brócoli.
5. Hornee por 30 minutos.
6. Retire del horno y mezcle.
7. Si los floretes no están lo suficientemente tiernos, hornee de 5 a 10 minutos más o hasta que tierno.
8. Servir caliente.

TARTAS DE TOMATE CON QUESO DE CABRA KETO

INGREDIENTES:
TOMATES ASADOS
- 2 tomates medianos cortados en rodajas de 1/4"
- 1/4 taza de aceite de oliva
- Sal y pimienta al gusto

Base para tarta
- 1/2 taza de harina de almendras
- 1 cda.de cáscara de psyllium
- 2 cucharadas de harina de coco
- 5 cucharadas de mantequilla fría, en cubos

Relleno de tarta de sal
- 1/2 cebolla mediana, en rodajas finas
- 3 onzas de queso de cabra
- 2 cucharadas de aceite de oliva
- 2 cdta.s de ajo picado
- 3 cdta.s de tomillo fresco

INSTRUCCIONES:
1. Precaliente el horno a 435F
2. Cortar los tomates en rodajas de 1/4 " y rociar con aceite de oliva
3. Salpimentar al gusto
4. Calentar los tomates durante aproximadamente 30-40 minutos (a minimice el efecto de calentamiento, use un palillo para hacer pequeños agujeros en los tomates)
5. Ahora precaliente el horno a 180º C
6. Haga una masa presionando lentamente los ingredientes combinados de la base de la tarta en un procesador de alimentos
7. Con el uso de moldes de silicona para cupcakes, presione la masa en capas delgadas de aproximadamente 1/4" a 1/2", unas 12 en total
8. Hornee la masa entre 17-20 minutos, o hasta que esté bastante endurecida, luego deje que se enfríe completamente
9. Retire la tarta del molde golpeando suavemente la parte inferior de la magdalena de silicona
10. Ponga 2 cucharadas de aceite de oliva en una sartén precalentada, luego fría las cebollas y el ajo hasta dorar
11. Juntar las tartaletas y el tomate, las cebollas y el ajo fritos, el tomillo fresco y el queso de cabra desmenuzado por encima
12. Hornear las tartaletas a 180º C durante 5-6 minutos o hasta que el queso comience a derretirse,
13. Retirar y servir

TARTALETAS DE CEBOLLA CARAMELIZADA Y TOMATE ASADO

INGREDIENTES:
Tomates Asados:
- 2 tomates medianos, cortados en rodajas
- 1/4 taza de aceite de oliva
- Sal y Pimienta al Gusto

base de tarta:
- 1/2 taza de harina de almendras
- 1 cda.cáscara de psyllium
- 2 cucharadas harina de coco

- 5 cucharadas mantequilla fría, en cubos
- 1/4 cdta. Sal

Relleno de tarta:
- 1/2 cebolla mediana, en rodajas finas
- 85 g queso de cabra
- 2 cucharadas aceite de oliva
- 2 cdta.s ajo molido
- 3 cdta.s tomillo fresco

INSTRUCCIONES:

1. Precaliente el horno a 220º C
2. Corte los tomates en rodajas de 1/4 de pulgada de grosor y rocíe con aceite de oliva y espolvoree con sal y pimienta.
3. Haga agujeros en los tomates para reducir el vapor.
4. Asar los tomates en el horno durante 30-40 minutos.
5. Precalentar el horno a 350 °C
6. En un procesador de alimentos, mezcle lentamente todos los ingredientes de la base de la tarta, hasta que se forme una masa.
7. Usando moldes de silicona para cupcakes, presione la masa en capas de 1/4-1/2 pulgada de espesor.
8. Total de 12 tartas.
9. Hornee hasta que se endurezca unos 17-20 minutos.
10. Retire del horno y deje enfriar por completo.
11. En una sartén, caramelice las cebollas y el ajo con 2 cucharadas. de aceite de oliva a fuego alto.
12. Armar tartaletas, con tomate, cebolla caramelizada y ajo junto con
13. tomillo fresco y queso de cabra desmenuzado.
14. Hornee durante 5-6 minutos adicionales a 350 °C Servir caliente.

TORTILLAS DE LINO AL CURRY

INGREDIENTES:
- 1 taza de harina de semillas de lino dorado
- 2 cucharadas polvo de cáscara de psyllium
- 2 cdta.s aceite de oliva
- 1/4 cdta. goma xantana
- 1/2 cdta. Polvo de curry
- 1 taza + 2 cucharadas. Agua filtrada
- 1 cdta. Aceite de Oliva por Tortilla
- 1/2 cdta. Coco
- Harina para Tortilla

INSTRUCCIONES:
1. Mezcla los ingredientes secos.
2. Agregue agua y 2 cdta.s. de aceite.
3. Mezcle hasta que la mezcla se convierta en una masa ligera.
4. Dejar reposar destapado durante 1 hora.
5. Dividir en 5 pedazos para hacer tortillas.
6. Divida en 3 piezas si enrolla a mano.
7. estirar delgado
8. Espolvorear con harina de coco.
9. Recorta las tortillas.
10. Caliente 1 cdta. aceite para cada tortilla en una sartén a fuego medio alto.
11. Freír hasta el dorado deseado.

TOCINO Y JUDÍAS VERDES

INGREDIENTES:
- 6 rebanadas gruesas de tocino, picadas
- 1/2 taza de cebollas, picadas
- 1 cdta. de ajo picado
- 450 g de judías verdes frescas, cortadas
- 1 taza de agua
- 1/8 cdta. de sal
- 1 pizca de pimienta negra molida

INSTRUCCIONES:
1. En una sartén profunda, cocine el tocino

a fuego medio hasta que la grasa se haya derretido.

2. Agregue la cebolla y el ajo.
3. Cocine por 1 minuto.
4. Mezcle los frijoles y el agua.
5. Cocine hasta que estén tiernos y el agua se haya evaporado.
6. Agregue más agua si no está tierna.
7. Condimentar con sal y pimienta.

TORTILLAS DE COLIFLOR AL HORNO

INGREDIENTES:
- 1 cabeza grande de coliflor (cortada en floretes)
- 4 huevos grandes
- 2 dientes de ajo (picados)
- 1 1/2 cdta. Hierbas (cualquiera que sea su favorita: albahaca, orégano, tomillo)
- 1 cdta. sal

INSTRUCCIONES:
1. Precaliente el horno a 190º C
2. Cubra dos bandejas para hornear con papel pergamino.
3. Coliflor de arroz en un procesador de alimentos.
4. Agregue a la cacerola 1/4 taza de agua y coliflor rizada.
5. Cocine a fuego medio alto hasta que estén tiernos de 8 a 10 minutos.
6. Escúrralo con un paño de cocina limpio.
7. Mezcle la coliflor, los huevos, el ajo, las hierbas y la sal.
8. Forme 4 círculos delgados en papel per-gamino.
9. Hornee hasta que esté seco y flexible de 15 a 20 minutos.
10. Dejar enfriar sobre una rejilla.

VERDURAS CETOGÉNICAS A LA PARRILLA

INGREDIENTES:
- 1 berenjena pequeña, cortada en rodajas de 3/4 de pulgada de grosor
- 2 pimientos rojos pequeños, sin semillas y cortado en tiras anchas
- 3 calabacines, en rodajas
- 6 champiñones frescos, sin tallos
- 1/4 taza de aceite de oliva
- 1/4 taza de jugo de limón
- 1/4 taza de albahaca fresca picada en trozos grandes
- 2 dientes de ajo, pelados y picados

INSTRUCCIONES:
1. Ponga las verduras, en un tazón mediano.
2. En otro tazón, bata el aceite de oliva, el jugo de limón, la albahaca y el ajo.
3. Vierta sobre las verduras.
4. Cubra y refrigere por 1 hora.
5. Precaliente la barbacoa a fuego alto.
6. Cocine 2-3 minutos por lado.
7. Cepille con frecuencia con la marinada.

RECETAS DE ALMUERZO KETO

Reducir la ingesta de carbohidratos puede tener beneficios para la salud, pero es cierto que encontrar un almuerzo bajo en carbohidratos todos los días de la semana puede ser un desafío.

Pero con un poco de creatividad, hemos descubierto un montón de recetas fáciles de almuerzo cetogénico que puedes disfrutar en casa o llevar al trabajo.

AGUACATE QUESO PIMIENTA POLLO

INGREDIENTES:

- 3 cebollas verdes picadas
- 4 pechugas de pollo
- 120 gr. queso cheddar, rallado
- 4 tiras de tocino
- 30 g aminoácidos de coco
- 2 cucharadas aceite de coco

INSTRUCCIONES

1. Caliente el aceite en una sartén a fuego alto. Agregue las pechugas de pollo y cocine por 7 minutos ambos lados.
2. En otra sartén a fuego medio-alto, saltee el tocino y colóquelo en un plato. forrado con una toalla de papel y desmenuzar.
3. Coloque el pollo en una fuente para horno, espolvoree con coco, tocino, queso rallado y cebollas verdes picadas.
4. Coloque la fuente para hornear en el asador y cocine a temperatura alta durante 5 minutos. Servir y disfrutar.

ALBÓNDIGAS CON SALSA RANCH-BÚFALO

INGREDIENTES:

- 1 paquete de mezcla seca de aderezo ranchero
- 1 botella de salsa de búfalo para alitas al rojo vivo
- 1 bolsa de albóndigas congeladas
- 5 cucharadas de mantequilla
- 1 taza de agua
- Pimienta y sal al gusto

INSTRUCCIONES

1. Agregue todos los ingredientes en una olla a fuego alto y deje hervir.
2. Una vez que hierva, baje el fuego a fuego lento y cocine por 25 minutos.
3. Ajuste la sazón al gusto. Sirve y disfruta.

ALBÓNDIGAS DE CERDO CON CHAMPIÑONES KETO SHAIITAKE

INGREDIENTES:

- 5 hongos shiitake secos
- 1 1/4 libra de carne de cerdo molida
- 1 cda. de salsa de soya
- 1/2 cdta. de sal
- 1/4 cdta. de pimienta
- 1/4 cdta. de ajo en polvo
- 1/2 cdta. de Splenda granulado
- 2 cucharadas de cebollas verdes, picadas
- 1/2 cdta. de aceite de sésamo
- 1 huevo

INSTRUCCIONES:

1. En una olla grande, coloque los champiñones en agua hirviendo durante 30 minutos o hasta que estén suaves.
2. Exprima el agua y elimine los tallos duros.
3. Picar los champiñones.
4. Agregue todos los ingredientes con las manos hasta que la mezcla comience a mantenerse unida.
5. Traiga una olla grande con agua a hervir.
6. Forme con la mezcla de carne de cerdo unas 34-36 albóndigas pequeñas, usando 2 cdta.s de mezcla para cada una.
7. Colócalas en agua hirviendo.
8. Cuando el agua vuelva a hervir, tapa la olla y cocina a fuego lento durante 10 minutos o hasta que las albóndigas estén completamente cocidas.
9. Sirva y disfrute !

ALBÓNDIGAS KETO AL ESTILO MARROQUÍ

INGREDIENTES:

- Albóndigas Marroquíes:
- 450 g de cordero molido
- 1 cda.de menta fresca finamente picada 1 cda.de menta fresca finamente picada
- Cilantro 2 cdta.s de tomillo fresco
- 1 cdta. de ajo picado
- 1 cdta. de cilantro molido 1 cdta. de sal kosher
- 1 cdta. de comino molido
- 1/2 cdta. de cebolla en polvo
- 1/2 cdta. de pimienta de Jamaica
- 1/4 cdta. de pimentón
- 1/4 cdta. de orégano
- 1/4 cdta. de curry en polvo
- 1/4 de cdta. de salsa de yogur sintético de pimienta negra recién molida:
- 1/2 taza de crema de coco
- 2 cucharadas de agua de coco
- 1 1/4 cdta. de comino
- 1 cda.de cilantro fresco finamente picado
- 1 cda.de menta fresca finamente picada
- Ralladura de 1/2 Limón
- 1 cdta. de jugo de limón
- 1/4 cdta. de sal

INSTRUCCIONES:

1. Precaliente el horno a 180º C.
2. Agregue todos los ingredientes para las albóndigas y mezcle
3. minuciosamente.
4. Forme albóndigas y colóquelas en una bandeja para hornear con papel de aluminio.
5. Cocine por 15 minutos o hasta que el centro ya no esté rosado.
6. Mientras tanto, agregue todos los ingredientes para la salsa de yogur y mezcle bien.

7. **Opcional:** agregue la grasa de escorrentía de las albóndigas a la salsa de yogur y mezcle bien. Servir con salsa de yogur.

ALBÓNDIGAS GLASEADAS ASIÁTICAS

INGREDIENTES:

- 1300 g de lomo de cerdo asado, picado en 8 piezas iguales
- 1 paquete de condimento para carne de cerdo
- 1 lata de 340 gr. de Dr. Pepper
- 1/2 taza de salsa BBQ comercial
- 1 hoja de laurel
- 1 cucharadita de aceite
- 2 cucharadas de agua

INSTRUCCIONES

1. Coloque una olla de fondo grueso a fuego medio-alto y caliente durante 2
2. minutos. Agregue aceite y agite para cubrir el fondo y los lados de la olla y caliente por un minuto.
3. Dore el asado durante 4 minutos por lado.
4. Agregue los ingredientes restantes.
5. Cubra y cocine a fuego lento durante 30 minutos o hasta que el cerdo esté tierno. Remueve el fondo de la olla de vez en cuando. Apaga el fuego.
6. Con dos tenedores, desmenuce el cerdo.
7. Encienda el fuego a alto y hierva sin tapar hasta que la salsa se haga, alrededor de 5
8. minutos.
9. Sirve y disfruta.

ALBÓNDIGAS DE PAVO KETO

INGREDIENTES:

- 10 rebanadas de tocino
- 900 g Pavo molido

- 3 chiles rojos pequeños
- 1/2 pimiento verde mediano
- 1 cebolla pequeña
- 1/2 cdta. de sal
  1/2 cdta. de pimienta
- 2 puñados grandes de espinacas
- 3 ramitas de tomillo
- 2 huevos grandes
- 1 onza. Chicharrones de Cerdo

INSTRUCCIONES:

1. Precaliente el horno a 200º C.
2. Cubra una bandeja para hornear con papel de aluminio y agregue su tocino.
3. Cocine por 30 minutos o hasta que estén crujientes.
4. Mientras tanto, prepare todos los ingredientes agregándolos al procesador de alimentos y córtelos en cubitos.
5. Agregue todos los ingredientes (excepto el tocino) al pavo molido y mezcle bien.
6. Una vez que el tocino esté cocido, déjelo a un lado y escurra la grasa en un recipiente.
7. Hacer 20 albóndigas y colocar sobre la misma placa la panceta cocida.
8. Cocine las albóndigas durante 15-20 minutos o hasta que los jugos salgan claros, luego ensarte 2-3 piezas de tocino en cada albóndiga.
9. En el procesador de alimentos, combine las espinacas, la grasa de tocino y los condimentos de su elegir, crear "barra" de mantequilla y servir debajo de las albóndigas.

ALITAS DE POLLO TERIYAKI

INGREDIENTES:

- 5 cucharadas de mantequilla
- 2 latas de tomates triturados
- 4 pechugas de pollo cocidas, desmenuzadas

- 1 cucharadita de la mezcla de condimentos de hierbas de su elección
- 1/4 de taza de queso parmesano rallado
- Pimienta y sal al gusto

INSTRUCCIONES

1. Coloque una olla de fondo grueso a fuego medio-alto y derrita la mantequilla. Agregar Tomates.
2. Saltee durante 5 minutos, sazone con pimienta, sal y la mezcla de condimentos.
3. Agregue el pollo. Mezclar bien.
4. Cocine hasta que se caliente por completo, alrededor de 5 minutos.
5. Sirva con una pizca de queso parmesano.

ALBAHACA CON TIRAS DE PIMIENTO Y FRUTOS SECOS

Nota: esta receta requiere refrigeración, así que prepárela con anticipación .

INGREDIENTES:

- 1/2 libra de queso crema, ablandado 4 cucharadas. mantequilla ablandada
- 3/4 taza de pesto de albahaca
- 1/2 libra de provolone, en rodajas finas
  1/4 taza de piñones tostados
- 1 pimiento rojo, asado, pelado, sin semillas y cortado en tiras de 3" x 3/8" 1
- tomates secados al sol en un tarro pequeño (envasados en aceite de oliva) albahaca fresca para decorar

INSTRUCCIONES:

1. Machaca el queso crema y la mantequilla con un tenedor.
2. Agregue el pesto y revuelva bien.
3. Cubra un tazón con una envoltura de plástico y coloque una capa gruesa de rebanadas de provolone.
4. Coloque 1/3 de pesto sobre el queso y co-

loque algunos tomates, tiras de pimiento y una cucharada. de piñones.

5. Repita las capas hasta que se usen todos los ingredientes. Enfriar durante la noche.

ALITAS DE POLLO KETO TANDOORI

INGREDIENTES:
- 900 g alitas de pollo, recortadas y separadas 1 taza de yogur casero
- 2 cdas. jengibre
- 6 dientes de ajo, picados
- 1-1/2 cdta. curry en polvo
- 1/4 cdta . cúrcuma
- 1 / 2 cdta. comino
- 1 / 2 cdta. mostaza seca
- 2 cdta.s Hojuelas de pimienta roja
- 1 limón, en jugo
- 3 cucharadas aceite vegetal Sal, pimienta

INSTRUCCIONES:
1. Agregue todos los ingredientes en un tazón y mezcle bien
2. Deje marinar durante al menos dos horas a temperatura ambiente. (Guardar la marinada)
3. Coloque las alitas en una rejilla para asar y ase hasta que estén doradas, aproximadamente 20 minutos .
4. Rocíe las alitas con la marinada aproximadamente cada 10 minutos.
5. Transferir a un plato y servir.

ASADO DE CARNE DE RES SIMPLE

INGREDIENTES
- 1 cucharada de aceite de oliva
- 900 g de carne asada
- 1 taza de cebolla picada

- 1/4 taza de mantequilla
- 1 cucharadita de pimienta negra molida
- 2 cucharaditas de sal
- 1 taza de apio cortado en cubitos
- 1 cucharadita de romero seco

INSTRUCCIONES
1. Precaliente el horno a 275 grados F.
2. Vierta el aceite de oliva en una olla grande a fuego medio-alto. Sazone el asado con sal y pimienta negra.
3. Dore la carne por ambos lados en el aceite caliente y transfiérala a un plato.
4. Revuelva el apio y la cebolla en la olla; cocine y revuelva, por 3 minutos.
5. Agregue la mantequilla y cocine unos 5 minutos. Luego espolvorea con romero, revuelve las verduras y regresa el asado a la olla. Cubre la olla con una tapa.
6. Ase en el horno precalentado alrededor de 2 1/2 a 3 horas. Servir caliente.

BISTEC SUIZO DE CEBOLLA
INGREDIENTES:
- 900 g de bistec redondo de res, en rodajas
- 1 cebolla mediana, en rodajas
- 2 hojas de laurel
- 1/4 taza de aceite de coco
- 1/2 taza de agua
- Sal y pimienta para probar

INSTRUCCIONES
1. Coloque todos los ingredientes en una olla a fuego alto y lleve a hervir.
2. Una vez que hierva, baje el fuego a lento.
3. Cocine a fuego lento durante 30 minutos.
4. Sirve y disfruta.

BISTEC DE RES ESTILO FILIPINO

INGREDIENTES:
- 2 cucharadas de aceite de coco

- 1 cebolla, rebanada
- 4 bistecs de res
- 2 cucharadas de jugo de limón, recién exprimido
- 1/4 taza de aminoácidos de coco
- 1 cucharadita de sal
- Pimienta al gusto

INSTRUCCIONES

1. En una sartén antiadherente, caliente el aceite a fuego medio-alto.
2. Freír los filetes de res y sazonar con aminoácidos de coco.
3. Cocine hasta que se dore oscuro, alrededor de 7 minutos por lado. Transferir a un plato.
4. Saltee las cebollas en la misma sartén hasta que estén caramelizadas, alrededor de 8 minutos. Sazone con jugo de limón y vuelva a colocar los bistecs en la sartén.
5. Mezclar bien.
6. Sirve y disfruta.

BISTEC DE FLANCO A LA PARRILLA CON VINAGRETA

INGREDIENTES:

- 2 cucharadas de jugo de lima, recién exprimido
- 1/4 de taza de cilantro fresco picado
- 1 cucharada de comino molido
- 1/4 de cucharadita de hojuelas de pimiento rojo
- 3/4 de libra de bistec de falda
- 2 cucharadas de aceite de oliva virgen extra
- 1/2 cucharadita de pimienta negra molida
- 1/4 de cucharadita de sal

INSTRUCCIONES

1. Calienta la parrilla a fuego medio-bajo.
2. En un procesador de alimentos, coloca

todos los ingredientes excepto el comino, las hojuelas de pimiento rojo y la falda.
3. Pulse hasta que quede suave. Esta será la salsa vinagreta. Dejar de lado.
4. Sazone la falda con comino molido y hojuelas de pimiento rojo y deje marinar durante al menos 10 minutos.
5. Coloque el bistec en la rejilla de la parrilla y cocine durante 5 minutos por cada lado. Cortar en el centro para comprobar el punto de cocción de la carne. También puede insertar un termómetro para carne para verificar la temperatura interna.
6. Retire de la parrilla y deje reposar durante 5 minutos.
7. Rebane el bistec de 2 pulgadas de largo y mezcle la vinagreta para darle sabor al carne.
8. Sirva con ensalada si lo desea.

BURRITOS DE CARNE

INGREDIENTES:

- 450 g de carne molida magra
- 6 hojas grandes de col rizada
- 1/4 taza de cebolla
- 1/4 taza de puré de tomate bajo en sodio
- 1/4 cucharadita de comino molido
- 1/4 cucharadita de pimienta negra
- 1/2 cucharadita de sal

INSTRUCCIONES

1. En una sartén mediana, dore la carne molida durante 15 minutos; drenar el aceite toallas de papel.
2. Rocíe la sartén con spray antiadherente para cocinar; agregue la cebolla para cocinar por 3-5 minutos, hasta que las verduras se ablanden.
3. Agregue carne de res, puré de tomate, pimienta negra y comino a la cebolla/pimienta mezcla.

4. Mezcle bien y cocine de 3 a 5 minutos a fuego lento.
5. Divida la mezcla de carne entre las hojas de col rizada.
6. Enrolle las hojas de col rizada sobre estilo burrito, asegurándose de que ambos extremos estén doblados primero, para que la mezcla no se caiga. Asegúralo con un palillo.

CALDO DE POLLO CARNE ASADA

INGREDIENTES:
- 900 g de carne asada de res deshuesada, cortada en cubos de 2 pulgadas
- 2 cebollas picadas
- 2 cucharaditas de semillas de alcaravea, trituradas
- 4 tazas de caldo de pollo, divididas
- 2 cucharadas de pimentón húngaro
- 1/2 cucharadita de tomillo molido
- 2 cucharadas de vinagre balsámico
- sal y pimienta negra molida al gusto
- 3 dientes de ajo machacados
- 2 cucharadas de aceite de oliva

INSTRUCCIONES
1. Caliente el aceite de oliva en una sartén grande a fuego alto; cocine y revuelva la carne con sal y pimienta negra aproximadamente 5 minutos por tanda. Transfiera a una olla grande y reserve los jugos en la sartén.
2. Revuelva las cebollas y 1/2 cucharadita de sal en la grasa reservada en Medio, y cocine unos 5 minutos. Transfiera a la olla con carne de res.
3. Batir el pimentón, las semillas de alcaravea, la pimienta negra y el tomillo en la sartén. a fuego medio y saltear durante 3 minutos.
4. Agregue 1 taza de caldo de pollo y re-

vuelva; transferir a la mezcla de carne y cebolla.
5. En la olla a fuego alto, mezcle 3 tazas de caldo de pollo con la mezcla de carne.
6. Agrega el ajo, el vinagre y 1/2 cucharadita de sal, lleva a ebullición.
7. Reduzca el fuego a bajo y cocine a fuego lento de 1 1/2 a 2 horas. Servir y disfrutar.

CAMARONES KETO AL CURRY CON MANÍ

INGREDIENTES:
- 2 cucharadas de pasta de curry verde
- 1 taza de caldo de verduras
- 1 taza de leche de coco
- 170 g Camarones Precocidos 5 oz. Flores de brócoli
- 3 cucharadas de cilantro picado
- 2 cucharadas de aceite de coco
- 1 cda.de mantequilla de maní
- 1 cda.de Salsa de Soya (o aminos de coco)
- Jugo de 1/2 Lima
- 1 cebolla tierna mediana, picada 1 cdta. de ajo asado machacado
- 1 cdta. de jengibre molido
- 1 cdta. de salsa de pescado
- 1/2 cdta. de cúrcuma
- 1/4 cdta. de goma xantana
- 1/2 taza de crema agria (para cubrir)

INSTRUCCIONES:
1. Agregue 2 cucharadas de aceite de coco a una sartén a fuego medio.
2. Una vez caliente, agregue el jengibre, el ajo y la cebolla tierna picada.
3. Deje que los ingredientes se cocinen, luego agregue 1 cda.de pasta de curry verde, cúrcuma, salsa de soya, salsa de pescado y mantequilla de maní.
4. Revuelva bien, luego agregue el caldo de verduras y la leche de coco.

5. Agregue 1/4 de cdta. de goma xantana y mezcle bien.

6. Una vez que el curry espese un poco, agregue el brócoli y revuelva bien.

7. Picar el cilantro y agregar a la sartén.

8. Por último, agregue los camarones y revuelva todo junto.

9. ¡Deje cocinar por unos minutos, luego sirva con una cda.de crema agria por encima!

CARNE EN LATA Y COL

INGREDIENTES:
- 1 cebolla, pelada y cortada en trozos pequeños
- 1 falda de res en conserva (1800 g) con paquete de especias
- 170 g de cerveza baja en carbohidratos
- 1/2 repollo, picado en trozos grandes
- 4 tazas de agua

INSTRUCCIONES
1. Coloque la cebolla en una olla de cocción lenta, vierta agua y coloque la pechuga encima de las verduras.

2. Vierta la cerveza sobre la pechuga. Espolvorear las especias. Luego establezca el cocina en alto.

3. Cocine la pechuga durante unas 8 horas.

4. Agregue el repollo y cocine por 1 hora.

5. Sirve y disfruta.

CARNE EN LATA SIMPLE

INGREDIENTES:
- 900 g de falda de res en conserva, cortada en cubos de 1 pulgada
- 2 tazas de agua
- 2 cebollas picadas
- 6 dientes de ajo machacados
- 1 taza de aceite de oliva

- 1 cucharada de granos de pimienta
- 1 cucharadita de sal

INSTRUCCIONES
1. Coloque todos los ingredientes en una olla de fondo grueso a fuego alto y lleve a un hervir.

2. Una vez que hierva, baje el fuego a fuego lento.

3. Cocine a fuego lento durante 60 minutos.

4. Apague el fuego y desmenuce la carne con dos tenedores.

5. Encienda el fuego y continúe cocinando hasta que la salsa se reduzca.

6. Sirve y disfruta.

CARNE DESHEBRADA ITALIANA

INGREDIENTES:
- 1300 g de carne asada, recortada del exceso de grasa y cortada en trozos
- 1 paquete de mezcla de aderezo italiano para ensaladas
- 225 g de rodajas de pepperoncini
- 1 lata de caldo de res
- Sal y pimienta al gusto
- 1 taza de agua
- 1 cucharadita de aceite

INSTRUCCIONES
1. Coloque una olla de fondo grueso a fuego medio-alto y caliente durante 2

2. minutos. Agregue aceite y agite para cubrir el fondo y los lados de la olla y caliente por un minuto.

3. Sazone el asado con pimienta y sal. Dore el asado durante 4 minutos por lado. Transferir a una tabla de cortar y cortar en 4 partes iguales.

4. Agregue los ingredientes restantes a la olla junto con la carne rebanada.

5. Cubra y cocine a fuego lento durante 30

minutos o hasta que la carne esté tierna. Revuelva el fondo de la olla de vez en cuando. Apaga el fuego.

6. Con dos tenedores, desmenuce la carne.
7. Encienda el fuego a alto y hierva sin tapar hasta que la salsa se haga, por 5 minutos.

CARNE MOLIDA MEXICANA

INGREDIENTES:
- 900 g de carne molida
- 2 tazas de queso cheddar rallado
- 1 sobre de condimento para tacos
- 1 lata 140 g de sopa de tomate
- 1 taza de crema agria
- Pimienta y sal al gusto
- 1 taza de agua

INSTRUCCIONES
1. Agregue todos los ingredientes en una olla a fuego alto y deje hervir.
2. Una vez que hierva, baje el fuego a fuego lento y cocine por 35 minutos.
3. Ajuste la sazón al gusto.
4. Sirve y disfruta.

CARNE DE RES CON SALSA BALSÁMICA Y CEREZA

INGREDIENTES:
- 900 g de carne de res asada a la parrilla, cortada en cubos de 2 pulgadas
- 1/3 taza de vinagre balsámico
- 1/2 taza de cerezas secas
- 1/2 cucharadita de pimienta
- 1 cucharadita de sal
- 1 cucharada de aceite de canola
- 1/2 taza de agua

INSTRUCCIONES
1. Agregue todos los ingredientes en una olla a fuego alto y deje hervir.

2. Una vez que hierva, baje el fuego a fuego lento y cocine por 35 minutos.
3. Ajuste la sazón al gusto.
4. Sirve y disfruta.

CAZUELA CREMOSA DE JAMÓN Y PAPAS BAJA EN CARBOHIDRATOS KETO

INGREDIENTES:
- 900 g de coliflor congelada
- 225 g de queso crema
- 1/4 taza de crema agria
- 1 1/60 g de cebolla verde, picada,
- 1/4 cdta. de sal
- 1/4 cdta. de pimienta
- 225 g de queso cheddar fuerte, rallado 340 gr. de jamón picado, aproximadamente 2 tazas
- Pimentón o sal picante para decorar.

INSTRUCCIONES:
1. Precaliente el horno a 350º F
2. Cocine la coliflor hasta que esté muy tierna; escurrir bien.
3. Corte la coliflor en trozos pequeños y gruesos
4. Coloque la coliflor en una cacerola engrasada de 2 1/2-3 cuartos con tapa.
5. Mezcle el queso crema, luego mezcle la crema agria, la cebolla verde, la sal, la pimienta, el queso y el jamón. Mezclar bien.
6. Espolvorea la parte superior con pimentón o sal picante.
7. Tape y hornee por 30 minutos.
8. Destape y cocine otros 15-20 minutos hasta que se dore. Disfrute.

CAZADOR DE POLLOS

INGREDIENTES:
- 1 pollo entero
- 6 dientes de ajo picados

- 1 limón en rodajas
- 2 ramitas de romero
- Sal y pimienta para probar

INSTRUCCIONES

1. Coloque la cáscara de limón, 1 ramita de romero y 2 dientes de ajo machacados en la cavidad del pollo.
2. Coloque el pollo entero en un tazón grande y frote todas las especias en el superficie y el interior del pollo.
3. Coloque el pollo sobre una rejilla colocada encima de una bandeja para hornear. Cubra con papel de aluminio
4. Cocine en un horno precalentado a 150º C durante 60 minutos.
5. Retire el papel aluminio y continúe horneando hasta que estén doradas, unos 30 minutos más.
6. Deje reposar el pollo durante 10 minutos.
7. Sirve y disfruta.

CERDO DESMENUZADO

INGREDIENTES:
- 4 chuletas de cerdo con hueso
- 1/2 cucharadita de pimienta
- 2 tazas de judías verdes
- 1 1/4 taza de tomates cherry
- 5 cucharadas de aceite de oliva
- Pimienta y sal al gusto

INSTRUCCIONES

1. Sazone la carne de cerdo con pimienta y sal.
2. Caliente el aceite en una sartén a fuego medio y dore las chuletas de cerdo durante 8 minutos por cada lado o hasta que todos los lados estén ligeramente dorados.
3. Retire de la sartén y reserve.
4. En la misma sartén, agregue el aceite de

oliva y agregue las judías verdes y los tomates cherry durante 5 minutos o hasta que las verduras estén cocidas.
5. Sirva la chuleta de cerdo con las verduras.

CERDO COCCIÓN LENTA

INGREDIENTES:
- 1300 g de asado de lomo de cerdo deshuesado
- 1/4 taza de mostaza Dijon
- 1 cdta. hojas secas de tomillo
- 2 hojas de laurel
- 5 cucharadas de aceite de oliva
- Sal y pimienta al gusto
- 1 1/2 tazas de agua

INSTRUCCIONES

1. Coloque todos los ingredientes en la olla de cocción lenta.
2. Sazone con sal y pimienta y revuelva bien.
3. Tape y cocine a fuego lento durante 10 horas. Sirve y disfruta.

CERDO A LA OLLA

INGREDIENTES:
- 6 chuletas de cerdo
- 1 cebolla picada
- 1 hoja de laurel
- 1/2 taza de pasta de tomate
- 1 cucharadita de aceite
- Sal y pimienta al gusto
- 1/2 taza de agua

INSTRUCCIONES

1. Coloque una olla de fondo grueso a fuego medio-alto y caliente durante 2 minutos.
2. Agregue aceite y caliente por 1 min. más.
3. Agregue las chuletas de cerdo y dore durante 3 minutos por lado. Transferir a una

tabla y cortar en trozos pequeños.

4. En la misma olla, saltee la cebolla, el laurel y la pasta de tomate durante un minuto. Añadir agua y desglasar la olla.
5. Regrese las chuletas a la olla, sazone con pimienta y sal.
6. Tape y cocine a fuego lento por 20 min.

CERDO DESMENUZADO SIMPLE

INGREDIENTES:
- 4 chuletas de cerdo
- 3 dientes de ajo, picados 1
- cebolla, picada 450 g de champiñones frescos, en rodajas 4 cucharadas
- de mantequilla
- Sal y pimienta al gusto
- 1 cucharada de agua
- 5 cucharadas de aceite

INSTRUCCIONES
1. En una cacerola grande, coloque a fuego medio y caliente el aceite por 3 minutos. Sazone las chuletas de cerdo con sal y pimienta.
2. Cocine durante 4 minutos por lado la chuleta de cerdo, hasta que se dore ligeramente. Pasar a un plato y dejar reposar.
3. En la misma sartén, agregue la mantequilla. Aumentar el fuego a medio-alto y saltear ajo.
4. Agregue las cebollas, el agua y los champiñones. Saltee hasta que los champiñones estén tiernos, alrededor de 7 minutos.
5. Condimentar con sal y pimienta.
6. Sirva las chuletas de cerdo cubiertas con la mezcla de champiñones.

CERDO DE COCO TAILANDÉS

INGREDIENTES:
- 2.200 g de paleta de cerdo, cortada en 4 a

6 trozos
- 4 cucharadas de una mezcla de especias cajún orgánicas
- 1 hoja de laurel
- 2 tazas de agua
- Sal y pimienta para probar

INSTRUCCIONES
1. En una olla de fondo grueso, agregue todos los ingredientes, incluido el hueso y mezcle bien.
2. Tape y cocine a fuego medio-alto hasta que hierva. Baje el fuego a un cocine a fuego lento y cocine durante 30 minutos sin molestias.
3. Retire la carne, transfiérala a un tazón y triture con dos tenedores. Regrese a la olla, hierva y hierva sin tapar durante 10 minutos hasta que la salsa se haga.
4. Deseche la hoja de laurel, sirva y disfrute.

CERDO KETO MU SHU

INGREDIENTES:
- 1 cda.de aceite
- 4 tazas de mezcla de ensalada de col con zanahorias
- 1 cebolla pequeña, en rodajas finas
- 450 g de cerdo asado cocido, cortado en cubos de 1/2"
- 2 cucharadas de salsa hoisin
- 2 cucharadas de salsa de soya

INSTRUCCIONES:
1. En una sartén antiadherente grande, caliente
2. el aceite a fuego medio-alto.
3. Sofreír el repollo y la cebolla durante cuatro minutos o hasta que estén tiernos.
4. Agrega la carne de cerdo, la hoisin y la salsa de soya; calor a través.

CERDO CAJÚN

INGREDIENTES:

- 450 g de lomo de cerdo, cortado en trozos
- 1 cebolla picada
- 4 dientes de ajo picados
- 1 taza de leche de coco, recién exprimida
- 1 taza de hojas de espinaca, lavadas y enjuagadas
- Sal y pimienta al gusto
- 1 taza de agua

INSTRUCCIONES

1. En una olla de fondo grueso, agregue todos los ingredientes, excepto la leche de coco. y espinacas. Mezclar bien.
2. Tape y cocine a fuego medio-alto hasta que hierva. Baje el fuego a un cocine a fuego lento y cocine durante 30 minutos sin molestias.
3. Agregue los ingredientes restantes y cocine a fuego alto sin tapar durante 5 minutos. Ajuste la sazón si es necesario.
4. Sirve y disfruta.

CERDO AL HORNO ESPECIADO CON LECHE

INGREDIENTES

- 1 litro de agua fría
- 3 dientes de ajo machacados
- 3 cucharadas. jengibre fresco picado
- 1 (1200 g) de lomo de cerdo deshuesado asado
- 2 cucharadas. mostaza de Dijon
- Sal y pimienta negra recién molida al gusto
- 2 cucharaditas romero seco
- 1 cucharada de aceite de oliva
- 2 cucharadas de stevia
- 1/2 cucharadita de hojuelas de pimiento rojo

INSTRUCCIONES

1. Mezcle agua, sal, 1 cucharada. stevia, ajo, jengibre, romero y hojuelas de pimiento rojo en un tazón grande.
2. Coloque el lomo de cerdo en la mezcla de salmuera y refrigere de 8 a 10 horas. Retire la carne de cerdo de la salmuera, séquela y sazone todos los lados con sal y pimienta negra.
3. Precaliente el horno a 160º C.
4. Caliente el aceite de oliva en una sartén a fuego alto. Cocine la carne de cerdo durante unos 10 minutos.
5. Transfiera la sartén al horno y ase durante unos 40 minutos.
6. Mezcle 2 cucharadas de stevia y mostaza Dijon en un tazón pequeño.
7. Retire el asado de cerdo del horno y extienda la mezcla de stevia por todos lados. Cocine por 15 minutos adicionales a 65º C. Sirva y disfrute.

COSTILLAR DE CORDERO ASADO

INGREDIENTES

- 2 costillas de cordero al estilo francés de 450 g, sin grasa
- 1 taza de vino tinto seco
- 2 dientes de ajo picados
- 1 cucharada de romero picado
- 3 cucharadas de arándanos rojos secos, picados
- 5 cucharadas de aceite de oliva
- Pimienta y sal al gusto

INSTRUCCIONES

1. En un plástico con cierre, coloque el cordero y agregue el vino tinto, el ajo, el aceite de oliva y el romero. Cierra la bolsa y dale la vuelta para cubrir el cordero con las especias. Marinar dentro de la nevera durante al menos 4 horas mientras se gira

la bolsa de vez en cuando.

2. Precaliente el horno a 230º C y retire el cordero de la marinada.
3. Reserva los jugos.
4. Coloque el cordero con el hueso hacia abajo en una asadera forrada con papel aluminio.
5. Vierta la marinada reservada sobre la asadera.
6. Asar durante 30 minutos hasta que el cordero se dore ligeramente. dar la vuelta al cordero cada 10 minutos y bañar con la salsa.
7. Una vez cocido, sacar el cordero del horno y trocearlo.
8. Sirva con arándanos picados encima.

COSTILLITAS AHUMADAS

INGREDIENTES:
- 6 piezas de chuletas de lomo de cerdo con
- hueso
- 1120 g de arándanos frescos, sin hueso
- 5 cucharadas de mantequilla
- Sal y pimienta al gusto
- 1 taza de agua

INSTRUCCIONES
1. Agregue todos los ingredientes en una olla a fuego alto y deje hervir.
2. Una vez que hierva, baje el fuego a fuego lento y cocine por 25 minutos.
3. Ajuste la sazón al gusto.
4. Sirve y disfruta.

COLIFLOR ARROZ KETO Y POLLO AL CURRY

INGREDIENTES:
- 900 g de Pollo (4 pechugas)
- 1 paquete de Curry Paste
- 1 taza de agua

- 3 cucharadas de Ghee (puede sustituir la mantequilla)
- 1/2 taza de crema espesa
- 1 cabeza de coliflor (alrededor de 1 kg)

INSTRUCCIONES:
1. En una olla grande, derrita el Ghee •
2. Agregue la pasta de curry y mezcle para combinar
3. Una vez combinados, agregue el agua y cocine a fuego lento durante 5 minutos más
4. Agregue el pollo, cubra y cocine a fuego lento durante 20 minutos.
5. Mientras tanto, corte una cabeza de coliflor en floretes y pulse en el procesador de alimentos para hacer arroz con coliflor (la coliflor no necesita cocinarse)
6. Una vez que el pollo esté cocido, destape, agregue la crema y cocine por 5 minutos adicionales. Disfrutar

CURRY VEGETARIANO DE COCO

INGREDIENTES:
- 1 cdta. de ajo picado
- 1 cdta. de jengibre picado
- 2 cdta.s de Salsa de Pescado Red Boat
- 2 cdta.s de Salsa de Soya
- 1 cda.de pasta de curry rojo
- 1 taza de flores de brócoli
- 1 puñado grande de espinacas
- 4 cucharadas de aceite de coco
- 1/4 cebolla mediana
- 1/2 taza de Crema de Coco

INSTRUCCIONES:
1. Rebanar las cebollas y el ajo picado.
2. Agregue 2 cucharadas de aceite de coco a una sartén y lleve a fuego medio-alto, agregue las cebollas y cocine hasta que estén semitranslúcidas.

3. Luego agregue el ajo a la sartén hasta que se dore.
4. Baje el fuego a medio-bajo y agregue el brócoli a la sartén. Revuelve todo bien.
5. Una vez que el brócoli esté parcialmente cocido, mueva las verduras a un lado de la sartén y agregue la pasta de curry.
6. Deje que se cocine durante 45-60 segundos.
7. Agregue las espinacas encima del brócoli y una vez que comience a marchitarse, agregue la crema de coco y el resto del aceite de coco.
8. Revuelva y agregue la salsa de soya, la salsa de pescado y el jengibre.
9. Deje cocer a fuego lento durante 5-10 minutos, dependiendo del grosor que desee.

CURRY DE CARNE SIMPLE

INGREDIENTES:
- 900 g de carne de res deshuesada (cortada en trozos de 1 1/2 pulgada)
- 1 cucharada de cúrcuma molida
- 1 cucharadita de pasta de jengibre
- 6 dientes de ajo picados
- 1 cebolla picada
- 3 cucharadas de aceite de oliva
- 1 taza de agua
- Pimienta y sal al gusto

INSTRUCCIONES
1. En una cacerola, caliente el aceite de oliva a fuego medio, luego agregue la cebolla y el ajo durante 5 minutos.
2. Agregue la carne y saltee durante 10 min.
3. Agregue los ingredientes restantes, cubra y cocine a fuego lento durante 20 min.
4. Ajuste la sazón si es necesario.
5. Sirve y disfruta.

CHULETAS DE CERDO CON CHAMPIÑONES

INGREDIENTES:
- 1 cda. aceite de coco
- 600 g de paleta de cerdo, cortada en trozos
- 1 jengibre del tamaño de un pulgar, rebanado
- 2 1/2 tazas de leche de coco, recién exprimida si es posible
- 1 tallo de limoncillo, machacado
- Sal y pimienta al gusto
- 1/2 taza de agua

INSTRUCCIONES
1. En una olla de fondo grueso, agregue todos los ingredientes excepto la leche de coco. y mezcle bien.
2. Tape y cocine a fuego medio-alto hasta que hierva. Baje el fuego a un
3. cocine a fuego lento y cocine durante 25 minutos sin molestias.
4. Agregue la leche de coco. Mezcle bien y cocine por otros 10 min. Sirve y disfruta.

CHULETAS DE CERDO Y PIMIENTOS

INGREDIENTES:
- 4 chuletas de cerdo gruesas
- 1 cebolla picada
- 2 dientes de ajo picados
- 2 pimientos rojos y amarillos, sin semillas y cortados en juliana
- Sal y pimienta al gusto
- 5 cucharadas de aceite

INSTRUCCIONES
1. En una cacerola grande, coloque a fuego medio y caliente 1 cucharadita de aceite por 3 minutos.

2. Agregue la chuleta de cerdo y cocine por 5 minutos por lado. Sazone las chuletas de cerdo con sal y pimienta.
3. Transfiera las chuletas de cerdo a un plato y déjelas reposar.
4. En la misma sartén, agregue el aceite restante. Aumente el fuego a medio-alto y saltear el ajo. Agregue las cebollas y los pimientos. Saltee hasta que estén tiernos y crujientes alrededor de 5 minutos.
5. Sirva las chuletas de cerdo cubiertas con la mezcla de pimientos.

CHULETAS DE CERDO CON TOMATES Y JUDÍAS VERDES

INGREDIENTES:
- 450 g de lomo de cerdo, sin grasa
- 1 cucharada de cacao en polvo
- 1 cucharadita de café instantáneo
- 1/2 cucharadita de canela molida
- 1/2 cucharadita de chile en polvo
- 1 cucharada de aceite de oliva
- Pimienta y sal al gusto

INSTRUCCIONES
1. En un tazón, espolvorea el lomo de cerdo con cacao en polvo, café, canela, pimienta, sal y chile en polvo.
2. En una sartén, caliente el aceite y dore la carne durante 5 minutos por ambos lados a fuego bajo a medio.
3. Transfiera la carne de cerdo a una fuente y cocine en el horno durante 15 min. en un horno precalentado a 180º C.

CHULETAS DE CERDO CON COSTRA DE COMINO

INGREDIENTES:
Corteza:
- 680 g Chuletas de Cerdo

- 1/4 taza de linaza dorada
- 3 cucharadas de aceite de coco (para freír)
- 2 cdta.s de comino
- 1 cdta. de cilantro
- 1 cdta. de cardamomo
- Sal, Pimienta

Verduras:
- 1 Pimiento Naranja
- 1/2 Cebolla
- 2 tallos de apio
- 1/4 taza de vino blanco
  sal, pimienta

INSTRUCCIONES:
1. Sazone el exterior de las chuletas de cerdo con sal y pimienta.
2. Agregue todos los ingredientes de la corteza.
3. Sumerja las chuletas de cerdo en la linaza y las especias, cubriendo completamente las chuletas de cerdo
4. En una sartén de hierro fundido, lleve 3 cucharadas a temperatura, agregue las chuletas de cerdo a la sartén.
5. Déjelos crujientes por un lado, luego voltee y reduzca el fuego a medio-bajo.
6. Continúe cocinando hasta que la temperatura interna sea de 60º C
7. Retire las chuletas de cerdo de la sartén y descanse en papel aluminio.
8. Con los jugos restantes de la sartén, agregue todas las verduras y sazone con sal y pimienta.
9. Agregue el vino blanco y cocine las verduras hasta que estén blandas. Servir con jugos adicionales.

CHULETAS DE CERDO MARINADAS CON AJO Y LIMA

INGREDIENTES:
- 225 g de medallón de cerdo, sin grasa
- 1/2 cucharadita de hierbas provenzales
- 1/4 taza de vino blanco seco
- Pimienta negra recién molida al gusto
- Sal al gusto

INSTRUCCIONES
1. Sazone la carne con pimienta negra.
2. Coloque la carne entre hojas de papel encerado y golpéela con un mazo hasta 1/4 de pulgada de espesor.
3. En una sartén antiadherente, dore la carne de cerdo a fuego medio durante 5 minutos por cada lado o hasta que la carne esté ligeramente dorada.
4. Retire la carne de la sartén y espolvoree con hierbas provenzales.
5. Usando la misma sartén, vierta el vino y raspe los lados para desglasar. Deje hervir a fuego lento hasta que el vino se reduzca.
6. Vierta la salsa de vino sobre el cerdo.
7. Sirva inmediatamente.

CHULETAS DE CERDO AL AJILLO

INGREDIENTES:
- 2 tazas de queso Colby-Monterey jack rallado
- 1 lata (280 g) de chiles verdes y tomates cortados en cubitos, sin escurrir
- 1 sobre de condimento para tacos
- 1 lomo de cerdo deshuesado (1800 g)
- Hojas de lechuga
- Pimienta y sal al gusto, 1 taza de agua

INSTRUCCIONES
1. Agregue todos los ingredientes en una olla, excepto el queso y las hojas de lechuga, a fuego alto y deje hervir.

2. Una vez que hierva, baje el fuego a fuego lento y cocine por 35 minutos.
3. Ajuste la sazón al gusto.
4. Para servir, agregue una buena cantidad de carne de cerdo desmenuzada en el centro de una hoja de lechuga.
5. Cúbrelo con queso, enrolla y disfruta.

CHULETAS DE CORDERO A LA PARRILLA CON HINOJO

INGREDIENTES:
- 6 chuletas de costilla de cordero
- 1 diente de ajo picado
- 3/4 cucharadita de semillas de hinojo trituradas
- 1/4 cucharadita de cilantro molido
- 5 cucharadas de aceite de oliva
- 1/8 de cucharadita de pimienta
- Sal al gusto

INSTRUCCIONES
1. Coloque las chuletas de costilla de cordero en un plato hondo y frote sobre la superficie el ajo, las semillas de hinojo, el cilantro, la sal y la pimienta negra.
2. Rocíe con aceite de oliva. Deje marinar en la nevera durante 4 horas.
3. Calienta la parrilla a fuego medio y coloca la rejilla de la parrilla 6 pulgadas por encima del fuego.
4. Asa las chuletas de cordero durante 10 minutos por cada lado o hasta que estén bien cocidas.
5. Para chuletas de cordero medio cocidas, cocínalas de 6 a 8 minutos por cada lado.

CHULETAS DE CERDO CON SALSA DE ARÁNDANOS

INGREDIENTES:
- 900 g de paleta de cerdo deshuesada,

cortada en trozos grandes

- 1 cucharada de pimienta negra
- 2 hojas de laurel
- 1/4 de cucharadita de pimienta de cayena
- 2 tazas de leche de almendras
- 1 cucharada de sal kosher, o más al gusto
- 2 cucharadas de aceite de oliva
- 1 lima, en jugo
- 2 cucharaditas de comino molido
- 1 cucharadita de orégano seco

INSTRUCCIONES

1. Caliente el aceite en una olla grande a fuego alto. Cocine la carne de cerdo con pimienta y sal. durante 5 minutos.
2. Regrese todo el cerdo cocido y el jugo acumulado a la olla. Sazone la carne de cerdo con hojas de laurel, comino, orégano seco y pimienta de cayena.
3. Agregue el jugo de lima fresco, la ralladura de naranja y la leche. Lleva la mezcla a ebullición a fuego alto; reduzca el fuego a bajo.
4. Tape y cocine a fuego lento, revolviendo ocasionalmente, aproximadamente 2 horas.
5. Precaliente el horno a 220º C F.
6. Desnatar la grasa para engrasar una fuente para horno. Transfiera los trozos de cerdo a la fuente para hornear. Rocíe unas 2 cucharadas más de aceite de oliva sobre la carne.
7. Hornee en horno precalentado durante unos 15 min. hasta que esté bien cocido.

DIP DE TACO CON CHILE Y QUESO

INGREDIENTES:

- 450 g de carne molida
- 450 g de queso mexicano suave, rallado
- 1 lata de salsa de tomate
- 1 paquete de mezcla de especias mexicanas
- 5 cucharadas de aceite de oliva
- Sal y pimienta al gusto
- 1/2 taza de agua

INSTRUCCIONES

1. Caliente una cacerola antiadherente a fuego medio durante 3 minutos. Calentar el aceite.
2. Saltee la carne molida hasta que esté ligeramente dorada, alrededor de 8 minutos. Sazone con pimienta, mezcla de especias mexicanas y sal.
3. Agregue los ingredientes restantes y revuelva bien.
4. Lleve a ebullición, baje a fuego lento y cocine a fuego lento durante 10 min.

ESTOFADO SIMPLE DE POLLO, AJO Y TOMATE

INGREDIENTES

- 3 cdas. aceite de coco
- 5 dientes de ajo picados
- 4 mitades de pechugas de pollo
- 3 tomates roma picados
- 1 cebolla pequeña picada
- Sal y pimienta al gusto
- 1 1/2 tazas de agua

INSTRUCCIONES

1. Coloque una cacerola grande a fuego medio-alto y caliente durante 2 minutos.
2. Agregue 1 cucharada de aceite y caliente por un minuto.
3. Sazone generosamente las pechugas de pollo con pimienta y sal.
4. Dore durante 5 minutos por cada lado de la pechuga de pollo. Transferir a un plato y dejalo descansar.

5. En la misma sartén, agregue el aceite restante y saltee el ajo por un minuto. Revuelva en cebollas y tomates. Saltear durante 7 minutos.
6. Mientras tanto, corte el pollo en trozos pequeños.
7. Desglasar la sartén con agua y agregar el pollo troceado. Tape y cocine a fuego lento durante 15 minutos.
8. Ajuste la sazón si es necesario.
9. Sirve y disfruta.

ESTOFADO DE CERDO AL SUDOESTE KETO CROCK POT

INGREDIENTES:
- 1 cdta. de pimentón
- 1 cdta. de orégano
- 1/4 cdta. de canela
- 2 hojas de laurel
- 170 g Champiñones
- 1/2 Jalapeño Rebanado
- 450 g de paleta de cerdo cocida rebanada
- 2 cdta.s de chile en polvo
- 2 cdta.s de comino
- 1 cdta. de ajo picado
- 1/2 cdta. de sal
- 1/2 cdta. de Pimienta
- 1/2 cebolla mediana
- 1/2 pimiento verde, en rodajas
- 1/2 pimiento rojo, en rodajas
- Jugo 1/2 lima
- 2 tazas de caldo de hueso gelatinoso
- 2 tazas de caldo de pollo
- 1/2 taza de café fuerte
  1/4 taza de pasta de tomate

INSTRUCCIONES:
1. Cortar las verduras en rodajas y cocinar en una sartén a fuego fuerte con el aceite de oliva. Retirar del fuego una vez cocido.
2. Rebane la carne de cerdo y agréguela a la olla de barro junto con los champiñones, el caldo de huesos, el caldo de pollo y el café.
3. Agregue especias y otras verduras a la olla de barro y mezcle.
4. Vuelva a colocar la tapa y cocine a fuego lento durante 4-10 horas.

ESTOFADO DE TERNERA AL AJILLO

INGREDIENTES:
- 4 rebanadas de tocino, cortadas en trozos pequeños
- 900 g de carne de res deshuesada, cortada en trozos de 2 pulgadas
- 2 cebollas, picadas en trozos grandes
- 2 1/2 tazas de caldo de pollo, o según sea
- necesario para cubrir
- 4 ramitas de tomillo fresco
- 4 dientes de ajo picados
- 1 1/2 cucharadita de sal
- 1/2 cucharadita de pimienta negra recién molida, o al gusto

INSTRUCCIONES
1. En una sartén a fuego medio-alto, cocina el tocino durante 3 a 4 minutos. Girar apague el fuego y transfiera el tocino a una olla para estofado.
2. Sazone los cubos de carne de res con 1 cucharadita de sal y pimienta negra al gusto. Luego, asa los trozos de carne durante 5 minutos a temperatura alta.
3. Agregue la carne de res en la olla con tocino.
4. Baje el fuego a medio; cocine y revuelva las cebollas durante 5 a 8 minutos; sazone con una gran pizca de sal.
5. Mezcle el ajo, saltee por 1 minuto; agregue la pasta de tomate, las ramitas de to-

millo, 1/2 cucharadita de pimienta negra y suficiente caldo de pollo en una sartén.

6. Reduce el fuego a bajo y tapa. Cocine a fuego lento el estofado unas 2 horas.

7. Retire la tapa y hierva el estofado a fuego medio y cocine de 15 a 20 minutos.

8. Retire y deseche las ramitas de tomillo y espolvoree sal y pimienta al gusto.

ESTOFADO DE TERNERA CON CHAMPIÑONES

INGREDIENTES:
- 900 g de carne asada, cortada en tiras de 1/2 pulgada de grosor
- 1/2 cebolla mediana, rebanada
- 225 g de champiñones rebanados
- 2 tazas de caldo de res, cantidad dividida
- Sal y pimienta al gusto
- 1 cucharada de mantequilla
- 2 dientes de ajo picados
- 1 cucharada de cebollín fresco picado
- 1 cucharada de aceite de oliva

INSTRUCCIONES
1. Caliente el aceite de oliva en una sartén grande a fuego alto. Agregue la carne de res con sal y pimienta; cocine, revolviendo constantemente, durante 6-7 minutos.

2. Retire la carne de la sartén y reserve.

3. Agregue mantequilla, champiñones y cebollas a la sartén; cocinar y revolver fuego medio.

4. Agregue el ajo y revuelva durante 30 segundos. Agregue 1 taza. caldo y cocine a fuego lento 3-4 minutos.

5. Regrese la carne a la sartén. Agregue el caldo restante y las cebolletas; llevar a un cocine a fuego lento y cocine a fuego lento durante aproximadamente 1 hora, tapado, revolviendo cada 20 minutos.

6. Sazone con sal y pimienta al gusto. Servir

ESTOFADO DE TERNERA MARROQUÍ

INGREDIENTES:
- 1 cebolla mediana, picada en trozos grandes
- 900 g de asado a la parrilla de Londres, picado en cubos de 2 pulgadas
- 1/4 taza de ciruelas pasas
- 1 1/4 cucharaditas de curry en polvo
- 1/2 cucharadita de canela molida
- 1/2 cucharadita de sal
- 2 tazas de agua

INSTRUCCIONES
1. Agregue todos los ingredientes en una olla a fuego alto y deje hervir.

2. Una vez que hierva, baje el fuego a fuego lento y cocine por 35 minutos.

3. Ajuste la sazón al gusto.

4. Sirve y disfruta.

ESTOFADO DE TERNERA A LA ANTIGUA

INGREDIENTES:
- 900 g de carne de res para estofado, cortada en cubos de 1 pulgada
- 450 g de champiñones cremini frescos
- 3 tomates medianos, picados
- 1 sobrede mezcla para sopa de cebolla reducida en sodio
- 5 cucharadas de mantequilla
- 1 taza de agua
- Pimienta y sal al gusto

INSTRUCCIONES
1. Agregue todos los ingredientes en una olla a fuego alto y deje hervir.

2. Una vez que hierva, baje el fuego a fuego lento y cocine por 25 minutos.
3. Ajuste la sazón al gusto.
4. Sirve y disfruta.

ESTOFADO DE TERNERA CON VERDURAS

INGREDIENTES :
- 900 g de carne de estofado de res en cubos 4 cubos de caldo de res, desmoronados
- 1 cucharadita de perejil seco
- 4 tallos de apio, cortados en trozos de 1 pulgada
- 2 cucharaditas de agua fría
- 1 cebolla grande, picada
- 3 cucharadas de aceite de oliva
- 1 cucharadita de romero seco
- 1/2 cucharadita de pimienta negra molida

INSTRUCCIONES
1. Caliente el aceite en una olla grande a fuego medio, cocine la carne hasta que esté tierna. Vierta agua en la olla y deje hervir; agregue los cubos de caldo hasta que se disuelva.
2. Agregue las especias, luego reduzca el fuego, cubra y cocine a fuego lento durante 1 hora.
3. Agregue el apio y la cebolla a la olla. Vierta el agua lentamente y revuelva en el estofado. Cocine a fuego lento, tapado, durante aproximadamente 1 hora.

ESTOFADO DE CEBOLLA FRANCESA CON CARNE

INGREDIENTES:
- 1/2 taza de crema agria
- 1/2 taza de sopa de cebolla francesa Campbell's, 10.140 g
- 1/2 taza de caldo de pollo Campbell's, 10.140 g
- 4 chuletas de lomo de cerdo deshuesadas y cortadas en el centro
- 3 cucharadas de mantequilla
- Pimienta y sal al gusto
- 1 taza de agua

INSTRUCCIONES
1. Agregue todos los ingredientes en una olla, excepto la crema agria, a fuego alto y deje hervir.
2. Una vez que hierva, baje el fuego a fuego lento y cocine por 35 minutos.
3. Ajuste la sazón al gusto y agregue la crema agria.
4. Sirve y disfruta.

ESTOFADO DE ENCHILADA DE CARNE DE RES

INGREDIENTES:
- 1 taza de queso mexicano, rallado
- 1 lata de chiles verdes suaves, escurridos
- 2 cucharaditas de sal de ajo
- 1 lata de 280 g de salsa roja suave para enchiladas La Victoria
- 900 g de carne de res asada a la parrilla, cortada en cubos de 2 pulgadas
- Pimienta y sal al gusto

INSTRUCCIONES
1. Agregue todos los ingredientes en una olla a fuego alto y deje hervir.
2. Una vez que hierva, baje el fuego a fuego lento y cocine por 25 minutos.
3. Ajuste la sazón al gusto.
4. Sirve y disfruta.

ESTOFADO DE BISTEC A LA PIZZAIOLA

INGREDIENTES:
- 1/4 de taza de agua
- 900 g de London broil
- 1cebolla en rodajas medianas
- 1 pimiento amarillo dulce en rodajas
- Medio bote de salsa para pasta
- Pimienta y sal al gusto

INSTRUCCIONES
1. Agregue todos los ingredientes en una olla a fuego alto y deje hervir.
2. Una vez que hierva, baje el fuego a fuego lento y cocine por 35 minutos.
3. Ajuste la sazón al gusto. Sirve y disfruta.

ESTOFADO DE CARNE Y BRÓCOLI

INGREDIENTES:
- 1/4 taza de agua
- 1 paquete (225 g) de salsa lee kum kee para carne de res
- Paquete de salsa de brócoli
- 1 bolsa (1120 g) de brócoli congelado
- 900 g de bistec de falda, sin grasa
- 5 cucharadas de aceite de oliva
- Pimienta y sal al gusto
- 1 taza de agua

INSTRUCCIONES
1. Agregue todos los ingredientes en una olla a fuego alto y deje hervir.
2. Una vez que hierva, baje el fuego a fuego lento y cocine por 30 minutos.
3. Ajuste la sazón al gusto y continúe cocinando a fuego lento durante otros 5 minutos.
4. Sirve y disfruta.

ESTOFADO DE TERNERA AL ESTILO MARROQUÍ

INGREDIENTES:
- 1/2 taza de cebollas rebanadas
- 4 cucharadas de garam masala
- 900 g de carne asada
- 5 cucharadas de mantequilla
- 1 pimiento grande, sin semillas y picado
- 2 tazas de agua
- Sal y pimienta al gusto
- 1 cucharada de aceite

INSTRUCCIONES
1. Caliente el aceite en una olla de fondo grueso a fuego alto y saltee las cebollas durante 10 minutos hasta que estén ligeramente doradas.
2. Agregue el garam masala y dore el asado de res por todos lados.
3. Agregue los ingredientes restantes y deje hervir.
4. Una vez que hierva, baje el fuego a fuego lento, cubra y cocine por 30 minutos.
5. Sirve y disfruta.

ESTOFADO DE CERDO PICANTE CON ESPINACAS

INGREDIENTES:
- 900 g de lomo de cerdo, cortado en trozos
- 2 cdas. 5 especias en polvo
- 2 tazas de leche de coco, recién exprimida
- 1 1/2 cucharada de jengibre en rodajas
- 1 taza de cilantro picado
- 1 cucharadita de aceite
- Sal y pimienta al gusto
- 1/2 tazade agua

INSTRUCCIONES
1. Coloque una olla de fondo grueso a fuego

medio-alto y caliente durante 2 minutos. Agregue aceite y caliente por un minuto.

2. Agregue los trozos de cerdo y cocine durante 3 minutos por lado.
3. Agregue jengibre, cilantro, pimienta y sal. Saltee durante 2 minutos.
4. Agregue agua y desglase la olla. Agregue el polvo de 5 especias.
5. Tape y cocine a fuego lento durante 20 minutos.
6. Agregue la leche de coco. Tape y cocine por otros 10 minutos.
7. Ajuste la sazón si es necesario.
8. Sirve y disfruta.

ESTOFADO DE CERDO TAILANDÉS FÁCIL CON 5 ESPECIAS

INGREDIENTES:
- 1300 g de lomo de cerdo, cortado en trozos
- 1 jengibre del tamaño de un pulgar, rebanado
- 1 cabeza de repollo, cortada en cuartos
- 1 cebollín, solo la parte verde
- 1 cebolla pequeña, picada
- Pimienta y sal al gusto
- 3 tazas de agua

INSTRUCCIONES
1. Coloque todos los ingredientes en una olla de fondo grueso excepto el repollo.
2. Dar un revuelve bien y sazona con sal y pimienta al gusto.
3. Cubra y deje hervir. Una vez que hierva, baje el fuego a fuego lento y cocine a fuego lento durante 30 minutos.
4. Agregue el repollo y cocine a fuego lento durante otros 10 minutos.
5. Ajuste la sazón al gusto. Sirve y disfruta.

ESTOFADO DE CERDO CON TOMATE

INGREDIENTES:
- 4 chuletas de cerdo, deshuesadas
- 1 cebolla, en rodajas
- 5 dientes de ajo, picados
- 1 cucharada de salsa de soja
- 1 1/2 tazas de agua
- Sal y pimienta para probar

INSTRUCCIONES
1. En una olla de fondo grueso, agregue todos los ingredientes y mezcle bien.
2. Tape y cocine a fuego medio-alto hasta que hierva. Baje el fuego a un
3. cocine a fuego lento y cocine durante 25 minutos sin molestias.
4. Apaga el fuego y deja que se enfríe un poco.
5. Con dos tenedores, desmenuce la carne.
6. Sirve y disfruta.

ESTOFADO DE POLLO CON BRÓCOLI

INGREDIENTES:
- 3 cucharadas de mantequilla
- 1 paquete de mezcla seca para sopa de cebolla Lipton's
- 1 lata (14.140 g) de salsa de pollo Campbell's
- 4 pechugas de pollo sin piel ni hueso
- 1/3 cucharadita de pimienta 1 taza de agua

INSTRUCCIONES
1. Agregue todos los ingredientes en una olla a fuego alto y hierva.
2. Una vez que hierva, baje el fuego a fuego lento y cocine por 25 minutos.
3. Ajuste la sazón al gusto.
4. Sirve y disfruta.

ESTOFADO DE POLLO GRIEGO

INGREDIENTES:

- 1/2 cucharadita de sal de ajo
- 120 g de chiles verdes cortados en cubitos y escurridos
- 280 g de rotel suave escurrido
- 3/4 taza de queso dip mediano
- 4 pechugas de pollo deshuesadas, sin piel, frescas o descongeladas
- 5 cuch. de aceite de oliva 1 taza de agua

INSTRUCCIONES

1. Agregue todos los ingredientes en una olla a fuego alto y hierva.
2. Una vez que hierva, baje el fuego a fuego lento y cocine por 20 minutos. Revolver.
3. Ajuste la sazón al gusto. Sirve y disfruta.

EXPLOSIÓN DE TOCINO CHEDDAR CETOGÉNICO

INGREDIENTES

- 30 rebanadas de tocino
- 2 1/2 tazas de queso cheddar
- 4-5 tazas de espinacas crudas
- 1-2 cucharadas de sazonador de chipotle del sudoeste de Tones
- 2 cdta.s de sazonador de mesa Mrs. Dash

INSTRUCCIONES:

1. Precaliente su horno a 190º C
2. Teje el tocino, 15 piezas verticales, 12 piezas horizontales y las 3 adicionales cortadas por la mitad para rellenar el resto, horizontalmente.
3. Sazone su tocino con su mezcla de condimentos favorita.
4. Agregue su queso al tocino, dejando espacios de aproximadamente 1 1/2 pulgada entre los bordes.
5. Agregue sus espinacas y presione hacia abajo para comprimirlas un poco.
6. Enrolle su tejido lentamente, asegurándose de que se mantenga apretado y no se caiga demasiado.
7. Cubra una bandeja para hornear con papel de aluminio y agregue mucha sal.
8. Coloque su tocino encima de una rejilla para enfriar y colóquelo encima de su bandeja para hornear.
9. Hornee durante 60-70 minutos . • Deje enfriar durante 10-15 minutos antes de intentar sacarlo de la rejilla para enfriar.
10. ¡Cortar en trozos y servir!

FÁCIL BARBACOA DE POLLO Y QUESO

INGREDIENTES:

- 1 cucharada de perejil fresco, finamente picado
- 1 cucharada de romero fresco, finamente picado
- 4 cucharadas de aceite de oliva
- 4 piezas de pechuga de pollo de 120 gr., deshuesadas y sin piel
- 5 dientes de ajo picados
- Pimienta y sal al gusto

INSTRUCCIONES

1. En un tazón grande y poco profundo, mezcle la sal, el perejil, el romero, el aceite de oliva y el ajo.
2. Coloque la pechuga de pollo y deje marinar en el tazón de hierbas durante al menos una hora.
3. Engrase la parrilla, ralle y precaliente la parrilla a fuego medio-alto.
4. Una vez caliente, asa el pollo de 4 a 5 minutos por lado o hasta que la temperatura interna del pollo sea de 75º C.

FALDA KETO CHAMUSCADA

INGREDIENTES:

Marinada de bistec con cilantro y lima:
- 450 g de bistec de falda
- 1/4 taza de salsa de soya
- 1/4 taza de aceite de oliva
- 1 lima mediana, en jugo
- 1 cdta. de ajo picado
- 1 puñado pequeño de cilantro
- 1/4 cdta. de hojuelas de pimiento rojo

Pasta de cilantro:
- 1 cdta. de ajo picado
- 1/2 cdta. de sal
- 1 taza de cilantro fresco, ligeramente empacado
- 1/4 taza de aceite de oliva
- 1/2 limón mediano, en jugo
- 1 jalapeño mediano, sin semillas
- 1/2 cdta. de comino
- 1/2 cdta. de cilantro

INSTRUCCIONES:

1. Retire la piel plateada de la falda de bistec y agregue todos los ingredientes de la marinada para bistec de lima y cilantro en una bolsa de plástico.
2. Marinar durante al menos 45 minutos en el refrigerador.
3. Para hacer la salsa, agregue todos los ingredientes de la pasta de cilantro a un procesador de alimentos y pulse hasta que estén bien mezclados.
4. Para cocinar el bistec, caliente una sartén de hierro fundido a fuego medio-alto.
5. Una vez caliente, agregue el bistec a la sartén y cocine por cada lado.
6. Solo necesita cocinarlo durante unos 2-3 minutos por lado, dependiendo del grosor.

FILETE DE LOMO DE NUEVA YORK CON SALSA DE CHAMPIÑONES

INGREDIENTES:

- 2 bistecs New York Strip (120 g cada uno), sin grasa
- 3 dientes de ajo, picados
- 60 g de champiñones shiitake, en rodajas
- 60 g de champiñones, en rodajas
- 1/4 de cucharadita de tomillo
- 1/4 taza de agua
- 1/2 cucharadita de sal
- 1 cucharadita de pimienta
- 5 cucharadas de aceite de oliva

INSTRUCCIONES

1. Caliente la parrilla a 180º C.
2. Coloque la rejilla de la parrilla a 6 pulgadas de la fuente de calor.
3. Ase el bistec a la parrilla durante 10 minutos por cada lado o hasta que esté ligeramente rosado en el en el interior.
4. Mientras tanto, prepara la salsa. En una sartén antiadherente pequeña, saltee en agua el ajo, los champiñones, la sal, la pimienta y el tomillo durante un minuto.
5. Verter el caldo y llevar a ebullición. Deja que la salsa hierva a fuego lento hasta que el líquido se reduzca.
6. Cubra los bistecs con la salsa de champiñones. Rocíe con aceite de oliva.
7. Sirva tibio.

FILETE DE RES AL ESTILO ASIÁTICO

INGREDIENTES:

- 1 cebolla cortada en aros
- 4 filetes de ternera cortados en tiras
- 2 cucharadas de jugo de limón recién exprimido

- 2 cucharadas de salsa de soya
- 1 cucharadita de pimienta
- 3 cucharadas de aceite
- una pizca de sal

INSTRUCCIONES

1. A fuego alto, coloca una sartén antiadherente y calienta el aceite por 3 minutos.
2. Agregue la mitad de los aros de cebolla y los filetes de res. Rehogar durante 10 minutos.
3. Agregue los ingredientes restantes excepto el jugo de limón y fríalos por otros 5 minutos.
4. Sirve y disfruta con jugo de limón.

FRITTATA DE TERNERA AL AJILLO Y HUEVO

INGREDIENTES:

- 3 huevos batidos
- 3 dientes de ajo picados
- 1 cebolla picada
- 1/2 libra de carne molida magra
- 1 tallo de cebolla verde en rodajas
- 2 cucharadas de aceite de oliva
- Una pizca de sal
- 1/4 de cucharadita de pimienta

INSTRUCCIONES

1. Coloque una cacerola pequeña de hierro fundido a fuego medio y caliente durante 2 minutos.
2. Agregue la carne y desmenuce. Cocine por 5 minutos.
3. Agregue la cebolla y el ajo, continúe cocinando la carne hasta que se dore, unos 5 minutos más. Deseche cualquier grasa.
4. Sazone con pimienta y sal.
5. Extienda la carne en la sartén y baje el fuego a bajo.
6. Mientras tanto, bata los huevos en un bol.

Vierta sobre la carne, cubra y cocine por 10 minutos en baja.

7. Coloque la fuente en el horno y ase a temperatura baja durante 3 minutos. Deje reposar por 5 minutos.
8. Sirva y disfrute cubierto con cebollas verdes.

HORNEADO DE POLLO CON AMINOÁCIDOS DE COCO

INGREDIENTES:

- 4 pechugas de pollo
- 1 paquete (280 g) de espinacas congeladas
- 1 paquete (120 g) de queso crema
- 1/2 (1120 g) lata de corazones de alcachofa en cuartos, escurridos y picados
- 1/4 de taza. queso parmesano rallado
- 1/4 de taza. mayonesa
- 2 cdas. aceite de oliva
- 2 cucharadas. queso mozzarella rallado
- 1/2 cucharadita. ajo en polvo
- Sal al gusto

INSTRUCCIONES

1. Coloque las espinacas en un tazón y cocine en el microondas durante 2 a 3 minutos. dejar enfriar y drenar
2. Agregue el queso crema, los corazones de alcachofa, el queso parmesano, la mayonesa, el ajo en polvo y la sal, mezcle. Cortar las pechugas de pollo a un grosor uniforme. Unte sal y pimienta sobre las pechugas de pollo por lado.
3. Precaliente el horno a 375º C
4. En una sartén grande a fuego medio-alto, caliente el aceite de oliva por 2 a 3 min
5. Coloque las pechugas de pollo en una fuente grande para hornear, vierta la mezcla de espinacas y alcachofas sobre las pechugas de pollo. Coloque en el horno y hornee por lo menos a 74º C

6. Espolvorea con queso mozzarella y hornea de 1 a 2 minutos más. Servir.

HUEVOS ESCOCESES CON CARNE

INGREDIENTES:

- 2 huevos, batidos
- 450 g de carne molida
- 2 cucharadas de mantequilla, derretida
- 1/4 taza de harina de coco
- 7 huevos grandes, cocidos y pelados
- Spray para cocinar
- Sal y pimienta para probar

INSTRUCCIONES

1. Precaliente el horno a 150º C.
2. Coloque los huevos batidos, la carne molida, la mantequilla y la harina de coco en una batidora. bol. Sazone con sal y pimienta al gusto.
3. Cubra los huevos cocidos con la mezcla de carne y colóquelos en una fuente.
4. Hornee por 25 minutos.

KETO LUNCH JAMBALAYA

INGREDIENTES:

- 1 coliflor mediana
- 1 pimiento verde, picado grueso
- 2 tallos de apio, picados en trozos grandes 1 cebolla pequeña, cortada en cubitos
- 2 dientes de ajo, picados
- 2-3 pechugas de pollo deshuesadas, en cubos
- 225 g de salchicha ahumada, en rodajas
- 225 g de jamón, en cubos
- 14.140 g de tomates cortados en cubitos, sin escurrir
- 225 g de salsa de tomate
- 3 cdta.s de condimento cajún Sal y pimienta al gusto
- Aceite para cocinar

INSTRUCCIONES:

1. En una olla o horno holandés de 8 cuartos, caliente 2 cucharadas de aceite.
2. Saltee los pimientos, el apio, la cebolla, el ajo, el pollo y el condimento cajún, a fuego medio-alto, hasta que el pollo esté casi cocido.
3. Agregue la salchicha, el jamón y la coliflor. Mezclar bien.
4. Mezcle los tomates y la salsa de tomate. Llevar a ebullición, bajar a bajo.
5. Tape y cocine a fuego lento unos 20 minutos hasta que la coliflor esté tierna, pero no blanda.
6. Sazone al gusto con sal y pimienta. Sirva.

KETO MOZZARELLA BACON MEATBALLS

INGREDIENTES:

- 1/3 taza de chicharrones triturados
- 2 huevos grandes
- 1 cdta. de pimienta
- 680 g Carne molida
- 4 rebanadas de tocino
- 1 taza de queso mozzarella
- 3/4 taza de salsa pesto
- 2 cdta.s de ajo picado
- 1/2 cdta. de cebolla en polvo
- 1/ 2 cdta.s de sal kosher

INSTRUCCIONES:

1. Precaliente el horno a 180º C.
2. Corte su tocino en pedazos pequeños
3. Agregue carne de res molida, chicharrones molidos, especias, queso y huevos.
4. Mezcla todo bien hasta que puedas formar albóndigas.
5. Enrolle las albóndigas en círculos y colóquelas en una bandeja para hornear con papel de aluminio.
6. Hornee en el horno durante 40-45 minu-

tos, o hasta que el tocino esté cocido.

7. Saque 1/2 cda.de salsa pesto por albóndiga y sirva

KETO JARLSBERG LUNCH OMELET

INGREDIENTES:
- 4 champiñones medianos, en rodajas 60 g
- 1 cebolla verde, en rodajas
- 1 cda.de mantequilla
- 2 huevos batidos
- 1 onza de queso Jarlsberg o suizo, rallado
- 1 onza de jamón, cortado en cubitos
- Sal al gusto

INSTRUCCIONES:
1. En una sartén antiadherente grande, cocine los champiñones y cebolla verde en la mitad de la mantequilla hasta que los champiñones estén tiernos.
2. Sazone con sal. Retirar y reservar.
3. Derrita el resto de la mantequilla a fuego medio.
4. Agregue los huevos hasta que todo el fondo esté cubierto con huevo.
5. Espolvorea con sal y cubre con la mezcla de champiñones, el queso y el jamón, colocando los ingredientes del relleno en un lado de la tortilla.
6. Cuando el huevo esté casi listo, dobla el lado liso de la tortilla sobre el lado relleno.
7. Apague el fuego y deje reposar hasta que el queso se haya derretido.

MEDALLÓN DE CERDO CON HIERBAS DE PROVENZA

INGREDIENTES:
- 3 huevos grandes batidos
- 1/2 chorizo en rodajas
- 1/2 calabacín en rodajas
- Una pizca de orégano
- Una pizca de pimentón español
- Pimienta y sal al gusto
- 3 cucharadas de aceite de oliva

INSTRUCCIONES
1. Precaliente la freidora por 5 minutos.
2. Combine todos los ingredientes en un tazón hasta que estén bien incorporados.
3. Vierta en una fuente para hornear engrasada que quepa en la cesta de la freidora.
4. Coloque la fuente en la freidora.
5. Cierre y cocine por 15 minutos a 180º C.

MUSLO DE POLLO COCIDO A FUEGO LENTO

INGREDIENTES:
- 450 g de pechugas de pollo, sin piel ni huesos
- Jugo de 1 1/2 limas, recién exprimido
- 1 cda. chile en polvo
- 1 cdta. comino
- 6 dientes de ajo, picados
- Pimienta y sal al gusto
- 1 taza de agua
- 4 cucharadas de aceite de oliva

INSTRUCCIONES
1. Coloque todos los ingredientes en una olla de fondo grueso y revuelva bien.
2. Coloque a fuego alto y hierva. Cubra, baje el fuego a fuego lento,
3. y cocine por 20 minutos.
4. Retire el pollo y colóquelo en un tazón. Triture con dos tenedores. Regrese el pollo desmenuzado a la olla.
5. Hervir durante 10 minutos o hasta que la salsa esté hecha. Sirve y disfruta.

POLLO AL PESTO

INGREDIENTES:

- 2 tazas de hojas de albahaca
- 1/4 de taza + 1 cucharada de aceite de oliva virgen extra, cantidad dividida
- 5 tomates secados al sol
- 4 pechugas de pollo
- 6 dientes de ajo machacados, pelados y picados
- Sal y pimienta para probar

INSTRUCCIONES

1. Ponga en el procesador de alimentos las hojas de albahaca, 1/4 de taza de aceite de oliva y los tomates. Sazone con sal y pimienta al gusto. Agregue una taza de agua si es necesario.
2. Sazone generosamente las pechugas de pollo con pimienta y sal.
3. A fuego medio, calienta una cacerola por 2 minutos. Agregue una cucharada de aceite de oliva a la sartén y revuelva para cubrir el fondo y los lados. Caliente el aceite por un minuto.
4. Agregue el pollo y dore durante 5 minutos por lado.
5. Agregue la salsa pesto, cubra y cocine a fuego lento durante 15 minutos o hasta que el pollo esté bien cocido. Sirve.

PASTEL DE CARNE CLÁSICO

INGREDIENTES

- 1 costilla de apio, picada en trozos
- 3 dientes de ajo, picados en trozos
- 900 g de carne molida
- 1 taza de harina de almendras

INGREDIENTES DEL GLASEADO:

- 2 cucharadas de ketchup sin azúcar
- 2 cucharadas de salsa picante de mostaza

Dijon al gusto
- 1/2 cebolla, picada en trozos grandes
- 2 cucharaditas de sal
- 1 cucharadita de aceite de oliva
- 1/2 cucharadita de pimienta de cayena y pimienta negra molida
- 1 cucharadita de hierbas italianas secas

INSTRUCCIONES

1. Precaliente el horno a 160º C.
2. Coloque el apio, la cebolla y el ajo en un procesador de alimentos.
3. Coloque las verduras picadas en un tazón grande para mezclar y mezcle carne molida, hierbas italianas, sal, pimienta negra y pimienta de cayena.
4. Agregue la harina de almendras, revolviendo bien, aproximadamente 1 minuto.
5. Rocíe el aceite de oliva en una fuente para horno y coloque la carne en la fuente. Forma la bola en un pan. Llevar al horno precalentado por 15 minutos.
6. En un tazón pequeño, mezcle el ketchup, la mostaza Dijon y la salsa picante, revolviendo bien para combinar.
7. Hornee el pastel de carne durante 30 a 40 minutos más al menos a 160 grados F.

PAQUETE DE TERNERA Y COL CON ESPECIAS

INGREDIENTES

- 1300 g de falda de res en conserva con un paquete de especias
- 1 repollo grande, cortado en gajos pequeños
- 1 taza de cebolla picada
- 3 tazas de agua
- 2 tazas de caldo de res

INSTRUCCIONES

1. Coloque la carne en conserva en una olla

grande y cubra con agua. Agrega la especia paquete a la carne en conserva.

2. Cubra la olla y deje hervir, a fuego lento durante 50 minutos.
3. Agregue el repollo y la cebolla, cocine hasta que las verduras estén casi tiernas.
4. Retire la carne y enfríe durante 15 minutos.
5. Transfiera las verduras a un bol y cúbralo. Agregue tanto caldo como desee. Cortar la carne a través del grano. Servir y disfrutar.

PECHUGA CON SALSA DE ARÁNDANOS

INGREDIENTES:
- 1 cucharada de mostaza preparada
- 1/2 taza de cebolla picada
- 1 lata (225 g) de salsa de tomate
- 1/2 taza de arándanos, sin hueso
- 1 falda de res fresca (1200 gs)
- 5 cucharadas de aceite de oliva
- 1/2 cucharadita de sal
- 1/4 de cucharadita de pimienta

INSTRUCCIONES
1. Agregue todos los ingredientes en una olla a fuego alto y deje hervir.
2. Una vez que hierva, baje el fuego a fuego lento y cocine por 25 minutos.
3. Ajuste la sazón al gusto.
4. Sirve y disfruta.

PECHUGA DE TERNERA EN SALSA DE MOSTAZA

INGREDIENTES:
- 900 g de falda de res, cortada en cubos de 2 pulgadas
- 1/2 taza de cebolla picada
- 1 cucharada de mostaza preparada

- 1/2 taza de aceite de oliva
- Sal y pimienta al gusto
- 1 taza de agua

INSTRUCCIONES
1. Coloque todos los ingredientes en una olla a fuego alto y lleve a hervir.
2. Una vez que hierva, baje a fuego lento.
3. Cocine a fuego lento durante 60 minutos.
4. Sirve y disfruta.

PECHUGA DE PAVO TIERNA

INGREDIENTES:
- 4 cucharadas de chipotle McCormick Grill Mates
- Condimento de ajo asado
- 8 dientes de ajo pelados y triturados
- 2.200 g de pollo entero
- 1/2 taza de agua

INSTRUCCIONES
1. Agregue todos los ingredientes en una olla a fuego alto y hierva.
2. Una vez que hierva, baje el fuego a fuego lento y cocine por 25 minutos.
3. Ajuste la sazón al gusto. Sirve y disfruta.

PESTO DE POLLO AL HORNO

INGREDIENTES:
- 5 dientes de ajo
- 4 mitades de pechuga de pollo deshuesadas y sin piel, cortadas en tiras finas
- 3 cucharadas de queso parmesano rallado
- 1/4 taza de pesto
- 1 1/4 tazas de crema espesa
- 10 cucharadas de aceite de oliva
- Pimienta al gusto
- 1/8 de cucharadita de sal

INSTRUCCIONES

1. A fuego medio, coloca una cacerola grande y calienta el aceite de oliva.
2. Agregue el ajo y el pollo, saltee durante 7 minutos o hasta que las tiras de pollo estén casi cocidas.
3. Baje el fuego y agregue queso parmesano, pesto, crema, pimienta y sal.
4. Continúe cocinando durante 5-10 minutos más o hasta que el pollo esté completamente cocido. Revuelva con frecuencia.
5. Una vez que la penne esté cocida, escurra bien y vierta en una cacerola grande, revuelva para cubrir y sirva.

PESTO DE POLLO

INGREDIENTES:

- 3 cucharadas de mayonesa, baja en grasa
- 1/2 cucharadita de cebolla en polvo
- 1 cucharada de jugo de limón
- 1/4 taza de apio (picado)
- 3 1/4 tazas de pechuga de pollo (cocida, en cubos y sin piel)
- Sal y pimienta para probar

INSTRUCCIONES

1. Hornee las pechugas de pollo durante 45 minutos a 150º C.
2. Deja que se enfríe y córtalos. en cubos y colóquelos en el refrigerador.
3. Combine todos los demás ingredientes en un tazón grande y luego agregue el pollo.
4. Mezclar bien y listo para servir.

PIERNA DE CORDERO ASADA AL ROMERO

INGREDIENTES:

- 2 cucharadas de mostaza estilo Dijon preparada
- 2 cucharadas de romero fresco picado
- 1 cucharadita de pimienta negra recién molida
- 2.200 g de pierna entera de cordero
- 1 cucharadita de ralladura de limón
- 3 dientes de ajo picados
- 1 cucharadita de sal marina gruesa

INSTRUCCIONES

1. Mezcle la mostaza, el romero, la pimienta negra molida, la ralladura de limón y el ajo en un tazón, mezcle bien. Frote la mezcla sobre el cordero, cubra y refrigere durante la noche para marinar.
2. Precaliente el horno a 220º C F y coloque el cordero sobre una rejilla en un papel de aluminio. asadera forrada, sazone con sal.
3. Coloque en el horno y reduzca la temperatura a 400 grados F después de 5 minutos. Ase por 45 minutos, o hasta el punto de cocción deseado, 140 grados en un termómetro
4. de lectura instantánea. Deje reposar durante 10-15 minutos antes de servir.

PIZZA KETO DE PIMIENTA Y ALBAHACA

INGREDIENTES:
Base de pizza:

- 170 g Queso mozzarella
- 1/2 taza de harina de almendras
- 2 cucharadas de cáscara de psyllium
- 2 cucharadas de queso crema
- 2 cucharadas de queso parmesano fresco
- 1 huevo grande
- 1 cdta. de condimento italiano
- 1/2 cdta. de sal
  1/2 cdta. de pimienta

Coberturas:

- 120 g Queso cheddar rallado
- 1 tomate rama mediano

- 1/4 taza de salsa de tomate Rao's
- 2/3 de pimiento morrón mediano
- 2-3 cucharadas de albahaca fresca picada

INSTRUCCIONES:

1. Precaliente el horno a 200º C.
2. En un recipiente apto para microondas, coloque el queso mozzarella en el microondas durante 40 a 50 segundos o hasta que se derrita por completo
3. Agregue el resto de los ingredientes de la pizza (EXCEPTO los ingredientes) al queso y mezcle bien con las manos.
4. Usando las manos o un rodillo, aplana la masa y forma un círculo.
5. Coloque los círculos de masa en una bandeja para hornear engrasada y hornee durante 10 minutos, y retire la pizza del horno.
6. Cubra la pizza con los ingredientes y hornee por otros 8-10 minutos.
7. Retire la pizza del horno y deje enfriar.

POLLO ENTERO ASADO CON LIMON Y ROMERO

INGREDIENTES:

- 1 pollo entero 1 cda. tomillo
- 1 cucharada pimentón
- 6 dientes de ajo
- 2 hojas de laurel
- 1 cucharadita de sal
- 1/2 cucharada de pimienta

INSTRUCCIONES

1. En un tazón pequeño, mezcle bien el tomillo, el pimentón, la sal y la pimienta.
2. Frote y masajee todo el pollo y el interior de la cavidad con las especias
3. Aplasta y pela 6 dientes de ajo y pícalos.
4. Frote todo el pollo y el interior del pollo.
5. Aplaste el resto del ajo y colóquelo en la cavidad del pollo junto con el laurel.
6. Coloque el pollo sobre una rejilla colocada encima de una bandeja para hornear.
7. Introduzca en un horno precalentado a 150º C y hornee durante 60 minutos.
8. Retire el papel aluminio y continúe horneando durante otros 30 minutos.
9. Deje reposar el pollo durante 10 minutos antes de servir y disfrute.

POLLO ASADO CON AJO PIMENTÓN

INGREDIENTES:

- 680 g de pechugas de pollo deshuesadas, cortadas en tiras
- 1 cucharada de rodajas de jengibre
- 3 cucharadas de aminos de coco
- 1/4 taza de caldo de pollo orgánico
- 3 dientes de ajo picados
- 5 cucharadas de aceite de sésamo

INSTRUCCIONES

1. A fuego alto, caliente una olla durante 2 minutos. Agregar aceite a una sartén y agite para cubrir el fondo y los lados.
2. Caliente el aceite por un minuto.
3. Agrega el ajo y el jengibre saltea por un minuto.
4. Agregue la pechuga de pollo y saltee durante 5 minutos. Sazonar con coco
5. aminos y saltear por otros 2 minutos.
6. Agregue los ingredientes restantes y deje hervir.
7. Que hierva durante 5 minutos. Sirve.

POLLO ASIÁTICO FÁCIL

INGREDIENTES:

- 680 g de pechugas de pollo deshuesadas
- 2 cucharadas. curry en polvo

- 2 tazas de tomates picados
- 2 tazas de leche de coco, recién exprimida
- 1 jengibre del tamaño de un pulgar, pelado y rebanado
- Pimienta y sal al gusto
- 2 cucharaditas de aceite

INSTRUCCIONES

1. A fuego alto, calienta una cacerola durante 2 minutos. Agregue 1 cucharadita de aceite a la sartén y agite para cubrir el fondo y los lados. Caliente el aceite por un minuto.
2. Dore las pechugas de pollo durante 4 minutos por lado. Transferir a un picador tabla y córtela en trozos pequeños.
3. Mientras tanto, en la misma sartén, agregue el aceite restante y caliente por un minuto.
4. Agregue el salteado de jengibre por un minuto. Agregue los tomates y el curry en polvo. Desmenuzar y marchitar los tomates durante 5 minutos.
5. Agregue el pollo troceado y continúe salteando durante 7 minutos.
6. Desglasar la olla con 1 taza de leche de coco. Sazonar con pimienta y
7. sal. Tape y cocine a fuego lento durante 15 minutos.
8. Agregue la leche de coco restante y cocine hasta que se caliente, alrededor de 3 minutos.

POLLO AL CURRY

INGREDIENTES:
- 900 g de pechugas de pollo, cortadas en tiras
- 2 cdas. pimentón ahumado
- 1 cucharadita de condimento cajún
- 1 cucharada de ajo picado
- 1 cebolla grande, en rodajas finas

- Sal y pimienta al gusto
- 1 cda. aceite de oliva

INSTRUCCIONES

1. En un tazón grande, marine las tiras de pollo en paprika, Cajun, pimienta, sal, y ajo picado durante al menos 30 minutos.
2. A fuego alto, calienta una cacerola durante 2 minutos.
3. Agregue aceite a la sartén y agite para cubrir el fondo y los lados. Caliente el aceite por un minuto.
4. Revuelva el pollo y la cebolla durante 7 minutos o hasta que el pollo esté cocido.
5. Sirve y disfruta.

POLLO AHUMADO CON PIMENTÓN

INGREDIENTES:
- 450 g de muslos de pollo, piel y huesos sin quitar
- 2 cdas. garam masala
- 6 chiles secos rojos enteros
- 1 cebolla, rebanada
- 5 dientes de ajo, triturados
- Pimienta y sal al gusto
- 1 cucharadita de aceite
- 1 taza de agua

INSTRUCCIONES

1. A fuego alto, calienta una cacerola durante 2 minutos. Agregue aceite a la sartén y agite para cubrir el fondo y los lados. Caliente el aceite por un minuto.
2. Agregue el pollo con el lado de la piel tocando la sartén y dore durante 5 minutos. Girar sobre el pollo y dore el otro lado durante 3 minutos. Transfiera el pollo a un plato.
3. En la misma sartén, saltee el ajo por un minuto. Agregue la cebolla y saltee por 3

minutos. Agregue el garam masala y los chiles.

4. Regrese el pollo a la olla y mezcle bien.
5. Agregue agua, pimienta y sal.
6. Tape y baje el fuego para que hierva a fuego lento y cocine por 15 minutos.
7. Sirve y disfruta.

POLLO CON CHILE Y LIMA

INGREDIENTES:
- 900 g de muslos de pollo, con hueso y sin piel
- 1/4 de taza de bulbo de hinojo
- 4 dientes de ajo picados
- 3 cdas. jugo de limón, recién exprimido
- 1 cdta. canela
- Sal y pimienta al gusto
- 1/2 taza de agua

INSTRUCCIONES
1. Coloque todos los ingredientes en una olla de fondo grueso y revuelva bien.
2. Coloque a fuego alto y hierva durante 5 minutos. Cubrir, bajar el fuego a fuego lento, y cocine por 20 minutos.
3. Retire el pollo y colóquelo en un tazón. Triture con dos tenedores. Deseche los huesos y regrese el pollo desmenuzado a la olla.
4. Hervir durante 5 minutos o hasta que la salsa esté hecha.
5. Sirve y disfruta.

POLLO DESMENUZADO CON HINOJO

INGREDIENTES:
- 6 pechugas de pollo deshuesadas, cortadas por la mitad
- 1 cebolla picada

- 4 dientes de ajo picados
- 1/2 taza de leche de coco
- 1 taza de champiñones, en rodajas
- Pimienta y sal al gusto
- 1/2 taza de agua

INSTRUCCIONES
1. A fuego alto, calienta una cacerola durante 2 minutos. Agregue aceite a la sartén y agite para cubrir el fondo y los lados. Caliente el aceite por un minuto.
2. Agregue el pollo y dore durante 4 minutos por lado. Transfiera el pollo a una tabla de cortar y córtelo en trozos pequeños.
3. En la misma sartén, baja el fuego a medio y saltea el ajo por un minuto. Agregue la cebolla y saltee durante 3 minutos. Agregue los champiñones y el agua.
4. Lata para desglasar.
5. Regrese el pollo a la olla y mezcle bien. Sazone con pimienta y sal.
6. Tape y baje el fuego para que hierva a fuego lento y cocine por 15 minutos.

POLLO Y CHAMPIÑONES

INGREDIENTES:
- 900 g de pollo asado, desmenuzado
- 1 lata de salsa para enchiladas
- 2 paquetes de queso crema, ablandado
- 2 cebollas verdes, rebanadas
- 1 taza de queso mozzarella bajo en grasa
- Sal y pimienta al gusto
- 1/2 taza de agua

INSTRUCCIONES
1. Coloque una olla de fondo grueso a fuego medio-alto.
2. Agregue agua, queso crema y salsa para enchiladas. Llevar a ebullición y
3. bate bien para combinar. Si es necesario,

use una licuadora de inmersión para que quede cremoso y suave.

4. Una vez suave, baje el fuego a medio y agregue el pollo. ajustar el condimento probar. Y dale una última vuelta.
5. Espolvorea queso y cebollas verdes encima. Cocine por otros 3 minutos.
6. Apaga el fuego, sirve y disfruta.

POLLO Y CHAMPIÑONES

INGREDIENTES:
- 6 muslos de pollo pequeños
- 1 cebolla mediana
- 1 limón
- 1/4 taza de jugo de limón
- Sal y pimienta para probar

INSTRUCCIONES
1. Coloque todos los ingredientes en una bolsa Ziploc y deje marinar durante al menos 6 horas en la nevera.
2. Precaliente el horno a 180º C.
3. Coloque el pollo, la salsa y todo, en una sartén.
4. Coloque la sartén en el horno y hornee por 1 hora o hasta que el pollo esté tierno.

POLLO AL LIMÓN AL SARTÉN

INGREDIENTES:
- 4 dientes de ajo pelados
- 4 ramitas de romero fresco
- 1 pechuga de pavo con hueso (3 kg)
- 5 cucharadas de aceite de oliva
- 1/2 cucharadita de pimienta molida
- 1/4 de cucharadita de sal
- 1/2 taza de agua

INSTRUCCIONES
1. Agregue todos los ingredientes en una olla a fuego alto y hierva.

2. Una vez que hierva, baje el fuego a fuego lento y cocine por 20 minutos.
3. Ajuste la sazón al gusto. Sirve y disfruta.

POLLO CREMOSO FÁCIL

INGREDIENTES:
- 450 g de pechugas de pollo
- 2 frascos de salsa comercial para pasta
- 2 tazas de espinacas tiernas
- 1 cebolla picada
- 1/4 de taza de queso
- 5 cucharadas de aceite
- 1/2 taza de agua
- Pimienta y sal al gusto

INSTRUCCIONES
1. Coloque una olla de fondo grueso a fuego medio-alto y caliente la olla por 2 min.
2. Agregue aceite y agite para cubrir los lados y el fondo de la olla. Caliente el aceite por un minuto.
3. Sazone las pechugas de pollo con pimienta y sal. Dorar el pollo durante 4 minutos por lado. Transfiera a una tabla de cortar y corte en cubos de 1/2 pulgada.
4. En la misma olla, saltee las cebollas por 5 minutos. Agregue la salsa para pasta y sazone con pimienta y sal. Agregue el agua y las pechugas de pollo. Cocine la salsa para pasta a fuego lento durante 30 minutos. Remueve el fondo de la olla de vez en cuando.
5. Mezcle las espinacas en una olla de salsa. Dejar reposar durante 5 minutos.
6. Sirva y disfrute con una pizca de queso.

POLLO Y ESPINACAS

INGREDIENTES:
- 450 g de pechugas de pollo cocidas, picadas

- 1 frasco de Salsa Prego Alfredo
- 1/4 taza de queso mozzarella
- 1/2 taza de trocitos de tocino, fritos y desmenuzados
- Pimienta y sal al gusto
- 2 cucharadas de agua

INSTRUCCIONES
1. Agregue todos los ingredientes en una olla.
2. Cierre la tapa y deje hervir a fuego medio.
3. Deje hervir a fuego lento durante 20 minutos. Sirve y disfruta.

POLLO ASADO CON ROMERO

INGREDIENTES:
- 1/2 taza de apio
- 3 mitades de pechuga de pollo, sin piel ni hueso, picadas en trozos pequeños
- 3 cucharadas de ajo picado
- 3 tomates enteros picados
- 1 cucharada de condimento cajún
- 3 tazas de agua
- 4 cucharadas de aceite de oliva
- Pimienta y sal al gusto

INSTRUCCIONES
1. Coloque una olla a fuego alto y caliente el aceite por 2 minutos.
2. Agregue el pollo y el ajo. Saltear durante 5 minutos.
3. Agregue los tomates, el condimento cajún, la sal y la pimienta. Saltear por otros 5 minutos.
4. Agregue agua y cocine a fuego lento el pollo durante 10 minutos.
5. Agregue el apio y continúe cocinando por otros 5 minutos.
6. Ajuste la sazón si es necesario.
7. Sirve y disfruta.

POLLO JAMBALAYA

INGREDIENTES:
- 1 pollo entero de 1300 g
- 1 cucharada de ajo en polvo
- 2 limones
- 2 cucharaditas de condimento italiano
- 5 cucharadas de mantequilla
- 1 cucharadita de pimienta negra molida
- 1 cucharadita de sal

INSTRUCCIONES
1. En un tazón pequeño, mezcle bien la pimienta negra, el ajo en polvo, la mostaza en polvo, la mantequilla y la sal.
2. Enjuague bien el pollo y corte las menudencias.
3. En una fuente para hornear engrasada de 9 x 13, coloque el pollo y agregue 1 1/2 cucharadita del condimento preparado anteriormente dentro del pollo y frote el resto del condimento alrededor del pollo.
4. Rocíe jugo de limón por todo el pollo.
5. Hornee el pollo en un horno precalentado a 150º C hasta que los jugos salgan claros, alrededor de 1 1/2 horas. De vez en cuando, baña el pollo con sus jugos.

POLLO ASADO CON LIMÓN

INGREDIENTES:
- 2 cuch.de queso parmesano rallado
- 6 cucharadas de queso mozzarella bajo en grasa rallado
- 1 tomate mediano (en rodajas finas)
- 4 cucharaditas de pesto de albahaca
- 2 pechugas de pollo deshuesadas y sin piel de alrededor de 450 g
- Sal y pimienta para probar

INSTRUCCIONES
1. En agua fría, lave el pollo y séquelo con

una toalla de papel. Crea 4 delgadas rebanadas de pechuga de pollo cortando horizontalmente.

2. Precaliente el horno a 180° C y luego cubra una bandeja para hornear con pergamino o frustrar.

3. Ponga en la bandeja para hornear las rebanadas de pollo. Sazone con pimienta y sal. Y unte al menos 1 cucharadita de pesto en cada rebanada de pollo.

4. Durante 15 minutos, hornee el pollo y asegúrese de que el centro ya no esté rosado. Después de lo cual, retire la bandeja para hornear y cubra el pollo con queso parmesano, mozzarella y tomates.

5. Poner en el horno una vez más y calentar durante otros 3 a 5 minutos para derretir el queso, luego listo para servir.

POLLO CHIPOTLE

INGREDIENTES:
- 1 paquete de brócoli picado congelado (280 g)
- 1 taza de queso cheddar rallado
- 1/2 taza de crema agria
- 3/4 taza de sopa de brócoli Campbell's
- 4 pechugas de pollo deshuesadas y sin piel, descongeladas
- 1/2 taza de agua

INSTRUCCIONES
1. Agregue todos los ingredientes, excepto el brócoli, en una olla a fuego alto y lleve a ebullicion.

2. Una vez que hierva, baje el fuego a fuego lento y cocine por 20 minutos, revolviendo frecuentemente.

3. Ajuste la sazón al gusto. Agregue el brócoli y continúe cocinando y revolviendo durante otros 5 minutos. Sirve y disfruta

POLLO ESTILO CAMPESTRE

INGREDIENTES:
- 1 taza de queso cheddar rallado 225 g de queso crema
- 450 g de salsa
- 4 pechugas de pollo descongeladas sin piel y sin huesos
- 4 cucharadas de mantequilla
- 1 taza de agua

INSTRUCCIONES
1. Agregue todos los ingredientes en una olla, excepto la crema agria, a fuego alto y deje hervir.

2. Una vez que hierva, baje el fuego a fuego lento y cocine por 20 minutos.

3. Ajuste la sazón al gusto y agregue la crema agria.

4. Sirve y disfruta.

POLLO ITALIANO GUISADO

INGREDIENTES:
- 120 g de champiñones escurridos y rebanados
- 1 taza de queso mozzarella rallado
- 1 frasco (1140 g) de salsa Alfredo cremosa Classico
- 6 rebanadas de tocino hickory picado
- 4 pechugas de pollo deshuesadas y sin piel descongeladas o frescas
- Pimienta y sal al gusto
- 1/2 taza de agua

INSTRUCCIONES
1. Agregue todos los ingredientes en una olla a fuego alto y hierva.

2. Una vez que hierva, baje el fuego a fuego lento y cocine durante 30 minutos, revolviendo de vez en cuando.

3. Ajuste la sazón al gusto.

4. Sirve y disfruta.

POLLO ALFREDO CON TOCINO

INGREDIENTES:

- Lata de 10.140 g de crema de pollo
- Paquete de 340 gr. de brócoli congelado
- Paquete de 17 g de aderezo italiano seco
- 225 g de queso crema
- 900 g de pechugas de pollo deshuesadas
- 5 cucharadas de aceite de oliva
- 1/2 taza de agua
- Pimienta y sal al gusto

INSTRUCCIONES

1. Agregue todos los ingredientes en una olla a fuego alto y deje hervir.
2. Una vez que hierva, baje el fuego a fuego lento y cocine durante 25 minutos, revolviendo de vez en cuando.
3. Ajuste la sazón al gusto. Sirve y disfruta.

POLLO GUISADO A LA CREMOSA

INGREDIENTES:

- 1/4 cdta. pimienta de cayena
- 11/2 taza. pollo cocido y desmenuzado
- 2 cdas. queso crema
- 2 cucharadas. jugo de limón
- 2 aguacates grandes, cortados en cubitos
- Pimienta negra y sal al gusto
- 1/4 de taza. mayonesa
- 1 cdta. tomillo seco
- 1/2 cdta. cebolla en polvo
- 1/2 cdta. polvo de ajo

INSTRUCCIONES

1. Retire el interior de sus mitades de aguacate y colóquelas en un tazón.
2. Revuelva todos los ingredientes a la pulpa del aguacate.
3. Rellene los aguacates con la mezcla de pollo. Sirve y disfruta.

SALTEADO DE POLLO Y BRÓCOLI FRITO

INGREDIENTES:

- 1 cda. aceite de coco
- 3 dientes de ajo, picados
- 680 g de pechugas de pollo, cortadas en tiras
- 1/4 taza de aminos de coco
- 1 cabeza de brócoli, cortado en floretes
- Pimienta al gusto

INSTRUCCIONES

1. A fuego medio, calienta una cacerola durante 2 minutos. Agregue aceite a la sartén y agite para cubrir el fondo y los lados. Caliente el aceite por un minuto.
2. Agregue el ajo y saltee por un minuto.
3. Agregue el pollo y saltee durante 5 minutos.
4. Agregue los ingredientes restantes. Sazone generosamente con pimienta.
5. Aumente el fuego a alto y saltee durante 3 minutos.
6. Baje el fuego a bajo, cubra y cocine por 5 minutos. Sirve y disfruta.

SALTEADO DE POLLO Y BRÓCOLI

INGREDIENTES:

- 6 muslos de pollo con hueso
- 1 hoja de laurel
- 4 tomates roma picados
- 1/2 taza de aceitunas negras sin hueso
- 3 dientes de ajo picados
- Sal y pimienta al gusto
- 1 taza de agua
- 1 cucharadita de aceite

INSTRUCCIONES

1. A fuego alto, calienta una cacerola durante 2 minutos.

2. Agregue aceite a la sartén y agite para cubrir el fondo y los lados. Caliente el aceite por un minuto.
3. Agregue el ajo y saltee por un minuto.
4. Agregue los tomates y la hoja de laurel.
5. Desmenuzar y marchitar los tomates durante 5 minutos.
6. Agregue el pollo y continúe salteando durante 7 minutos.
7. Desglasar la olla con 1/2 taza de agua.
8. Agregue los ingredientes restantes. Sazone generosamente con sal y pimienta.
9. Baje el fuego a bajo, cubra y cocine a fuego lento durante 20 minutos.
10. Sirve y disfruta.

SALSA DE ENCHILADA DE POLLO

INGREDIENTES:
- 1300 g de alitas de pollo
- 1 cucharada de bicarbonato de sodio
- 2 tazas de salsa teriyaki comercial
- 1 cucharada de pasta de chile y ajo
- 2 cucharaditas de pasta de jengibre
- 5 cucharadas de aceite de coco

INSTRUCCIONES
1. Seque bien las alitas de pollo con toallas de papel.
2. Sazone generosamente las alitas de pollo con pimienta. Frotar con bicarbonato de sodio y 1/2 cucharadita de sal. Rocíe con aceite de coco.
3. Extienda uniformemente las alitas de pollo sobre una rejilla apta para horno colocada encima de un molde para hornear
4. Hornee en un horno precalentado a 190° C durante 40 minutos o hasta que esté crujiente.
5. Mezcle los ingredientes restantes en un tazón y cepille las alitas cocidas. Sirve.

SALCHICHA DE POLLO MARINARA

INGREDIENTES:
- 450 g de filetes de pollo, deshuesados
- 1/2 taza de salsa BBQ cetogénica
- 1 cucharadita de humo líquido
- 1 taza de queso mozzarella rallado
- 1/2 libra de tocino, frito y desmenuzado
- Pimienta y sal al gusto

INSTRUCCIONES
1. Con toallas de papel, seque las tiras de pollo. Sazone con pimienta y sal.
2. Coloque los filetes de pollo en un plato apto para horno.
3. Batir bien la salsa BBQ y el humo líquido en un bol y verter tiras de pollo.
4. Cubre bien en la salsa.
5. Hornee en un horno precalentado a 200° C durante 30 minutos.
6. Retire del horno, voltee los filetes de pollo, espolvoree queso encima.
7. Regrese al horno y continúe horneando por 10 minutos más.
8. Sirva y disfrute con una pizca de trocitos de tocino.

SALTEADO DE POLLO Y ESPINACAS

INGREDIENTES:
- 1 chalote grande, cortado en cubitos
- 8 pechugas de pollo en cubos
- 4 champiñones en rodajas
- 1/4 taza de yogur
- 5 cucharadas de aceite de oliva
- 1/2 taza de agua
- Sal y pimienta para probar

INSTRUCCIONES
1. Caliente el aceite en una sartén a fuego

medio y saltee la chalota hasta que fragante.

2. Agregue las pechugas de pollo y continúe cocinando durante 3 minutos mientras revuelve constantemente.
3. Agregue los champiñones, el agua y el yogur.
4. Sazone con sal y pimienta al gusto.
5. Cierre la tapa y deje hervir.
6. Reduzca el fuego a medio-bajo y deje hervir a fuego lento durante 10 minutos.

SALSA DE POLLO GUISADO

INGREDIENTES:
- 1/4 taza de queso feta
- Aceitunas Kalamata en rodajas y sin hueso
- 1 botella (450 g) de aderezo griego ken's steak house con queso feta, aceite de oliva y aceitunas negras
- 4 pechugas de pollo descongeladas sin piel ni huesos
- 1 taza de agua

INSTRUCCIONES
1. Agregue todos los ingredientes en una olla, excepto el queso feta, a fuego alto y lleve a un hervir.
2. Una vez que hierva, baje el fuego a fuego lento y cocine por 25 minutos.
3. Ajuste la sazón al gusto y agregue el queso feta. Sirve y disfruta.

SOLOMILLO DE TERNERA BISTRÓ

INGREDIENTES:
- 1 lomo de res de 1.300 g, sin grasa
- 2/3 taza de hierbas mixtas picadas
- 2 cucharadas de mostaza Dijon
- 5 cucharadas de aceite de oliva virgen

- 1/2 cucharadita de pimienta negra molida
  1/2 cucharadita de sal

INSTRUCCIONES
1. Precaliente el horno a 200º C.
2. Asegure el lomo de res con una cuerda en tres lugares para que no no se aplaste mientras se asa.
3. Coloque el lomo de res en un plato y frote sobre la carne el aceite de oliva, la pimienta negra, la sal y la mezcla de hierbas.
4. Coloque en una asadera y cocine en el horno durante 45 minutos.
5. Asar hasta que el termómetro se introduzca en la parte más gruesa de la carne. hasta que registra 1200º C aprox.
6. Coloque el lomo en una tabla de cortar y retire la cuerda. Rodaja en rebanadas de 1 pulgada de grosor y unte con mostaza.

SOLOMILLO DE CERDO CON COSTRA DE CACAO

INGREDIENTES:
- 4 chuletas de cerdo magras y deshuesadas de 170 g, sin grasa
- 4 dientes de ajo machacados
- 1 cucharadita de comino
- 1 cucharadita de paprika
- 1/2 lima, en jugo y rallada
- 1 cucharadita de pimienta negra
- 1/2 cucharadita de sal
- 5 cucharadas de aceite de oliva

INSTRUCCIONES
1. En un bol, sazona la carne de cerdo con el resto de los ingredientes.
2. Deje marinar dentro de la nevera durante al menos 2 horas.
3. Coloque las chuletas de cerdo en una fuente para horno o asadera y áselas du-

rante 5 minutos por cada lado hasta que estén doradas.

4. Sirva con ensalada si lo desea.

LOMO DE CERDO CRUJIENTE DE AJO

INGREDIENTES:
- 1 cucharadita. frotado con salvia
- 1 diente de ajo machacado
- 1 (2.200 g) de lomo de cerdo deshuesado
- 1 cucharada de harina de almendras
- 1/4 de taza. agua
- 1/2 cucharadita de sal
- 1/4 taza de vinagre
- 2 cucharadas de salsa de soja
- 1/4 cucharadita de pimienta

INSTRUCCIONES
1. Precaliente el horno a 160º C.
2. En un tazón, combine la salvia, la sal, la pimienta y el ajo. Frote bien todo
3. sobre la carne de cerdo y colóquela en una asadera descubierta en la rejilla del medio del horno.
4. Llevar al horno precalentado aproximadamente 3 horas mínimo 65º C.
5. Mientras tanto, coloque la harina, el vinagre, el agua y la salsa de soja en un recipiente pequeño. cacerola. Caliente, revolviendo ocasionalmente, hasta que la mezcla espese un poco.
6. Cepille el asado con glaseado 3 o 4 veces durante la última 1/2 hora de cocción.
7. Vierta el glaseado restante sobre el asado y sirva.

LOMO DE CERDO ASADO CON SALSA

INGREDIENTES:
- 1/2 taza de agua

- 1/3 taza de mayonesa
- 3 cucharadas de sazonador de limón y pimienta
- 2 cucharaditas de ajo picado
- 6 chuletas de lomo de cerdo deshuesadas y sin grasa
- 1/4 taza de aceite de oliva

INSTRUCCIONES
1. Mezcle el agua, la mayonesa, el aceite de oliva, el condimento de limón y pimienta y el ajo picado en un recipiente hondo.
2. Agregue las chuletas de cerdo y deje marinar en el refrigerador por lo menos 2 horas.
3. Precaliente una parrilla al aire libre a fuego medio-alto y engrase ligeramente la parrilla.
4. Retire las chuletas de cerdo y cocine en la parrilla precalentada durante 5 a 6 minutos. por lado a 65º C.
5. Sirve y disfruta.

RELLENO DE SOPA DE CARNE

INGREDIENTES:
- 1 cebolla pequeña, cortada en cubitos
- 3 dientes de ajo picados
- 450 g de solomillo magro molido
- 3 tazas de caldo de res bajo en sodio
- 1 bolsa de verduras congeladas de su elección
- 5 cucharadas de aceite
- Pimienta negra y sal al gusto

INSTRUCCIONES
1. En una cacerola grande, caliente el aceite a fuego medio y saltee la cebolla y el ajo hasta que estén fragantes.
2. Agregue el solomillo molido magro y cocine durante 3 minutos hasta que esté ligeramente dorado.

3. Agregue el resto de los ingredientes y hierva el caldo durante 10 minutos.
4. Sirva tibio.

SALTEADO DE REPOLLO Y CARNE MOLIDA

INGREDIENTES:
- 1 cebolla picada
- 3 dientes de ajo picados
- 900 g de carne molida
- 1 cucharada de jengibre rallado
- 1/2 repollo picado
- 2 cucharadas de aceite
- Sal y pimienta al gusto
- 1 cuch.de hojuelas de chile (opcional)

INSTRUCCIONES
1. Caliente aceite en sartén a fuego medio.
2. Saltee la cebolla y el ajo hasta que estén fragantes.
3. Agregue la carne molida y sazone con sal y pimienta al gusto. cocinar y desmenuzar durante 10 minutos.
4. Agregue jengibre rallado, repollo picado y hojuelas de chile. tapar y cocinar durante 5 minutos.
5. Revuelva y continúe cocinando por otros 3 minutos o hasta que el repollo esté translúcido y marchito. Sirve y disfruta.

TERNERA A FUEGO LENTO AL ESTILO MARROQUÍ

INGREDIENTES:
- 1/2 taza de albaricoques
- 1/2 taza de cebollas amarillas rebanadas
- 900 g de carne asada
- 4 cuch. de condimento de garam masala
- 1 cucharadita de sal marina
- 2 tazas de agua

INSTRUCCIONES
1. Coloque las cebollas y los albaricoques en el fondo de Instant Pot.
2. Frote sal y garam masala por todo el rosbif y coloque el rosbif sobre encima de cebollas y albaricoques.
3. Cubra, presione el botón de cocción lenta, ajuste el tiempo de cocción a 6 horas.
4. Terminado de cocinar, retire el rosbif y desmenúcelo con 2 tenedores.
5. Regrese a la olla, cubra a cocción lenta y ajuste el tiempo a 2 horas. Sirve.

SÁNDWICHES ITALIANOS DE CARNE

INGREDIENTES:
- 6 rebanadas de queso provolone
- 40 g de caldo de res en lata
- 225 g de giardiniera escurrida (mezcla de sándwich italiano al estilo de Chicago)
- 1.300 g de grasa de carne asada recortada y cortada en trozos grandes
- 6 lechugas grandes
- Pimienta y sal al gusto

INSTRUCCIONES
1. Agregue todos los ingredientes en una olla, excepto la lechuga y el queso, a fuego alto, y llevar a ebullición.
2. Una vez que hierva, baje el fuego a fuego lento y cocine por 25 minutos.
3. Ajuste la sazón al gusto.
4. Para hacer un sándwich, agregue carne de res desmenuzada caliente en una hoja de lechuga y cubra con queso.

RANCHO DE BARBACOA CON CARNE

INGREDIENTES:
- 900 g de asado a la parrilla de Londres,

cortado en cubos de 2 pulgadas

- 1 paquete de mezcla de condimentos Hidden Valley Ranch
- 450 g de tocino
- 1 cucharada de polvo de barbacoa
- 1 taza de agua
- Pimienta y sal al gusto

INSTRUCCIONES

1. Agregue todos los ingredientes en una olla a fuego alto y deje hervir.
2. Una vez que hierva, baje el fuego a fuego lento y cocine por 35 minutos.
3. Ajuste la sazón al gusto. Sirve y disfruta.

STROGANOFF DE CARNE MOLIDA KETO

INGREDIENTES:

- 450 g de carne molida, magra
- 120 gr. de champiñones, rebanados
- 1/4 taza de cebolla, picada o en rodajas
- 1 cucharadita de caldo de res
- 1 taza de crema agria
- 1 cucharada de salsa Worcestershire
- 3 cucharadas de mantequilla, dividida
- 1-2 pizcas de nuez moscada rallada
- 1 cucharada de perejil picado
- sal y pimienta al gusto

INSTRUCCIONES

1. En una sartén grande a fuego medio, derrita la mantequilla y agregue los champiñones para distribuirlos uniformemente en la sartén.
2. Cocine por 2 minutos, volteando para más 2 minutos de cocción.
3. Agregue la mantequilla restante y las cebollas para cocinar hasta que estén tiernas. Eliminar el champiñones y cebollas de la sartén.
4. Cocine la carne molida en la sartén, par-

tiéndola en pedazos pequeños, hasta que esté bien cocida. Agregue el caldo de res y la salsa Worcestershire, revolviendo bien.

5. Mezcle la mezcla de champiñones y la carne molida de nuevo en la sartén, espolvorea la nuez moscada por encima.
6. Agregue la crema agria y cocine a fuego lento hasta que espese. Agregue el perejil, sazone con sal y pimienta para gusto.
7. Sirva con arroz de coliflor cocido.

QUESO A LA PARRILLA

INGREDIENTES:

Bollo:
- 2 huevos grandes
- 2 cucharadas de harina de almendras 1 1/2 cda.de polvo de cáscara de psyllium 1/2 cdta. de polvo para hornear
- 2 cucharadas de mantequilla blanda

Rellenos y Extras:
- 60 g Queso cheddar (o cheddar blanco) 1 cda.de mantequilla, para freír

INSTRUCCIONES:

1. En un tazón, mezcle todos los ingredientes del panecillo. Sigue mezclando hasta que espese.
2. Extienda la mezcla en un tazón o recipiente cuadrado y nivélelo. Limpie los lados si es necesario.
3. Microondas durante 90 segundos y comprobar si está hecho. Si no, continúe en incrementos de 15 segundos.
4. Una vez cocido, retire la rotura del recipiente y córtelo por la mitad.
5. Ponga queso entre los panes, caliente la mantequilla en una sartén a fuego medio y fría el queso asado hasta que esté satisfecho con la textura. Sirva.

SALMÓN GLASEADO CON JENGIBRE Y SÉSAMO KETO

INGREDIENTES:
- 280 gr. Filete de salmón
- 2 cucharadas de salsa de soya
- 2 cdta.s de aceite de sésamo
- 1 cda.de vinagre de arroz
- 1 cdta. de jengibre picado
- 2 cdta.s de ajo picado
- 1 cda.de salsa de pescado rojo
- 1 cda.de salsa de tomate sin azúcar
- 2 cucharadas de vino blanco

INSTRUCCIONES:
1. En un tazón, agregue todos los ingredientes excepto el aceite de sésamo, salsa de tomate y vino blanco. Deje reposar durante unos 10-15 minutos.
2. Lleve una sartén a fuego alto y agregue aceite de sésamo.
3. Una vez que vea la primera voluta de humo, agregue el pescado con la piel hacia abajo.
4. Deje que el pescado se cocine y la piel quede crujiente, luego voltee y cocine del otro lado
5. Agregue todos los líquidos de la marinada que han estado reposando en la sartén y deje que hierva con el pescado cuando lo voltee.
6. Retire el pescado de la sartén y reserve.
7. Agregue ketchup y vino blanco para marinar los líquidos.
8. Dejar cocer a fuego lento durante 5 minutos para que reduzca. Servir a un lado.
9. Disfrutar

TORTILLA ESPAÑOLA

INGREDIENTES:
- 1 1/2 tazas de caldo de pollo

- 1 cucharada de mantequilla
- 2 limones en jugo
- 4 3/4 pulgadas de chuletas de cerdo deshuesadas
- 6 dientes de ajo picados
- Sal y pimienta al gusto
- 1 cucharada de aceite de oliva

INSTRUCCIONES
1. Caliente el aceite de oliva en una olla grande a fuego medio-alto.
2. Sazone la carne de cerdo con sal, pimienta y ajo en polvo.
3. Coloque la carne de cerdo en la olla instantánea y dore los lados. Dejar de lado.
4. Agregue el ajo y saltee por un minuto. Agrega el jugo de limón y el pollo.
5. caldo. Agregue la mantequilla.
6. Vuelva a agregar las chuletas de cerdo a la sartén. Cubra la tapa y cocine a fuego lento durante 20 minutos.
7. Sirve y disfruta.

TACOS DE LECHUGA CARNITAS

Ingredientes:
- 1 1/2 cucharadita de salsa barbacoa
- 1 1/2 cucharadita de salsa hoisin
- 1/2 cucharadita de pimentón ahumado
- 900 g de costillitas
- 1 taza de agua
- Pimienta y sal al gusto

INSTRUCCIONES
1. Agregue todos los ingredientes en una olla a fuego alto y deje hervir.
2. Una vez que hierva, baje el fuego a fuego lento y cocine por 35 minutos.
3. Ajuste la sazón al gusto.
4. Sirve y disfruta.

RECETAS DE CENA KETO

¿Está buscando recetas fáciles y deliciosas para la cena cetogénica? Si no tiene ideas para la cena cetogénica, ¡lo tengo cubierto con estas recetas bajas en carbohidratos para la cena que encantarán a toda la familia!

Recuerde, no solo está reduciendo los carbohidratos con la cetosis, sino que también está cambiando su fuente de combustible a las grasas, por lo que es fundamental aumentar la ingesta de grasas. Esto puede parecer aterrador para las personas que han estado evitando la grasa, pero es necesario que el cuerpo tenga una fuente de combustible para cambiar. Sin la cantidad adecuada de grasa, el cuerpo intentará obtener sus carbohidratos de las proteínas y usted seguirá usando carbohidratos como combustible.

ALBÓNDIGAS DE CORDERO SOBRE FIDEOS DE CALABACÍN

INGREDIENTES:
- 450 g Calabacín
- 1170 gr. Salsa para pasta
- 450 g. Carne molida de cordero
- 2 chalotes
- 1 yema
- 1 cdta. Canela
- 1 cdta. Comino
- Pimienta de Cayena al gusto Sal y pimienta al gusto Hojuelas de pimiento rojo

INSTRUCCIONES:
1. Precaliente el horno a 220° C.
2. Calabacín en juliana.
3. Prepare las albóndigas mezclando el resto de los ingredientes menos la salsa para pasta y forme aproximadamente 16 albóndigas de 30 g
4. Cocine las albóndigas por 12 minutos.
5. En una cacerola, combine la salsa para pasta y los fideos de calabacín preparados y cocina de 3 a 4 min.
6. Servir con albóndigas.

ALBÓNDIGAS BAJAS EN CARBOHIDRATOS

INGREDIENTES:
- 450 g de carne molida (o 1/2 libra de carne de res
- 1/2 libra de cerdo
- 1/2 taza de queso parmesano rallado
- 1 cda.ajo picado (o pasta)
- 1/2 taza de queso mozzarella
- 1 cdta. recién molida
- pimienta

INSTRUCCIONES:
1. Precaliente el horno a 200° C

2. En un tazón grande, mezcle todos los ingredientes. Enrolle la mezcla de carne en aproximadamente 5
3. albóndigas.
4. Llevar al horno por unos 20 minutos hasta que estén cocidos a 170 grados.
5. Cuando estén listos, agréguelos a una olla de salsa, cocine por unos minutos.

ALITAS DE POLLO CON PARMESANO Y AJO

INGREDIENTES:
- 8 cucharadas (115 g) de mantequilla
- 2 dientes de ajo picados
- 1 cucharada de especias italianas secas
- 1/4 de taza de queso parmesano rallado
- 1/2 taza de sal rosa
- Pimienta negra recien molida
- 455 g de alitas de pollo

INSTRUCCIONES:
1. Precaliente la multicocina al maximo colocando una sarten en ella. Cubra una bandeja para hornear con papel de aluminio o una estera de silicona.
2. Coloque la mantequilla, el ajo, el condimento italiano y 1/4 de taza de queso parmesano en la olla de coccion lenta y sazone con sal rosada y pimienta. Deje que la mantequilla se derrita y revuelva los ingredientes hasta que esten bien combinados.
3. Agregue las alitas de pollo y revuelva hasta que la mezcla cubierto con mantequilla.
4. Cubra la multicocina y cocine durante 2 horas y 45 minutos.
5. Precaliente la parrilla. Transfiera las alitas a la bandeja para hornear preparada, espolvoree la 1/2 taza restante de queso

parmesano sobre las alitas y cocine a la parrilla hasta que esten crujientes, aproximadamente 5 minutos. Sirva caliente.

ALITAS CETOGÉNICAS AL ESTILO BÚFALO

INGREDIENTES:
1. 12 alitas de pollo
2. 4 cucharadas de mantequilla
3. 1/4 taza de salsa picante
4. 1 diente de ajo picado
5. 1/4 cdta. pimenton
6. 1/4 de cdta. de pimienta de cayena (para la versión no suave)
7. 1/4 de cdta. de sal
8. 1 molido de pimienta fresca

INSTRUCCIONES:
1. Comience horneando sus alitas de pollo.
2. Mientras se hornean las alitas de pollo, agregue el ajo y la mantequilla a una
3. recipiente apto para microondas y derrita en el microondas.
4. Una vez derretido, agregue el resto de los ingredientes y mezcle.
5. Cuando las alitas estén cocidas, revuélvelas todas en un tazón hasta que estén cubiertas.

BARBACOA CARIBEÑA

INGREDIENTES:
- 1300 g chuck asado (sin grasa), cortado en trozos de 2 pulgadas
- 4 dientes de ajo picado
- 2 chipotles en salsa de adobo, picados
- 1 cebolla blanca pequeña, finamente picada (alrededor de 1 taza)
- 1/4 taza de jugo de limón fresco
- 2 cucharadas de vinagre de sidra de manzana

- 3 hojas de laurel
- 1 cda.de comino molido
- 1 cda.de orégano mexicano seco (u orégano regular)
- 2 cdta.s de sal
- 1 cdta. de pimienta negra
- 1/4 cdta. clavo molido
- 1/2 taza de caldo de res o agua

INSTRUCCIONES:
1. Combine todos los ingredientes en la olla de cocción lenta.
2. Cubra y cocine a fuego lento durante 6-8 horas o hasta que la carne se deshaga.
3. Triture la carne en trozos pequeños mientras aún está dentro de la olla de cocción lenta.
4. Mezcle con los jugos, cubra y deje reposar en los jugos durante 10 minutos. Servir y disfrutar.

BOLAS DE SALCHICHA

INGREDIENTES:
- 340 gr. Salchicha Jimmy Dean's
- 170 gr. Queso Cheddar Rallado
- 12 Cubos Cheddar (Opcional)

INSTRUCCIONES:
1. Mezcle el queso rallado y la salchicha y divida en 12 partes iguales para rellenar.
2. Agregue un cubo de queso al centro de la salchicha dividida y forme bolas.
3. Freír a 375º C hasta que estén crujientes.

BOMBAS DE GRASA CETOGÉNICA

INGREDIENTES:
- 1 taza de mantequilla de coco
- 1 taza de leche de coco (completa, enlatada) 1 cdta. de extracto de vainilla (sin gluten)

- 1/2 cdta. de nuez moscada
- 1/2 cdta. de canela
- 1 cdta. de extracto de stevia en polvo (o al gusto)
- 1 taza de coco rallado

INSTRUCCIONES:

1. Coloque un recipiente de vidrio sobre una cacerola con unas pocas pulgadas de agua para crear una caldera doble.
2. Agrega todos los ingredientes excepto el coco rallado al baño maría a fuego medio. Revuelva los ingredientes mientras espera que se derritan.
3. Retire del fuego una vez que todos los ingredientes estén combinados. Coloque el tazón en el refrigerador hasta que esté lo suficientemente duro como para formar bolas, aproximadamente 30 minutos.
4. Enrolle la mezcla en bolas de una pulgada y páselas por los trozos de coco. Coloque las bolas en un plato y refrigere por una hora. Servir y disfrutar.

BROCHETAS DE POLLO CON SALSA DE MAN

INGREDIENTES:

- 455 g de pechugas de pollo deshuesadas y sin piel, en rodajas
- 3 cucharadas de salsa de soja (o aminoacidos de coco), agregadas en lotes
- 3 cucharaditas de aceite de sesamo oscuro, agregado en lotes de ghee para pincelar
- 2 cucharadas de mantequilla de man[Sal rosa Pimienta negra recien molida

INSTRUCCIONES:

1. En una bolsa ziplock grande, coloque los trozos de pollo con 2 cucharadas de salsa

de soya, 1/2 cucharadita de salsa sriracha y 2 cucharaditas de aceite de sesamo. Selle la bolsa y deje marinar el pollo durante una hora mas o menos en el refrigerador o dejar toda la noche.

2. Si esta utilizando brochetas de madera de 8" (aproximadamente 20 cm), sumerjalas en agua durante 30 minutos antes de utilizar.
3. Me gusta usar mi parrilla para brochetas porque no tengo una parrilla al aire libre. Si no tienes una parrilla, puedes usar una sarten grande. Caliente una sarten o parrilla a fuego lento.
4. Engrasar una parrilla con ghee. Ensarte las piezas de pollo en las brochetas. Cuece las brochetas a fuego lento durante 10-15 minutos, dando vueltas en el proceso.
5. Mientras tanto, prepara la salsa de man[. Mezcle la cucharada restante de salsa de soya, 1/2 de cucharadita de salsa sriracha, 1 cucharadita de aceite de sesamo y mantequilla de man[. Sazone con sal rosa y pimienta. Sirva las brochetas de pollo con un tazon pequeno de salsa de man[.

CALABAZA ESPAGUETI ESTILO LASAÑA

INGREDIENTES:

- 30 rebanadas de queso mozzarella
- 1 frasco grande (40 Oz) de salsa Marinara de Rao
- Queso ricotta de leche entera de 360 gr.
- 1.25 kg Calabaza Espagueti, cocida (2 Calabazas Espagueti grandes)
- Carne de vaca

INSTRUCCIONES:

1. Precaliente el horno a 375.
2. Rebane la calabaza espagueti y colóquela boca abajo en un plato grande de vidrio.

3. Llene con agua hasta que la pulpa de la calabaza esté cubierta.
4. Hornee por 45 minutos o hasta que la piel pueda perforar fácilmente.
5. Carne dorada.
6. En una cacerola grande combine a fuego medio la carne dorada y la marinara.
7. Salsa y reservar cuando esté bien caliente.
8. Raspe la pulpa de la calabaza cocida para que se asemeje a hilos de espagueti.
9. Comience a colocar la lasaña en capas en una fuente grande engrasada alternando capas de
10. Calabaza espagueti, salsa de carne, mozzarella, ricota y repita hasta que los ingredientes
11. esta completo terminado.
12. Hornee por 35 minutos adicionales o hasta que estén doradas.

CREMOSO POLLO ITALIANO SCAMPI

INGREDIENTES:
- 680 gs. Pechuga de pollo – Cortada en trozos tiernos
- 6 Dientes de ajo grandes – Picados
- 6 Cdas. Mantequilla – Divida
- 1 taza de caldo de pollo
- 1 taza de crema espesa
- 1/4 Taza Queso Parmesano – Rallado
- 170 gr. Pimientos Mixtos – Rebanados
- Algunas Rodajas Cebolla Roja
- 1 cdta. Condimento italiano
- 1/2 cdta. Hojuelas de pimiento rojo
- Sal y pimienta al gusto

INSTRUCCIONES:
1. En una sartén grande, a fuego medio-alto, dore el pollo sazonado en 4 cucharadas. manteca.
2. Dore por ambos lados hasta que estén

dorados aproximadamente 3-4 minutos por cada lado.
3. Retire el pollo de la sartén y reserve.
4. Usando la misma sartén, reduzca el fuego a medio y dore las 2 cucharadas restantes. mantequilla y ajo picado alrededor de 1-2 minutos.
5. Agregue la cebolla roja en rodajas y saltee hasta que esté transparente.
6. Desglasar la sartén con caldo de pollo. Y agregue el condimento italiano y las hojuelas de pimiento rojo.
7. Llevar a ebullición a fuego medio y reducir a bajo.
8. Dejar cocer a fuego lento 2-3 minutos.
9. Agregue la crema espesa y continúe cocinando a fuego lento y espesando de 5 a 10 minutos.
10. Mezcle el queso parmesano y sal y pimienta al gusto.
11. Agregue los pimientos y agregue el pollo.
12. Cocine a fuego lento hasta que el pollo esté completamente cocido.

CUÑAS DE POLLO CON QUESO AZUL BUFFALO

INGREDIENTES:
- Una cabeza de lechuga
- Aderezo de queso azul
- 2 cucharadas. queso azul desmenuzado
- 4 tiras de tocino
- 2 pechugas de pollo (sin hueso) 3/4 taza de tu salsa buffalo favorita

INSTRUCCIONES:
1. Pon a hervir una olla de agua con sal.
2. Agregue dos pechugas de pollo al agua y deje cocinar 30 minutos o el pollo
3. alcanza los 180 grados internamente.
4. Deje que el pollo se enfríe y descanse 10 minutos.

5. Con un tenedor, separe el pollo en tiras.

6. Cocine y enfríe las tiras de tocino, reserve para desmenuzar A fuego medio combine el tiró de pollo y salsa de búfalo, y revuelva hasta que esté caliente.

7. Corte la lechuga en gajos y cubra con aderezo de queso azul.

8. Agregue queso azul desmenuzado.

9. Agregue el pollo desmenuzado al estilo búfalo.

10. Cubra con más queso azul desmenuzado y tocino cocido desmenuzado.

11. Servir y disfrutar.

CALENTAMIENTO DE SOPA DE POLLO KETO

INGREDIENTES:
- 3-4 mitades de pechuga de pollo
- 3.5 cuartos de agua
- 1 cebolla, pelada y cortada en cubitos
- 2 cdta.s condimento italiano
- 1/2 limón en rodajas (o dos paquetes de True Lemon)
- 3 dientes de ajo picados
- 2 hojas de laurel
- 4 cubitos de caldo de pollo
- sal y pimienta kosher
- 3 cucharadas perejil picado
- 2/3 taza Chardonnay
- 2 cdta.s romero, picado
- 1 taza de queso parmesano rallado
- 3/4 taza de crema espesa

INSTRUCCIONES:
1. En una olla agrega todos los ingredientes hasta la sal y pimienta kosher.

2. Cocine el pollo en la mezcla hasta que el pollo esté completamente cocido y alcance

3. 180 grados (alrededor de 30-45 minutos).

4. Retire el pollo del agua, déjelo enfriar y desmenúcelo / desmenúcelo con una tenedor Mientras tanto, cuele el caldo a través de un colador en un tazón grande y tírelo

5. *(continuación)*

6. elimine los sólidos Vierta el caldo nuevamente en la olla.

7. Agregue los ingredientes restantes (excepto el pollo) en un tazón.

8. Agregue la mezcla al caldo en la olla, mezcle y cocine por 10 minutos a fuego lento.

9. Agregue el pollo desmenuzado a la olla y cocine por 5 minutos adicionales ¡Disfrute!

CAMARONES REBOZADOS CON MANTEQUILLA CREMOSA TAILANDESA

INGREDIENTES:
CAMARONES REBOZADOS:
- 15 g Parmigianino Reggiano, rallado
- 2 cdas. Harina de almendra
- 1/2 cdta. Levadura en polvo
- 1/4 cdta. Curry en polvo (opcional)
- 1 cda. Agua
- 1 huevo grande
- 12 camarones medianos
- 3 cucharadas Aceite de coco

SALSA CREMOSA DE MANTEQUILLA:
- 2 cucharadas. Mantequilla sin sal
- 1/2 cebolla pequeña, picada
- 1 diente de ajo, finamente picado
- 2 chiles tailandeses pequeños, en rodajas
- 2 cdas. hojas de curry
- 1/2 taza de crema espesa
- 1/3 onza Cheddar Maduro (opcional)
- Sal y Pimienta al Gusto
- 1/8 cdta. Semillas de sésamo (guarnición)

INSTRUCCIONES:

1. Retire las cáscaras de los camarones, desvene y limpie.
2. Seque los camarones limpios con toallas de papel.
3. En un tazón, mezcle 14 g Parmigianino Reggiano rallado, 2 cda.harina de almendras, 1/2 cdta. polvo de hornear y 1/4 cdta. polvo de curry.
4. Agregue 1 huevo y 1 cucharada. agua y mezcle bien hasta que quede suave.
5. En una sartén, caliente 3 cucharadas. aceite de coco a fuego medio Cubra bien los camarones con el rebozar y freír los camarones hasta que se doren.
6. Retírelos de la sartén y colóquelos en una rejilla para que se enfríen.
7. En una sartén precalentada a fuego medio-bajo, derrita 2 cucharadas. mantequilla sin sal entonces agregar 1/2 cebolla picada.
8. Cocine hasta que la cebolla esté transparente.
9. Incorpore el ajo finamente picado, los chiles en rodajas y 2 cdas. de hojas de curry cocine hasta que se ablande un poco.
10. Reduzca el fuego a bajo y agregue suavemente 1/2 taza de crema espesa con 0.85 g de queso Cheddar.
11. Agregue los camarones rebozados a la salsa espesa y cubra bien.
12. Aliñar con semillas de sésamo. Servir.

CAMARONES CON AGUACATE EN UN BOL DE HOJAS LECHUGA

INGREDIENTES:

- 1 cucharada de ghee
- 225 g de gambas
- 1/2 taza de tomates cherry, cortados por
- la mitad
- 1/2 aguacate, en rodajas
- Sal rosada
- Pimienta negra recien molida
- 4 hojas de lechuga untadas con mantequilla, lavadas y escurridas
- 1 cucharada de salsa roja picante de mayonesa de miso

INSTRUCCIONES:

1. Caliente el ghee en una sarten mediana a fuego medio. Agregue los camarones y cocine.
2. Sazone con sal rosada y pimienta. Los camarones estan listos cuando se vuelven rosados y opacos.
3. Sazone los tomates y los aguacates con sal rosada y pimienta. Divida las copas de ensalada entre dos platos.
4. Rellene cada uno con camarones, tomates y aguacate. Cubra con mayonesa y sirva.

CAMARONES EN MANTEQUILLA DE AJO

INGREDIENTES:

- 3 cucharadas de mantequilla
- 225 g de gambas
- Sal rosada
- Pimienta negra recien molida
- 1 limon, cortado a la mitad
- 2 dientes de ajo picados
- 1/2 de cucharadita de hojuelas de pimiento rojo (opcional)

INSTRUCCIONES:

1. Coloque la mantequilla en una fuente para hornear de 8 pulgadas (20 cm) y coloquela en el horno precalentado hasta que la mantequilla se derrita.
2. Sazone los camarones con sal rosada y pimienta.

3. Corta la mitad del limon en rodajas finas y la otra mitad en 2 rodajas.
4. En una fuente para horno, agregue los camarones y el ajo a la mantequilla. Los camarones deben estar en una capa. Agregue rodajas de limon.
5. Espolvorea hojuelas de pimiento rojo encima. Hornee los camarones durante 15 min, revolviendo despues de 7 minutos.
6. Retire los camarones del horno y exprima el jugo de 2 rodajas de limon en una fuente para servir. Servir caliente.

CARNE SALTEADA ASIÁTICA

INGREDIENTES:
- 450 g de bistec de solomillo, cortado en tiras de 1/8 de pulgada
- 2 paquetes de Splenda
- 3 cucharadas de aceite de cocina, dividido
- 2 cucharadas de salsa de soja
- 1/4 cdta. de pimienta
- 3 cebollas verdes, en rodajas finas
- 2 dientes de ajo, picados
- 1 Cda.de semillas de sésamo

INSTRUCCIONES:
1. En un plato, coloque la carne.
2. En un tazón combine el azúcar, el aceite, los condimentos, la salsa de soya y las semillas de sésamo.
3. Vierta la mezcla sobre la carne y mezcle hasta que esté completamente cubierta.
4. Marinar por 15 minutos.
5. En un wok a fuego alto sofreír la carne.
6. Lomo de cerdo en costra de parmesano relleno de espinacas

CARNITAS DE CERDO KETO

INGREDIENTES:
- 1800 g de lomo de cerdo deshuesado, sin grasa y cortado en cubos de 2 pulgadas
- 1 1/2 cdta. de sal
- 3/4 de cdta. de pimienta
- 1 cdta. de comino molido1 cebolla, pelada y partida por la mitad
- 2 hojas de laurel
- 1 cdta. orégano seco
- 2 cucharadas de jugo de lima fresco
- 2 tazas de agua
- 1 naranja mediana, exprimida y conserve las mitades usadas

INSTRUCCIONES:
1. Precaliente el horno a 300 F
2. En un horno holandés grande, agregue todos los ingredientes, incluido el gastado
3. mitades de naranja y jugo y deje hervir a fuego medio-alto, sin tapar.
4. Una vez que hierva a fuego lento, tapa la olla y colócala en el horno.
5. Cocine hasta que la carne se deshaga al pincharla con un tenedor, aproximadamente 2 horas.
6. Saque la olla del horno y encienda el asador.
7. Use una cuchara ranurada para quitar la carne de la sartén y colóquela en un papel de aluminio grande.
8. molde para rollos de gelatina forrado.
9. Retire y deseche todo de la olla excepto el líquido de cocción.
10. Coloque la olla a fuego alto en la estufa y hierva hasta que espese y tenga una consistencia de jarabe, alrededor de 20
11. minutos.
12. Mientras tanto, use dos tenedores para separar cada cubo de carne de cerdo en tres piezas del mismo tamaño.
13. Una vez que el líquido se haya convertido en un jarabe, doble suavemente los trozos de carne de cerdo en la olla.
14. Vuelva a colocar la carne de cerdo en la

fuente forrada con papel de aluminio y extienda la carne de manera uniforme para que quede una sola capa de carne.

15. Coloque la bandeja en la rejilla central inferior del horno y ase durante 5 a 10 minutos o hasta que la parte superior de la carne esté bien dorada. Voltee los trozos de carne y ase el otro lado hasta que estén bien dorados y los bordes ligeramente crujientes.

CAZUELA DE ATÚN CON BRÓCOLI

INGREDIENTES:

- 1 cabeza pequeña de coliflor, picada en trozos pequeños
- 1 cabeza pequeña de brócoli, picada en trozos pequeños
- 1 / 2 cebolla grande (de cualquier tipo), finamente picada
- 2 latas (5 oz. cada una) de atún, escurrido
- 1 lata (10.75 oz.) de sopa de crema de apio
- 1/2 taza de mayonesa
- sal, pimienta, sus condimentos favoritos
- 1.5 taza de queso cheddar rallado

INSTRUCCIONES:

1. Precaliente el horno a 350º F
2. En una olla grande, hierva agua y agregue la coliflor y el brócoli.
3. Cubra y reduzca el fuego a fuego lento durante 10 minutos. Escurra el agua.
4. Agregue todos los ingredientes (menos las 0.5 tazas de queso separadas) juntos y
5. esparcir en una cacerola grande sin engrasar.
6. Extiende el queso encima.
7. Hornee por 30 minutos o hasta que burbujee.

CAZUELA KETO DE REPOLLO Y CARNE DE RES

INGREDIENTES:

- libra de carne molida
- taza de cebolla picada
- bolsa de mezcla de ensalada de repollo
- 1-1/2 tazas de salsa de tomate
- 2 cdas. jugo de limon

INSTRUCCIONES:

1. En una sartén cocine la carne molida hasta que se dore y reserve.
2. Agregue la cebolla y el repollo a la sartén y saltee hasta que estén suaves.
3. Agregue la carne molida nuevamente junto con la salsa de tomate y el jugo de limón.
4. Lleve la mezcla a ebullición, luego cubra y cocine a fuego lento durante 30 minutos.

CERDO EN UN ICEBERG

INGREDIENTES:

- 200 g de filete de cerdo picado
- 1 taza de castañas de agua en rodajas, escurridas
- 1 cda.de jengibre en rodajas
- 1 cda.de salsa de chile
- 2 cucharadas de jerez
- 1 cda.de tamari o salsa de soya
- Hojas de lechuga iceberg cortadas cuidadosamente en copas

INSTRUCCIONES:

1. Saltee ligeramente el jengibre y agregue la carne de cerdo picada.
2. Dorar la carne.
3. Agregue el jerez y las salsas.
4. Agregue las castañas de agua y una pequeña cantidad de agua a fuego lento durante 5 min.

5. Vierta la mezcla en copas de lechuga hechas de lechuga iceberg.
6. Servir y disfrutar.

CHILI DE POLLO BAJO EN CARBOHIDRATOS DE SOYA

INGREDIENTES:
- 2 pechugas de pollo deshuesadas y sin piel
- 1 cebolla
- 2 dientes de ajo
- 1 lata de 225 g de salsa de tomate
- 1 lata de 280 g de tomates cortados en cubitos y chiles verdes
- 2 latas de 1140 g de soya negra frijoles
- 2 cucharadas. manteca
- 1 cucharada. aceite de oliva
- Pimienta de cayena roja molida
- Chile en polvo
- Sal y Pimienta
- Queso rallado de su elección
- Crema agria

INSTRUCCIONES:
1. Caliente 2 cucharadas. mantequilla en una olla grande a fuego medio y saltee la cebolla picada y el ajo hasta tiernizar.
2. Corte el pollo en trozos pequeños de 1 pulgada y colóquelo en una olla con 1 cucharada aceite de oliva.
3. Condimentar con sal y pimienta.
4. Cocine hasta que la carne esté ligeramente dorada.
5. Agregue una lata de 225 g de salsa de tomate a la olla y hierva suavemente.
6. Agregue tomates cortados en cubitos, chiles verdes y frijoles de soya negros.
7. Sazone con pimienta de cayena roja molida, chile en polvo y sal.
8. Remueve y tapa la olla.
9. Cocine de 45 minutos a 1 hora.

10. Al servir cubra con queso rallado y crema agria.

CHORIZO PICANTE DE TOMATE Y COCO CON ENSALADA DE REPOLLO

INGREDIENTES:
- 1 cucharada. aceite de coco
- 1 enlace de salchicha de chorizo picante (3-120 g) cortado en trozos pequeños con unas tijeras
- 2 tazas de mezcla básica de ensalada de col
- 1 cucharada. pasta de tomate o ketchup o salsa baja en carbohidratos

INSTRUCCIONES:
1. Derrita el aceite de coco en una sartén antiadherente y dore ligeramente los trozos de salchicha.
2. Agregue la mezcla de ensalada de col y continúe cocinando hasta que el repollo esté suave y la salchicha está completamente cocida.
3. Agregue la cda.de pasta de tomate o salsa de tomate.
4. Servir y disfrutar.

CHORIZOS MEXICANOS DE TERNERA

INGREDIENTES:
- 900 g de ternera molida
- 2 cebollas verdes, finamente picadas (1/3 taza)
- 2 cucharadas de cilantro fresco, picado
- 2 cucharadas de salsa verde o roja
- 1/2 cdta. de comino molido
- 1/2 cdta. de sal
- 1/4 cdta. de pimienta negra recién molida

- 2 cucharadas de aceite de oliva
- 1/4 taza de salsa verde o roja para decorar
- 1/4 taza de crema agria para decorar
- 1 lima, cortado en rebanadas o gajos, para decorar

INSTRUCCIONES:

1. Combine todos los ingredientes en un tazón y triture.
2. Forme con la mezcla 4 salchichas.
3. Caliente el aceite en una sartén antiadherente a fuego alto y dore la salchicha de 8 a 10 minutos.
4. Atender.

CHUCK CUBANO

INGREDIENTES:

- 2.5 – 1300 g de carne asada deshuesada 1/2 taza de salsa verde
  1/2 taza de chiles verdes picados enlatados
- 1 taza de tomates cortados en cubitos
- 2 cucharadas. hojuelas de cebolla seca 1 cdta. polvo de ajo
- 1/2 taza de pimientos rojos y amarillos cortados en tiras 1 cdta. sal
- 2 cucharadas. comino molido
- 1 cucharada. cilantro molido
- 1 cdta. Orégano seco
- 1 cucharada. chile en polvo
  1/2 cdta. pimienta negra
- 2 cucharadas. Vinagre de sidra de manzana

INSTRUCCIONES:

1. Dore el asado sazonado en una sartén caliente hasta que se dore por todos lados.
2. Coloque la carne en el fondo de una olla de barro.
3. Agregue la salsa verde, los chiles y los tomates y deje hervir.
4. Vierta sobre la carne.
5. Agregue las hojuelas de cebolla, el ajo, los pimientos, la sal, el comino, el cilantro, el orégano, el chile
6. polvo, pimienta negra y vinagre de sidra de manzana.
7. Cocine durante 4 horas a temperatura alta o hasta que la carne esté tierna.
8. Triture la carne.
9. Servir y disfrutar.

CHULETAS DE BRUSELAS Y TOCINO

INGREDIENTES:

- 2 chuletas de cerdo (prefiero con hueso, pero las chuletas sin hueso también funcionan muy bien)
- 1 bolsa de coles de Bruselas ralladas
- 4 rebanadas de tocino
- Sal pimienta
- Salsa Worcestershire
- Jugo de limón (opcional)

INSTRUCCIONES:

1. Mezcle las chuletas de cerdo con salsa Worcestershire, sal y pimienta y déjelas reposar en una bandeja para hornear durante 15 min.
2. Coloque las chuletas de cerdo en una parrilla precalentada durante 5 minutos, luego déles la vuelta y continúe cocinando durante 4 minutos adicionales hasta una temperatura interna de 145 grados.
3. Resto de chuletas cocidas.
4. Cocine el tocino picado en una sartén grande hasta que esté ligeramente dorado. Agregue las coles de Bruselas ralladas y cocínelas juntas.
5. Revuelva las coles de Bruselas con el tocino y la grasa y cocine de 3 a 4 minutos o hasta que el tocino esté crujiente.

CHULETAS DE CERDO KETO ESTILO ASIÁTICO

INGREDIENTES:
- 4 chuletas de cerdo sin hueso
- 1 Anís Estrellado Mediano
- 1 tallo de limoncillo (pelado y cortado en cubitos) 4 dientes de ajo partidos por la mitad 1 cda.de salsa de pescado
- 1 cda.de harina de almendras
- 1/2 cda.de salsa de tomate sin azúcar
- 1/2 cda.de pasta de chile Sambal
- 1 1/2 cucharilla. Salsa de soja
- 1 cdta. Aceite de sésamo
- 1/2 cdta. de cinco especias
- 1/2 cdta. de granos de pimienta

INSTRUCCIONES:
1. Coloque las chuletas de cerdo en una superficie de trabajo plana y con un rodillo envuelto en cera papel, libra a 1/2 pulgada de espesor.
2. La mitad de los dientes de ajo y reservar Moler los granos de pimienta y el anís estrellado a un polvo fino en una licuadora Agregue la hierba de limón y el ajo, y mezcle hasta que se forme un puré.
3. Agregue la salsa de pescado, la salsa de soya, el aceite de sésamo y el polvo de cinco especias y mezcle bien.
4. Coloque las chuletas de cerdo en una bandeja, agregue la marinada y voltee para cubrir.
5. Cubrir y marinar a temperatura ambiente durante 1-2 horas.
6. Caliente una sartén a fuego alto y cubra ligeramente las chuletas de cerdo con harina de almendras.
7. Agregue las chuletas a la sartén y déjelas dorar por ambos lados, volteándolas una vez.
8. Transfiera a una tabla de cortar y corte cada chuleta en varias tiras.
9. Para crear una salsa, mezcle la pasta de chile Sambal y el ketchup sin azúcar.

CHULETA DE CERDO EMPANIZADA

INGREDIENTES:
- 1 chuleta de cerdo grande con hueso.
- 2 huevos medianos.
- 1 bolsa de chicharrones (3 oz) (usé Mac's) 1/4 taza de queso parmesano rallado.
- 1 cdta. cebolla picada. (Tipo seco que obtienes en la sección de especias).
- 1/2 cdta. ajo polvo.
- Pizca de sal.
- 1 cdta. pimienta negra.
- 1/2 barra de mantequilla.
- 1/4 taza de aceite de oliva.

INSTRUCCIONES:
1. Bate los huevos en un tazón mediano y reserva.
2. En un procesador de alimentos, muele las 85 g de chicharrones, parmesano y todo condimentos y verter en una fuente.
3. Derrita la mantequilla y el aceite de oliva en una sartén a fuego medio alto.
4. Sumerja la chuleta de cerdo en el huevo y luego pásela por la mezcla de chicharrón.
5. Coloque la chuleta en la sartén y cocine por ambos lados hasta que esté dorada y una temperatura interna de 145-155.
6. Retire de la sartén y deje reposar durante 3 minutos. Servir.

CHULETAS DE CERDO EN SALSA BRILLANTE

INGREDIENTES:
- 2 kg Lomos De Cerdo
- Salsa 75g

- 3 cucharadas de jugo de lima
- 1 cdta. Comino molido
- 1 cdta. Polvo de ajo
- 1 cdta. Sal
- 1 cdta. Pimienta negro
- Aerosol para cocinar sin calorías

INSTRUCCIONES:

1. En un tazón pequeño combine
2. comino, ajo en polvo, sal y pimienta y frote la mezcla de especias en las chuletas de cerdo.
3. Dorar las chuletas 5 minutos por cada lado a fuego medio.
4. Rocíe el interior del aerosol para cocinar de su olla de cocción lenta y agregue las chuletas de cerdo.
5. Agregue la mezcla de salsa y lima.
6. Cocine a fuego lento durante 8 horas.
7. Servir y disfrutar.

CHULETAS DE QUESO RELLENAS

INGREDIENTES:

- 4 Chuletas De Cerdo De Corte Grueso (3.67 lbs. 2" de grosor)
- 3 rebanadas de tocino
- 3 onzas. Queso Azul
  85 g Queso feta
- 60 g Cebolla Verde
- 60 g Queso crema
- Sal, pimienta y ajo en polvo al gusto

INSTRUCCIONES:

1. Cocine el tocino en una sartén, reserve la grasa.
2. Combine el queso azul y el queso feta en un tazón.
3. Mezcle el tocino y las cebollas verdes.
4. Agregue el queso crema y combine.
5. Rebane el lado sin grasa de las chuletas de cerdo.

6. Rellénelos con la mezcla de queso y asegúrelos para cerrarlos con palillos.
7. Sazone con sal, pimienta y ajo en polvo.
8. A fuego alto, dore ambos lados durante 1,5 minutos en la grasa de tocino.
9. Transfiera a una sartén preparada y cocine a 350 grados durante 55 minutos.
10. Reposar 3 minutos antes de servir.

COLIFLOR GRATINADA SIN GLUTEN

INGREDIENTES:

- 4 tazas de floretes de coliflor crudos
- 4 cucharadas manteca
- 1/3 taza de crema batida espesa sal y pimienta al gusto
- 6 rebanadas de queso pepper jack deli

INSTRUCCIONES:

1. Combine la coliflor, la mantequilla, la crema, la sal y la pimienta y cocine en el microondas a temperatura alta.
2. 25 minutos, o hasta que estén tiernos.
3. Triturar con un tenedor.
4. Sazone al gusto.
5. Coloque las rebanadas de queso sobre la parte superior de la coliflor y colóquelas
6. microondas 2-3 minutos adicionales o hasta que el queso se haya derretido.

COLIFLOR ARROZ POLLO AL CURRY

INGREDIENTES:

- 900 g de Pollo (4 pechugas)
- 1 paquete de Curry Paste
- 1 taza de agua
- 3 cucharadas de Ghee (puede sustituir la mantequilla)
- 1/2 taza de crema espesa
- 1 cabeza de coliflor (alrededor de 1 kg)

INSTRUCCIONES:

1. Derrita Ghee en una olla con tapa.
2. Agregue la pasta de curry.
3. Agregue agua y cocine a fuego lento durante 5 minutos.
4. Agregue el pollo, cubra y cocine a fuego lento durante 20 minutos o hasta que el pollo esté cocido.
5. Picar la cabeza de coliflor fresca y triturarla en un procesador de alimentos para que parezca arroz.
6. Una vez cocido el pollo, destapar e incorporar la crema.
7. Cocine por 5 minutos adicionales y sirva sobre la coliflor rizada.

COLIFLOR SIN PAN PALITOS DE AJO

INGREDIENTES:

- 2 tazas de arroz con coliflor
- 1 cucharada. mantequilla orgánica
- 3 cdta.s ajo molido
- 1/4 cdta. hojuelas de pimiento rojo
- 1/2 cdta. Condimento italiano
- 1/8 cdta. sal kosher
- 1 taza de queso mozzarella rallado
- 1 huevo
- Queso parmesano rallado

INSTRUCCIONES:

1. Precalentar el horno a 350 °C
2. Derrita la mantequilla en una sartén pequeña a fuego lento y saltee el ajo y las hojuelas de pimiento rojo de 2 a 3 min y agréguelo a un tazón de coliflor cocida.
3. Mezcle el condimento italiano y la sal.
4. Refrigerar inmediatamente por 10 minutos. Cuando se enfríe un poco, agregar el huevo y queso mozzarella a su mezcla de coliflor.
5. Mezcla suave en una capa delgada en una fuente para hornear de 9 × 9 ligeramente engrasada forrada con papel pergamino.
6. Hornear 30 minutos.
7. Retire del horno, cubra con un poco más de queso mozzarella y parmesano.
8. Regrese al horno y cocine por 8 minutos adicionales.
9. Retire del horno y corte en palitos del tamaño deseado.

CROCK DE POLLO CON TOCINO CREMOSO

INGREDIENTES:

- 8 rebanadas de tocino
- 8 pechugas de pollo deshuesadas y sin piel
- 2 latas (280 gr.) de crema de champiñones con ajo asado
- 1 taza de crema agria
- 1/2 taza de harina
- Sal y pimienta al gusto

INSTRUCCIONES:

1. Envuelva una rebanada de tocino alrededor de cada pechuga de pollo deshuesada y colóquela en olla de barro.
2. En un tazón mediano, mezcle ambas sopas, la crema agria y la harina.
3. Vierta la mezcla sobre el pollo.
4. Cubra la olla y cocine a fuego lento durante 6-8 horas / la temperatura interna debe leer 160 -170 grados F.
5. Después de que el pollo y el tocino estén bien cocidos, retíralos de la olla.
6. Bate la salsa con un batidor de alambre para crear una consistencia aterciopelada a la salsa.
7. Vierta la salsa sobre el pollo.

EMPANADAS DE CHORIZO

INGREDIENTES:
- 450 g de chorizo molido 450 g de carne molida (70/30)
- 1 huevo grande
- 1/2 cebolla amarilla mediana, picada
- 3 dientes de ajo, picados
- 2 cucharadas. Salsa Worcestershire
- 3 cdas. sal marina ahumada (o sal kosher) 3 cdas. granos de pimienta negra molida

Para los toppings:
- 2 hojas grandes de col rizada
- 1 rodaja de tomate roma
- 1 tira de tocino
- 1 cdta. mayonesa
- 3 cucharadas Queso rallado

INSTRUCCIONES:
1. Caldera de precalentamiento
2. Coloque los ingredientes de la hamburguesa en un tazón y triture.
3. Divida la mezcla en 8 hamburguesas de un cuarto de libra.
4. Coloque las empanadas en una rejilla para asar con bandeja.
5. Ase a 3" del elemento calefactor durante 3 minutos por cada lado.
6. Dejar reposar cuando esté cocido.
7. Coloque la hamburguesa sobre una cama de col rizada, cubra con mayonesa, tomate, tocino y queso.
8. Servir y disfrutar.

FILETE DE FLANCO TIERNO SOUS VIDE

INGREDIENTES:
- 2.200 g Filete de flanco
- 1/2 taza de grasa de tocino (o aceite vegetal)
- 1/3 taza de salsa de soya
- 2 cucharadas. Vinagre balsámico
- 2 cucharadas. Jugo de limon
- 2 cucharadas. Salsa Worcestershire 1 cda. Mostaza de Dijon
- 2 cucharadas. Ajo molido
- 1 cdta. Pimienta negra

INSTRUCCIONES:
1. Configure la máquina Sous Vide a 56.5C para medio raro o 60C para medio.
2. Corte el filete de flanco por la mitad y colóquelo en una bolsa sellada al vacío.
3. Mezcle la marinada y vierta en la bolsa.
4. Selle la bolsa y colóquela en la máquina Sous Vide durante 24 horas.
5. Al servir, retire la carne y cree un dorado con un soplete.

FILETE DE CÍTRICOS

INGREDIENTES:
- 450 g de bistec, su elección de cortes
- 1 Cdta. de cáscara de limón finamente rallada
- 1/2 taza de jugo de limón 1/3 taza de aceite de cocina
- 2 cucharadas de cebolla verde en rodajas
- 4 cdta.s de Splenda
- 1 1/2 cdta.s de sal
- 1 cdta. de salsa Worcestershire
- 1 Cdta. de mostaza preparada
- 1/8 Cdta. de pimienta
- 1/2 cdta. de ralladura de naranja

INSTRUCCIONES:
1. Quite la grasa de la carne y colóquela en una fuente para horno poco profunda.
2. Combine todos los ingredientes para hacer la marinada de cítricos y vierta en la sartén sobre bistec y dejar reposar por lo menos 4 horas.

3. Asa el bistec y agrega el adobo restante durante el proceso de cocción.

FILETES DE AJO

INGREDIENTES:
- 1/2 taza de mayonesa
- 1/2 Cdta. de hojas secas de mejorana
- 1/2 Cdta. de hojas secas de tomillo
- 1/2 Cdta. de ajo en polvo
- 1/4 Cdta. de semillas de apio molidas
- 450 g de filetes de pescado

INSTRUCCIONES:
1. Combine y mezcle todos los ingredientes excepto el pescado.
1. Cepille 1/2 salsa en un lado del pescado.
2. Ase el pescado durante 5-8 minutos.
3. Voltee el pescado y cepille con la salsa restante.
4. Ase a la parrilla durante 5-8 minutos adicionales.

ENSALADA DE CAMARONES A LA PIMIENTA DE LUJO

INGREDIENTES:
- 220 gr camarones cocidos
- 1 /2 taza de pimientos verdes picados
- 1/2 taza de pimientos rojos picados
- 1/2 taza de pimientos amarillos picados
- 1/2 taza de cebollas picadas
- 1 cda. aceite de oliva
- 1 cda. vinagre de sidra
- 1 cdta. mostaza Dijon elegante
- 1/4 taza de queso parmesano, rallado

INSTRUCCIONES:
1. En un tazón, pique los pimientos y la cebolla y agregue los camarones cocidos.
2. Mezcle con un aderezo de aceite de oliva,

vinagre y mostaza Dijon. Aliñar con queso parmesano y servir.

FILETE DE HALIBUT DE DIJON

INGREDIENTES:
- 1 bistec de fletán fresco o descongelado de 170 g
- 1 cda.de mantequilla
- 1 cda.de jugo de limón
- 1/2 Cda.de mostaza Dijon
- 1 cdta. de albahaca fresca

INSTRUCCIONES:
1. Caliente la mantequilla, la albahaca, el jugo de limón y la mostaza en una cacerola pequeña para crear
2. líquido de glaseado.
3. Cepille ambos lados del filete de halibut con la mezcla.
4. Asa el pescado de 8 a 12 min a fuego medio hasta que esté tierno y escamoso.

HAMBURGUESA KETO DE CERDO CON SIDRA DE MANZANA

INGREDIENTES:
- 1 cda.de aceite de oliva
- 1/2 libra de coles de Bruselas
- 4 cucharadas de sidra de manzana (dividida)
- 3/4 carne de cerdo molida
- 1/2 cdta. de comino molido
- 1/2 cdta. de cilantro molido
- 1/8 cdta. de pimienta de cayena
- 2 rebanadas de queso cheddar
- 1/4 cebolla amarilla
- 1/4 manzana granny smith
- sal + pimienta

INSTRUCCIONES:
1. Cortar las coles de Bruselas en rodajas de

1/4 de pulgada.

2. En un tazón agregue 1 cucharada. aceite de oliva y 1 cda. sidra de manzana.

3. Agregue un poco de sal y pimienta y deje marinar en el mostrador.

4. En un tazón, mezcle la carne de cerdo, el comino, el cilantro, la cayena y 1 cuchara-da manzana sidra.

5. Formarlos en dos empanadas.

6. En una sartén agrega una cda. de aceite de oliva y agrega las hamburguesas.

7. Cocínelos durante 6-7 minutos por cada lado o hasta que la carne de cerdo esté completamente cocida a 160 grados

8. Coloque una rebanada de queso encima, luego cubra en un plato y reserve Rebane 1/4 de cebolla y 1/4 de manzana granny smith. Manténgase separado.

9. Use la sartén para hamburguesas para cocinar las cebollas, unos minutos hasta que estén suaves y translúcido.

10. Agregue las manzanas y cocine por unos dos minutos hasta que estén poco suave

11. Luego, agregue 2 cdas. de sidra de man-zana y dejar que se cocine todo junto alrededor de un minuto Cubra cada hamburguesa con la mitad de su mezcla de cebolla + manzana.

12. Rodea con la ensalada de coles de Bruse-las. ¡Disfrutar!

HAMBURGUESAS CON DELICIOSA SALSA

INGREDIENTES:
Para las Empanadas:
- 3 cucharadas de aceite de cocina (canola, vegetal)
- 900 g de 80/20 carne picada
- 3/4 taza de cebolla, finamente picada
- 1 huevo grande

- 1 cdta. de Salsa Tigre, o salsa picante, o al gusto, opcional 1
- cdta. de sal sazonada
- 1/2 cdta. de ajo en polvo
- 1/4 a 1/2 cdta.s de pimienta negra recién molida
- Aproximadamente 1/3 taza de todo hari-na de propósito, para mojar las empana-das

Para la Salsa:
- 1 cebolla grande, cortada por la mitad y en rodajas (alrededor de 3 tazas en roda-jas)
- 1 taza de caldo de res
- 1 taza de agua
- 1/4 taza de harina para todo uso
- 1/4 de cdta. de sal sazonada, o al gusto 1/4 de cdta. de negra recién molida
- pimienta, o al gusto
- 1/2 cda.de salsa Worcestershire, opcio-nal 1 cdta. de salsa para dorar y sazonar (como Kitchen Bouquet), opcional 2 ta-zas de champiñones rebanados, opcional

INSTRUCCIONES:
1. En una sartén grande caliente el aceite de cocina a fuego medio.

2. En un tazón mediano, agregue la cebo-lla picada, el huevo, la salsa picante y la tierra.

3. mezcle junto con sal sazonada, ajo en polvo y pimienta.

4. Forme la mezcla en 4-6 empanadas y cubra con harina.

5. Freír hasta dorar y reservar.

6. A fuego medio agregue las cebollas en ro-dajas a la sartén utilizada anteriormente y

7. caramelizar

8. En un tazón aparte, mezcle el caldo, el agua, 1/4 taza de harina, sal sazonada, pimienta y

9. Salsa Worcestershire.

10. Vierta en las cebollas y revuelva constantemente hasta que espese.

11. Agregue las hamburguesas a la sartén y asegúrese de cubrir la salsa (agregue rebanadas

12. champiñones si se desea).

13. Reduzca el fuego y deje hervir a fuego lento tapado durante 20 minutos.

HAVARTI

INGREDIENTES:
- 1/2 taza de queso parmesano rallado
- 1 cda. Condimento toscano
- 2 cdta. ajo molido
- 1/4 taza de aceite de oliva
- 1 taza de espinacas frescas
- Un bloque de queso Havarti de ajo y hierbas
- 1 cda. Mostaza Dijon *opcional

INSTRUCCIONES:
1. Precalentar el horno a 400 grados.
2. Mariposa el cerdo.
3. Prepare una bolsa Ziploc grande llena de queso parmesano, condimento toscano, ajo y aceite de oliva.
4. Agregue el lomo de cerdo en mariposa a la bolsa hasta que esté completamente cubierto por dentro y afuera.
5. Agregue el lomo de cerdo a una fuente para hornear engrasada con mantequilla y exprima el resto "masa" encima del lomo, esparciendo hasta que quede parejo.
6. Agregue las espinacas al interior del lomo de cerdo y cubra con queso Havarti.
7. Cierra el lomo de cerdo para que las espinacas y el queso queden adentro como un sándwich y asegurar con palillos de dientes.

8. Hornee por 45 minutos o hasta que el cerdo alcance los 145 grados internamente.

9. Reposar 5 minutos, rebanar y servir.

HASH BROWNS DE RÁBANO SIN PATATA

INGREDIENTES:
- 450 g de rábanos
- 2 chalotes
- 1/2 cdta. Pimenton
- 1/2 cdta. Tomillo
- 1/2 cdta. Sal
- 1/2 cdta. Pimienta
- 1 huevo entero + 1 yema
- 1 cucharada. Harina de coco
- 60 g de queso cheddar
- 1 cucharada. Grasa de tocino
  1 cucharada. Manteca

INSTRUCCIONES:
1. Triture los rábanos lavados.
2. Pelar y cortar las chalotas.
3. Combine todos los ingredientes en un tazón excepto la mantequilla y el tocino.
4. grasa.
5. Caliente la grasa de tocino y la mantequilla en una sartén.
6. Vierta la mezcla en la sartén y fría hasta que estén doradas por ambos lados.

HORNEADO DE CARNE DE YOGUR

INGREDIENTES:
- 6 cucharadas de aceite vegetal
- 900 g de carne de estofado de res
- 3 cebollas, picadas
- 6 dientes de ajo

- 1/2 Cdta. de jengibre

  1/2 Cdta. de cayena
- 1 Cda.de paprika
- 2 cdta.s de sal
- 1/2 cda.de pimienta
- 1 1/4 tazas de yogur natural batido

INSTRUCCIONES:

1. Precalentar el horno a 180º C
2. Caliente el aceite en una olla grande a fuego medio alto.
3. Dorar la carne, transferir a un bol y dejar reposar para que absorba los jugos de la cocción.
4. Agregue las cebollas y el ajo a la olla y saltee hasta que se doren.
5. Devuelva la carne dorada, agregue el jengibre, la cayena, el pimentón, la sal y la pimienta.
6. Agregue el yogur y cocine a fuego lento.
7. Cubra la olla con papel de aluminio y la tapa.
8. Coloque en el horno y hornee 1-1/2 horas.
9. Servir y disfrutar.

KELLY'S KETO CHICKEN ALFREDO PIZZA

INGREDIENTES:
Masa:
- 220 g Queso crema
- 1 taza de queso parmesano
- 2 huevos grandes
- 1 cdta. de ajo en polvo
- Aerosol para cocinar

Pollo:
- 2 pechugas de pollo grandes (sin hueso, sin piel, picadas)
- 2 cucharadas de leche entera o crema espesa

- 1/2 barra de mantequilla
- 1/2 taza de salsa Alfredo Ragu con ajo asado
- 1 cdta. condimento de limón y pimienta
- 1 cdta. sal de mesa
- 1 cdta. humo líquido
- 1 cdta. ajo picado
- 1-1 1/2 tazas de queso cheddar rallado

INSTRUCCIONES:

1. Precaliente el horno a 180º C. En un tazón grande agregue queso crema, 1 taza de parmesano, dos huevos y ajo en polvo y mezcle con un tenedor, quitando los grumos grandes con el forkhasta algo suave.
2. Rocíe una sartén de 9 × 13 con aceite en aerosol antiadherente y luego vierta la mezcla en la sartén y extiéndala uniformemente.
3. Hornear durante 30 minutos hasta que esté ligeramente dorado.
4. Mientras se hornea la corteza, en una sartén grande a fuego medio agregue la mantequilla y derretir por completo.
5. Agregue el pollo y mezcle, luego aumente ligeramente el fuego.
6. Sube el fuego un poco. Agregue la pimienta de limón, la sal y el ajo picado.
7. Cuando el pollo esté casi listo, agregue el humo líquido. Cocine hasta que el pollo esté hecho.
8. Agregue la salsa Ragu y la leche. Caliente a fuego lento, mezclando con frecuencia.
9. Cocine la corteza hasta que esté firme y ligeramente dorada y retírela del horno y
10. dejar enfriar Cubrir la parte superior de la masa con la mezcla de pollo y salsa. Después cubre el pollo y la salsa con el queso cheddar.
11. Vuelva a colocarlo en el horno, apáguelo y déjelo reposar entre cinco y diez minu-

tos hasta que el queso se derrita.

12. Retirar del horno y cortar en cuartos y servir.

JALAPEÑO POPPING BUFFALO CHICKEN BAKE

INGREDIENTES:

- 6 muslos de pollo pequeños
- 6 rebanadas de tocino
- 3 jalapeños medianos (quite las semillas si no le gusta el picante) 160 gr. Crema
- Queso
- 1/4 taza de mayonesa
- 120 g queso cheddar rallado
- 60 g Queso mozzarella rallado 1/4 taza Frank's Red Hot
- Sal y pimienta para probar

INSTRUCCIONES:

1. Precaliente el horno a 200º C.
2. Sazone los muslos de pollo deshuesados con sal y pimienta.
3. Coloque sobre una rejilla sobre una bandeja de cocción envuelta en papel aluminio y hornee el pollo 40 minutos.
4. Cruje 6 rebanadas de tocino picado a fuego medio.
5. Agregue los jalapeños y cocine hasta que estén suaves.
6. Mezcle el queso crema, la mayonesa y la salsa picante Retire el pollo del horno
7. cuando esté bien cocido y déjelo reposar hasta que se enfríe lo suficiente como para manipularlo.
8. Retire la piel del pollo y coloque el pollo en una cacerola.
9. Cubra uniformemente con la mezcla de queso crema.
10. Cubre con queso cheddar y mozzarella.
11. Hornee en horno de 400 grados durante

10-15 minutos y luego gire al horno para asar 3-5

12. minutos para derretir y dorar el queso.
13. Servir y disfrutar.

LASAÑA DE CHEVRE SIN GLUTEN

INGREDIENTES:

- 1 cabeza de ajo
- 1 cdta. de aceite de oliva virgen extra
- 1/2 taza de castañas de cajú crudas (2.2140 g)
- 3/4 taza de agua filtrada
- 1 huevo
- 120 g de chevre o queso de cabra fresco 1 cda.de hierbas frescas picadas, como tomillo, romero y salvia
- 3/4 de cdta. de sal
- 1/4 de cdta. de pimienta recién molida
- 2 calabacines medianos, sin el tallo (1,2.200 g)
- 1 berenjena pequeña, sin el tallo (200 g)
- 1 cebolla dulce pequeña, pelada y sin corazón 1 tomate mediano, sin corazón y en rodajas finas
- 1/2 taza de queso parmesano rallado
- Albahaca fresca para decorar

INSTRUCCIONES:

1. Precalentar el horno a 350 °C
2. Corte los extremos de la cabeza de ajo y colóquelos con la raíz hacia abajo sobre una capa doble de papel de aluminio para hornear.
3. Rocíe aceite de oliva sobre los extremos expuestos de los dientes de ajo y envuelva papel aluminio en un paquete.
4. Ase el paquete de ajo en el horno de 45 minutos a 1 hora, hasta que esté suave.
5. Retire del horno y abra el paquete para permitir que escape el vapor y que el ajo se enfríe.

6. Haga puré los trozos de anacardo con agua hasta que quede completamente suave.
7. Exprima el ajo de las pieles en la mezcla de anacardos y deseche las pieles.
8. Agregue huevo, queso de cabra o queso fresco de cabra, hierbas mixtas picadas, sal y pimienta.
9. Haga puré la mezcla hasta que esté cremosa.
10. Cortar el calabacín, la berenjena y la cebolla a lo largo lo más fino posible para que parezcan láminas de lasaña.
11. Coloque aproximadamente 1/4 taza de salsa de queso de cabra en el fondo de una fuente para hornear forrada de 9x9.
12. Coloque 1/3 del calabacín, la berenjena y la cebolla en capas en el fondo del plato.
13. Agrega una capa de 1/2 taza de salsa chevre .
14. Cubra con una capa de verduras y salsa.
15. Cubra con una capa final de verduras, tomates y cualquier salsa de queso de cabra restante hasta que se agoten todos los ingredientes.
16. Cubra con una capa de papel pergamino y papel de aluminio.
17. Hornee hasta que las verduras estén completamente tiernas, aproximadamente 1 hora.
18. Retire el papel aluminio y cubra con el queso parmesano o de cabra añejo.
19. Ase hasta que el queso se derrita, de 8 a 10 minutos.
20. Retirar del horno, dejar enfriar 15 minutos, aliñar con albahaca.

LOMO DE CERDO RELLENO KETO

INGREDIENTES:
- 16 tazas de salmuera de arce fría de la receta de chuleta de cerdo
- 450 g de hojas de espinaca frescas, lavadas y sin tallos
- 1 cdta. de clavo, molido
- 2 cucharadas de ralladura de naranja fresca (cáscara)
  1/2 taza de arándanos secos
- 1 taza de nueces en mitades, desmoronadas y tostadas
  20 hojas de salvia fresca cada una
- 2 Cucharada. aceite de oliva ligero
- sal y pimienta molida fresca, al gusto

INSTRUCCIONES:
1. Empezar por mariposa el lomo de cerdo, de manera que te quede una lámina rectangular grande de cerdo lomo.
2. Sumerja esto en su salmuera durante 6 a 18 horas.
3. Una vez que haya completado las 6 a 18 horas, precaliente el horno a 450º F.
4. En una olla mediana, llene con agua y deje hervir.
5. En un recipiente aparte, agregue alrededor de 12 cubitos de hielo y agregue 2 tazas de agua.
6. Una vez que el agua esté hirviendo, agrega un poco de sal.
7. Agregue las espinacas al agua hirviendo y revuelva durante 20 a 30 segundos.
8. Luego transfiera las espinacas y el agua a un colador, luego vierta las espinacas calientes en el agua helada.
9. Remueve las espinacas y asegúrate de que estén completamente frías.
10. Saca las espinacas del agua helada y APRIETA las espinacas con tu manos, hasta que casi toda el agua haya sido exprimida.
11. La lágrima se acumula en hebras de espinaca. Dejar de lado.
12. Saque el cerdo de la salmuera y lávelo

bien en el fregadero. Tira la salmuera.

13. Después de lavar la carne de cerdo, séquela por completo con una toalla y colóquela sobre un trozo tabla, con la grasa hacia abajo.

14. Sazone la carne de cerdo con un poco de sal y pimienta. Espolvorear los clavos y la ralladura de naranja en el cerdo.

15. Extienda uniformemente las espinacas sobre la superficie del cerdo, dejando 3 o 4 pulgadas sección de cerdo expuesta, sin espinacas.

16. Enrolle la carne de cerdo con fuerza, como un rollo de gelatina. Comience en el extremo opuesto al extremo con el cerdo expuesto.

17. Enrolle hacia ese extremo, manteniendo el rollo tan apretado y parejo como sea posible, mientras lo enrolla. Hazlo a un lado.

18. Amarre el lomo de cerdo asado con hilo de carnicero.

19. El asado debe ser uniforme y apretado, de modo que forme un bonito cilindro redondo de cerdo

20. Frote el asado de cerdo con aceite, luego sazone con un poco de sal y pimienta.

21. Coloque la carne de cerdo en una bandeja para hornear y colóquela en el horno durante 10 minutos.

22. Baje el fuego a 325 F, después de 10 minutos.

23. Ase el cerdo durante unos 45 minutos, o hasta que la temperatura interna sea de aproximadamente

24. 140 F. Retire el cerdo del horno y cubra con papel aluminio. Establecer en un lugar cálido durante unos 15 minutos para relajarse.

25. Después de 15 minutos, puede quitar el cordel, cortar y servir.

MILANESA DE POLLO CRUJIENTE

INGREDIENTES:

- 2 pechugas de pollo deshuesadas y sin
- piel
- 1/2 taza de harina de coco
- 1 cucharadita de pimienta molida
- Sal rosada
- Pimienta negra recien molida
- 1 huevo, ligeramente batido
- 1/2 taza de chicharrones triturados
- 2 cucharadas de aceite de oliva

INSTRUCCIONES:

1. Bate las pechugas de pollo con un mazo pesado hasta que tengan un grosor de aproximadamente 1 cm (si no tienes un mazo de cocina, puedes usar el borde grueso de un plato pesado).

2. Prepare dos placas de preparacion separadas y una tazon pequeno y playo.

3. Coloque la harina de coco, la pimienta de cayena, la sal rosa y la pimienta en un plato.

4. Mezcla todo. Rompa el huevo en un tazon pequeno y batalo ligeramente con un tenedor o batir.

5. Poner los chicharrones troceados en el segundo plato. Caliente el aceite de oliva en una sarten grande a fuego medio.

6. Pasa 1 pechuga de pollo por ambos lados en la mezcla de coco. Sumerja el pollo en el huevo. Luego sumerjalo en la mezcla de chicharrones, presionando los chicharrones en el pollo para que se peguen.

7. Coloque los filetes en la sarten caliente y repita con la otra pechuga de pollo. Cocine el pollo durante 3-5 minutos por cada lado hasta que no se volvera marron, crujiente y frito. Servir

MUSLOS DE POLLO AL HORNO CON AJO Y PIMENTON

INGREDIENTES:

- 455 g de muslos de pollo con piel
- Sal rosa
- Pimienta negra recien molida
- 2 cucharadas de ghee
- 2 dientes de ajo picados
- 1 cucharadita de pimenton
- 1 cucharadita de especias italianas secas
- 225 g de judias verdes frescas
- 1 cucharadita de aceite de oliva

INSTRUCCIONES:

1. Precalentar el horno a 220°C. Cubra una bandeja para hornear de 23 x 33 cm (9 x 13 pulgadas) con papel de aluminio o un tapete de silicona. Seque las piernas de pollo con toallas de papel, coloquelas en un tazon grande y sazone con sal rosa y pimienta por ambos lados.
2. En una cacerola pequena a fuego medio, combine el ghee, el ajo, el pimenton y las especias italianas.
3. Revuelva durante 30 segundos y deje reposar durante 5 minutos para combinar los sabores. Vierta la salsa sobre las patas de pollo y revuelva para cubrir ellos uniformemente.
4. Sazone nuevamente con sal rosa y pimienta.
5. Coloque las piernas de pollo en un lado de la bandeja para hornear preparada, dejando espacio para las verduras.
6. Ase el pollo durante 30 minutos y luego retirelo del horno. Coloque las judias verdes en la mitad vacia de la bandeja para hornear y de vuelta las patas de pollo. Rocie los frijoles con aceite de oliva, sazone con sal rosa y pimienta.

7. Ase por otros 15-20 minutos hasta que el pollo este bien cocido y la piel este crujiente, y sirva.

MUSLOS DE POLLO ASADOS CON ROMERO KETO

INGREDIENTES:

- 7 muslos de pollo sin piel y sin hueso
- 1 cda.de ajo picado
- 3 cucharadas de aceite de oliva
- 2 limones grandes
- 2 cucharadas de tomillo fresco
- 3 cdta.s de sal kosher
- 1 1/2 cdta. de romero seco
- 1 1/2 cdta. de salvia seca molida
- 1/2 cdta. de negro molido Pimienta

INSTRUCCIONES:

1. En un mortero, agregue ajo y 2 cdta.s de sal kosher
2. Muele el ajo y la sal junto con un mortero, creando una pasta.
3. Agregue lentamente su aceite, triturando y mezclando la pasta en un allioli.
4. Una vez terminado el alioli, seque el pollo y póngalo en una bolsa con el alioli. Cubre bien el pollo.
5. Marina el pollo entre 2 y 10 horas.
6. Precaliente su horno a 220º C
7. Rebane 2 limones en rodajas finas y coloquelos en el fondo de una bandeja
8. Coloque su pollo encima de los limones.
9. Retire las hojas de tomillo del tallo y agregue el tomillo, el romero, la salvia, la pimienta y el resto de la sal al pollo.
10. Hornee durante 25-30 minutos, o hasta que los jugos salgan claros.
11. Retire el pollo de la sartén y agregue todos los jugos de la sartén a una cacerola.
12. Lleva la salsa a ebullición mientras revuelves bien.

13. Baje el fuego a medio-bajo mientras continúa revolviendo la salsa. Deja que se reduzca.
14. Vierta la salsa sobre el pollo, ¡disfrútelo!.

MUSLOS DE POLLO ESTOFADO CON ACEITUNAS KALAMATA

INGREDIENTES:
- 4 muslos de pollo con piel
- Sal rosada
- Pimienta negra recien molida
- 2 cucharadas de ghee
- 1/2 taza de caldo de pollo
- 1/2 limon, en rodajas
- Jugo de 1/2 limon
- 1/2 taza de aceitunas Kalamata sin hueso
- 2 cucharadas de mantequilla

INSTRUCCIONES:
1. Precalentar el horno a 190°C.
2. Seque los muslos de pollo con toallas de papel y sazone con sal rosada y pimienta.
3. Derrita el ghee en una sarten mediana apta para horno o en una fuente de horno alta a fuego medio.
4. Cuando el ghee este derretido y caliente, coloque los muslos de pollo con la piel hacia abajo y dejelos reposar durante unos 8 minutos o hasta que la piel este dorada.
5. Voltee el pollo y cocine por 2 minutos en el otro lado. Vierta el caldo de pollo alrededor de las piernas, agregue las rodajas de limon, el jugo de limon y las aceitunas.
6. Llevar al horno por unos 30 minutos hasta que el pollo este listo.
7. Agregue mantequilla a la mezcla de caldo. Divida el pollo y las aceitunas entre dos platos y sirva.

NABOS CON PURÉ DE AJO KETO

INGREDIENTES:
- 3 tazas de nabo cortado en cubitos
- 2 dientes de ajo picados
- 1/4 taza de crema espesa
- 3 cucharadas de mantequilla derretida
- sal, pimienta al gusto

INSTRUCCIONES:
1. Hervir los nabos hasta que estén tiernos.
2. Escurra y triture los nabos como lo haría con el puré de papas.
3. Agregue la crema espesa, la mantequilla, la sal, la pimienta y el ajo y mezcle bien.

OLLA DE POLLO ALFREDO

INGREDIENTES:
- 450 g de salchicha de pollo italiana
- 1 pimiento picado
- 1 frasco de salsa marinara
- 1 taza de queso mozzarella rallado
- 4 cucharadas de aceite
- Sal y pimienta al gusto

INSTRUCCIONES
1. Coloque una olla de fondo grueso a fuego medio-alto y caliente durante 2 minutos.
2. Agregue aceite y agite para cubrir el fondo de la olla y caliente por un minuto.
3. Saltee la salchicha de pollo italiana durante 5 minutos.
4. Transferir a una tabla de cortar y cortar.
5. En la misma olla, agregue la salsa marinara, el agua, el pimiento y el embutido.
6. Tape y cocine durante 30 minutos.
7. Remueve el fondo de la olla de vez en cuando. Sazonar al gusto.
8. Cubra con salsa marinara.
9. Espolvorea la parte superior con pimienta, sirve y disfruta.

PALITOS DE PESCADO CETOGÉNICOS

INGREDIENTES:
- 1/2 taza de queso parmesano
- 1 1/4 taza de harina de almendras
- 1 cda.de pimentón
- 1/2 cda.de sal
- 1 t. ajo en polvo
- 1/2 cdta. de pimienta
- 2 huevos, batidos en un tazón mediano y reservar
- 4-5 filetes de tilapia

INSTRUCCIONES:
1. Precaliente el horno a 350º F.
2. Agregue el queso parmesano, la harina de almendras y los condimentos en un tazón mediano. Colocar aparte.
3. Corta cada filete de tilapia a lo largo en 4 tiras o "palos".
4. Sumerja y cubra individualmente cada palito de pescado en el recipiente con los huevos batidos, luego
5. Inmediatamente sumerja y cubra con el empanado.
6. En una bandeja para hornear sin cubrir, coloque cada palito de pescado empanizado.
7. Repita este paso hasta que todos los palitos de pescado estén empanados.
8. Hornee los palitos de pescado durante 10-12 minutos, hasta que la temperatura interna sea de 145 grados.

PASTA CETOGÉNICA DE CALABAZA, AJO Y LIMÓN

INGREDIENTES:
- 3 calabazas de verano
- condimento de pimienta de limón (al gusto)
- 2 cucharadas de aceite de oliva virgen extra
- 1 diente de ajo, o una cdta. de ajo picado
- 1/2 taza de perejil fresco
- 1/3 taza de sal de almendras fileteadas / picadas (al gusto)
- 1/2 limón

INSTRUCCIONES:
1. Corte los extremos y pele la calabaza de verano Use un pelador de vegetales para pelar tiras completas desde el principio hasta el final de cada calabaza.
2. En un tazón, agregue las tiras de calabaza y un poco de condimento de limón y pimienta.
3. En una sartén añadimos aceite de oliva y lo ponemos a fuego medio-alto durante unos minutos mientras la sartén de hierro fundido se está calentando, picar el ajo, el perejil y las almendras en el mismo corte tablero y échelos en un bol.
4. Mezcle la calabaza en la sartén de hierro fundido durante unos dos minutos hasta que estén todos dente
5. Apague el fuego y agregue el ajo, el perejil, la almendra y la sal.
6. Echar en la sartén.
7. Exprima el medio limón sobre el plato de pasta Keto, con cuidado de no dejar caer
8. plántulas Pruebe y sal según sea necesario ¡Disfrútelo

PASTEL DE CARNE PRADERA

INGREDIENTES:
Salsa de hierbas:
- 1/4 taza de aceite de oliva
- 225 g de champiñones frescos, picados
- 1 cebolla grande, finamente picada
- 1 ajo clavo, picado
- 1 lata (225 g) de tomates triturados

- 1 lata (170 g) de pasta de tomate
- 1 Cdta. sal
- 1/8 cdta. de pimienta
- 2 paquetes de Splenda
- 1 taza de agua
- 1 hoja de laurel
- 2 cucharadas de albahaca fresca (o 2 cdta.s secas, picadas)

Pastel de carne:
- 900 g carne molida o combinación de carne molida, puerco y ternera
- 1 taza de puerco cáscaras, trituradas
- 2 huevos, batidos

INSTRUCCIONES:
1. Caliente el aceite en una sartén a fuego alto.
2. Agregue los champiñones, las cebollas y el ajo y saltee en aceite.
3. Agregue tomates, pasta de tomate, sal, pimienta y Splenda al salteado de champiñones.
4. Retire aprox. 1-1/2 tazas de mezcla de salsa y reservar.
5. Agregue el agua, la hoja de laurel y la albahaca a la sartén con la mezcla restante. Lleve a un hervir.
6. Cuando hierva, cubra, reduzca el fuego y cocine a fuego lento durante 45 minutos.
7. Combine la carne, los huevos y el chicharrón con la salsa de hierbas previamente reservada.
8. Presione en un molde para pan y hornee a 350° C durante 45 min
9. Retire el pan del horno y drene el líquido.
10. Extienda 1/2 taza de salsa de hierbas sobre el pan .
11. Volver a hornear por otros 15 min..
12. Deseche la hoja de laurel y cubra con la salsa restante.

PASTEL DE CARNE

INGREDIENTES:
- 900 g de carne molida
- 450 g de salchicha de cerdo suave
- 1 taza de chicharrones triturados
- 120 gr. chiles verdes suaves cortados en cubitos
- 1 cebolla mediana picada 220 gr
- Monterey Jack rallado 3/4 taza de salsa suave
- 1 huevo
- 3 dientes de ajo machacados
- 1 cda.de orégano seco
- 1 cda.de comino molido
- 1 cdta. sal

INSTRUCCIONES:
1. Mezcla todos los ingredientes.
2. Vierta en un molde de 9x13, forrado con papel de aluminio y forme una hogaza.
3. Hornear a 350° por 1 1/2 horas

PASTEL DE CARNE DE LA ABUELA

INGREDIENTES:
- 160 g de ternera magra picada (peso cocido)
- 2 huevos
- 1 taza de mezcla de jitomate, cebolla, champiñones, pimiento finamente picado
- 2 cucharadas de salsa Worcestershire
- Sal de cebolla y pimienta molida al gusto
- 1 cda.de hierbas mixtas
- 1 cda.de pimentón dulce
- Perejil italiano recién picado y cebollino
- Aceite de oliva

INSTRUCCIONES:
1. En un tazón grande, agregue la carne de res, el huevo y la salsa Worcestershire, una pizca de sal de cebolla,

2. pimienta, pimentón y hierbas y mezcle bien.
3. Moldee en forma de pan y colóquelo en un molde para hornear o envuelva el pan formado en frustrar.
4. Hornee a 375º C hasta que esté bien cocido.
5. Cuando el pan esté listo, saltee la cebolla, los champiñones, el tomate y el pimiento en aceite de oliva.
6. aceite y cubra el pan con la mezcla.
7. Adorne con perejil italiano recién picado y cebollino.

PASTEL DE CARNE Y TOCINO

INGREDIENTES:

- 450 g de carne molida
- 14-18 rebanadas de tocino (grosor regular)
- 1 taza de harina de almendras
- 1 taza de queso cheddar (agregue más si lo quiere con más queso) 1/2 taza de champiñones enlatados cortados en cubitos
- 1 chalota picada
- 1 huevo grande
- 2 cdta.s tomillo fresco
- 1 cucharada. sal
- 1 cdta. mostaza en polvo
- 1 / 2 cdta. salsa inglesa
- 1 / 2 cdta. pimienta

INSTRUCCIONES:
1. Tejer el tocino en un molde para hornear.
2. Mezcle todos los demás ingredientes suavemente.
3. Coloque capas de carne, queso, agregue más carne sobre el tejido de tocino.
4. Asegure los bordes del tejido de tocino sobre el pastel de carne y agregue otra tira

de tocino por el medio.
5. Cubra con papel aluminio y enfríe 30 minutos.
6. Saque el pan de la sartén y colóquelo en una bandeja para asar y frótelo con el condimento.
7. Hornee en un horno precalentado a 300 grados durante 1 hora.
8. Aumente el calor a 350 grados y cocine 10 minutos adicionales, internamente la temperatura debe registrar 160 F.
9. Reposar 10 minutos, rebanar y servir.

PASTEL DE PATATA AL PASTOR

INGREDIENTES:

- 450 g. carne de res molida
- 2 cucharadas de sal de cebolla o ajo
- 225 g de mezcla de salsa o sopa de champiñones baja en carbohidratos
- 1/4 taza de salsa de tomate
- 450 g. paquete de verduras mixtas congeladas
- 450 g de mezcla para hornear baja en carbohidratos de Aitkin o equivalentes

INSTRUCCIONES
1. Precaliente el horno a 375.
2. Prepare la mezcla para hornear baja en carbohidratos según las instrucciones del paquete y enrolle en un círculo las mismas dimensiones de su sartén.
3. Cortar la masa en triángulos del mismo tamaño.
4. Enrolle cada triángulo una vez desde la base hasta la punta y reserve.
5. Dorar carne molida con sal de cebolla.
6. Agregue la sopa/salsa de champiñones, el ketchup y las verduras mixtas.
7. Lleve la mezcla a ebullición, luego reduzca el fuego a medio, cubra y cocine a fuego lento hasta que las verduras están tiernas.

8. Retirar del fuego y disponer los triángulos de masa previamente preparados sobre encima de la mezcla, las puntas deben apuntar hacia el centro.
9. Hornee a 375| C, 20 minutos.

PESCADO AL HORNO CON MANTEQUILLA Y LIMON

INGREDIENTES:
- 4 cucharadas de mantequilla, y mas para lubricacion
- 2 filetes de tilapia (75 g)
- Sal rosada
- Pimienta negra recien molida
- 2 dientes de ajo picados
- 1 limon, ralladura y jugo
- 2 cucharadas de alcaparras, lavadas y picadas

INSTRUCCIONES:
1. Precalentar el horno a 200°C. Engrasa con aceite una fuente para horno de 20 cm (8 pulgadas). Seque la tilapia con toallas de papel y sazone ambos lados con sal rosada y pimienta.
2. Vierta en la fuente para hornear preparada. En una sarten mediana a fuego medio, derrita la mantequilla. Agregue el ajo y cocine durante 3-5 minutos hasta que este ligeramente dorado pero no quemado.
3. Retire el aceite de ajo del fuego, agregue la ralladura de limon y 2 cucharadas de jugo de limon.
4. Rocie la salsa de crema de limon sobre el pescado y espolvoree sobre alcaparras en una bandeja para hornear.
5. Hornee durante 12-15 minutos hasta que el pescado este listo y sirva.

PECHUGA DE PATO A LA SALVIA Y NARANJA

INGREDIENTES:
- 1 pechuga de pato (~170 gr.) 2 cdas. Manteca
- 1 cucharada. Crema espesa
- 1 cucharada. Viraje
- 1/2 cdta. Extracto de naranja 1/4 cdta. Sabio
- 1 taza de espinacas

INSTRUCCIONES:
1. Corte la piel de pato encima de la pechuga y sazone con sal y pimienta.
2. En una sartén a fuego medio-bajo, dore la mantequilla y desvíe.
3. Agregue salvia y extracto de naranja y cocine hasta que adquiera un color ámbar intenso.
4. Sear las pechugas de pato durante unos minutos hasta que estén bien crujientes.
5. Voltea la pechuga de pato.
6. Agregue crema espesa a la mantequilla de naranja y salvia y viértala sobre el pato.
7. Cocine hasta que esté listo.
8. Agregue las espinacas a la sartén que usó para hacer la salsa y sirva con pato.

POLLO EN MANTA DE TOCINO CRUJIENTE

INGREDIENTES:
- 3 pechugas de pollo deshuesadas
- 1 paquete de tocino
- 1 paquete de 225 g de queso crema
- 3 chiles jalapeños
- Sal, pimienta, ajo en polvo u otros condimentos

INSTRUCCIONES:
1. Corta cada pechuga de pollo por la mitad

a lo largo para hacer dos piezas delgadas.

2. Corta cada jalapeño por la mitad a lo largo y quita las semillas.

3. Cubra cada pechuga con una rebanada de queso crema de 1/2 pulgada y 1/2 rebanada de jalapeño.

4. Espolvorea con ajo en polvo, sal y pimienta y ajusta según lo desees.

5. Enrolle el pollo y envuélvalo con 2 o 3 piezas de tocino, asegúrelo con palillos de dientes

6. Sazone el rollo con Montreal Steak Seasoning o cualquier condimento preferido.

7. Hornee en un horno precalentado a 375º C durante 45 minutos y asegúrese de que el pollo esté cocinado y el tocino es crujiente.

POLLO CRUJIENTE A LA OLLA

INGREDIENTES:

- 2 muslos de pollo enteros (con piel y hueso)
- 1 tallo de coles de Bruselas, sin tallo y picado
- 1 cda.generosa. de aceite de coco sal, pimienta y ajo granulado
- 1 cda. aceite de oliva, para germinados
- Jugo de 1 limón
- 1/4 taza de caldo de pollo
- Queso pecorino o parmesano para decorar (opcional)

INSTRUCCIONES:

1. Precaliente su horno a 220º C
2. Lave, quite el tallo y corte las coles de Bruselas en mitades.
3. Mezcle con aceite de oliva, sal, pimienta y ajo granulado.
4. Sazonar las piernas y reservar.
5. Caliente el aceite de coco en una sartén de hierro fundido hasta que esté caliente

y agregue las patas de pollo al cara de pan hasta que quede crujiente de 6 a 8 minutos, luego voltee y dore el otro lado

6. Revuelva en Bruselas brotes, caldo de pollo y jugo de limón.

7. Hornee por 30 minutos hasta que el pollo esté bien cocido y los jugos corran.

8. Adorne con queso parmesano si lo desea.

POLLO ASADO Y PANCETA DE CREMA DE LIMÓN

INGREDIENTES:

- 340 gr. bolsa de coles de bruselas
- 1/2 taza de caldo de pollo
- 1 1/2 tazas de crema espesa
- 1 cdta. de ajo picado
- 1 limón, cortado en cuartos y sin semillas
- 120 g panceta gruesa cortada en trozos de 1/2 pulgada
- 2 lbs. solomillos de pollo

INSTRUCCIONES:

1. Precalentar el horno a 400 grados.
2. Cortar las coles de Bruselas a lo largo de la raíz y hervir 5 minutos, dejar reposar
3. colador.
4. En una sartén mediana, vierta 1/2 taza de caldo de pollo y lleve a un hervir a fuego medio.
5. Agregue la crema espesa, el ajo picado y el limón.
6. Cocine a fuego lento de 5 a 10 minutos, revolviendo con frecuencia hasta que se reduzca a la mitad.
7. Caliente un poco de aceite en una sartén extra grande y agregue el pollo.
8. Cocine a fuego medio alto hasta que esté casi cocido, luego agregue la panceta.
9. Continúe cocinando el pollo hasta que la temperatura interna alcance los 180 grados.

10. Prepare una cacerola de 9x9 con una capa de coles de Bruselas.
11. Agregue una capa de pollo seguida de una capa de panceta.
12. Cubra con salsa de crema de limón.
13. Deseche los cuartos de limón y las semillas.
14. Llevar al horno por 20 minutos.
15. Servir y disfrutar.

POLLO Y SALSA BAJOS EN CARBOHIDRATOS

INGREDIENTES:
- 2 cdta.s pimienta negra
- 1 cdta. de cebolla en polvo
- 2 cdta.s de ajo en polvo
- 1 cdta. de sal de temporada
- 3-4 pechugas de pollo con hueso
- 3-4 cucharadas. de mantequilla (ablandada)
- 6 dientes de ajo enteros (opcional)
- 1 taza de caldo de pollo bajo en sodio
- 2 cucharadas. de harina de almendras (o harina de tu elección)

INSTRUCCIONES:
1. Precaliente el horno a 200º C.
2. En un tazón pequeño, mezcle los ingredientes para la mezcla de especias.
3. Engrasa una fuente para horno y colócala en las pechugas de pollo.
4. Con cuidado, haga una abertura entre la piel y la carne. Espolvoree el
5. sazonar en la abertura, y las pechugas exteriores.
6. Rellene el interior de las aberturas con 1/2 cucharada. de mantequilla y tres ajos
7. clavos de olor.
8. Con 1/2 cda. de mantequilla, grasa exterior de las pechugas de pollo y condimentos mezcla.

9. Hornear sin tapar 25 minutos.
10. Cubra la sartén con papel aluminio y cocine 20 minutos adicionales o hasta que esté completamente cocido.

POLLO CON TOMATE SECO Y QUESO DE CABRA

INGREDIENTES:
- 1/3 taza de tomates secados al sol, envasados sin aceite, finamente picados
- 2 cdta.s aceite de oliva, dividido
- 1/2 taza de chalotes picados, cantidad dividida
- 1 cdta. Splenda
- 3 dientes de ajo, picados
- 2 1/2 cda.de vinagre balsámico, dividido
  1/2 taza (60 gr.) de queso de cabra desmenuzado - para reducir la grasa, busque la variedad con menos grasa
- 2 cda.de albahaca fresca picada
- 3/4 cdta. sal
- 4 mitades de pechuga de pollo deshuesadas y sin piel (6 oz)
  1/8 cdta. pimienta negra recién molida
- 3/4 taza de caldo de pollo sin grasa y con menos sodio
- 1/4 cdta. tomillo seco

INSTRUCCIONES:
1. Caliente 1 cdta. aceite en una sartén antiadherente grande a fuego medio.
2. Agregue 1/3 taza de chalotes, Splenda y ajo.
3. Cocine durante 4 minutos o hasta que estén doradas, revolviendo con frecuencia.
4. Vierta en un tazón y agregue 1 1/2 cdta. vinagre.
5. Incorpore los tomates picados, la mezcla de chalotes, el queso, la albahaca y 1/4 de cdta. sal juntos y mezclar bien.
6. Corta una hendidura horizontal a través

de cada mitad de pechuga de pollo.

7. Rellenar 2 cucharadas. mezcla de queso en cada bolsillo recién formado.
8. Sazone con 1/2 cdta. sal y pimienta negra.
9. Caliente 1 cdta. aceite en una sartén a fuego medio y agregue el pollo relleno.
10. Cocine por 6 minutos por cada lado o hasta que los jugos salgan claros.
11. Retire el pollo de la sartén y agregue el caldo, los chalotes restantes, 2 cucharadas, vinagre y tomillo.
12. Llevar a ebullición y revolver hasta que espese. Servir sobre pollo

POLLO FÁCIL DE HORNEAR

INGREDIENTES:

- 450 g de pechuga de pollo deshuesada y sin piel
- 2 cdas. Aceite de Oliva Virgen Extra
- 3 Cdas. Crema para untar ligera
- 2 cdtas. sal
- 2 cdtas pimienta
- 2 cdta.s ajo en polvo
- 2 cdas. albahaca seca
- 1 cda. orégano molido

INSTRUCCIONES:

- Precaliente el horno a 350 °C
- Coloque las pechugas en una fuente para horno y cúbralas con aceite de oliva y mantequilla.
- Frote los senos enteros con especias.
- Hornee de 25 a 35 minutos hasta que esté completamente cocido.

POLLO A LA MANTEQUILLA CON AJO

INGREDIENTES:

- 2 cucharadas de ghee derretida

- 2 pechugas de pollo deshuesadas y sin piel
- Sal rosada
- Pimienta negra recien molida
- 1 cucharada de especias italianas secas
- 4 cucharadas de mantequilla
- 2 dientes de ajo picados
- 1/4 de taza de queso parmesano rallado

INSTRUCCIONES:

1. Precalentar el horno a 190°C. Elija una fuente para hornear que sea lo suficientemente grande para que quepan ambas pechugas de pollo y pincelarlo con ghee.
2. Seca las pechugas de pollo y sazona con sal rosa y pimienta. y especias italianas.
3. Coloque el pollo en una fuente para asar.
4. En una sarten mediana a fuego medio, derrita la mantequilla. Agregue el ajo picado y cocine por unos 5 minutos.
5. El ajo debe estar ligeramente dorado, pero no quemado.
6. Retire la mezcla de mantequilla de ajo del fuego y viertala pechugas de pollo.
7. Cuece el pollo en el horno de 30 a 35 minutos hasta que este cocido. Espolvorea cada pechuga de pollo con queso parmesano. Deje reposar el pollo en la fuente para hornear durante 5 minutos.
8. Divida el pollo en dos platos, vierta sobre la salsa de mantequilla y sirva.

POLLO CON QUESO, TOCINO Y BROCOLI

INGREDIENTES:

- 2 cucharadas de ghee
- 2 pechugas de pollo deshuesadas y sin piel
- Sal rosada
- Pimienta negra recien molida
- 4 rebanadas de tocino
- 175 g de queso crema, temperatura ambiente

- 2 tazas de floretes de brocoli congelados
- 1/2 taza de queso cheddar rallado

INSTRUCCIONES:

1. Precalentar el horno a 190°C.
2. Elija una fuente para hornear que sea lo suficientemente grande para contener ambas pechugas de pollo y untelas con ghee.
3. Seque las pechugas de pollo con toallas de papel y sazone con sal rosada y pimienta.
4. Coloque las pechugas de pollo y las rebanadas de tocino en una fuente para horno y hornee por 25 minutos.
5. Transfiera el pollo a una tabla de cortar y use dos tenedores para desmenuzarlo.
6. Condimentar de nuevo con sal rosa y pimienta.
7. Coloque el tocino en un plato forrado con toallas de papel para que se seque y luego desmenucelo.
8. En un tazon mediano, combine el queso crema, el pollo desmenuzado, el brocoli y la mitad de las migas de tocino.
9. Transfiera la mezcla de pollo a una fuente para horno, cubra con el queso cheddar y la mitad restante del tocino.
10. Hornee hasta que el queso burbujee y se dore, unos 35 minutos, y sirva.

POLLO EN SALSA ALFREDO CON ALBAHACA Y FIDEOS SHIRATAKI

INGREDIENTES:
PARA Fideos
- 1 paquete (195g) Fettuccine con Shirataki de Miracle

PARA LA SALSA
- 1 cucharada de aceite de oliva
- 115 g de pollo desmenuzado cocido
- Sal rosada

- Pimienta negra recien molida
- 1 taza de salsa alfredo o cualquier tipo
- 1/2 de taza de queso parmesano rallado
- 2 cucharadas de hojas de albahaca fresca picada

INSTRUCCIONES:

1. Enjuague los fideos en un colador con agua fria
2. Llene una olla grande con agua y hierva durante fuego fuerte
3. Agregue los fideos y cocine por 2 minutos. Drenar el agua.
4. Transfiera los fideos a una sarten grande y seca a fuego medio para evaporar la humedad. No engrases la sarten, debe estar seca. Transfiera los fideos a un plato y reserve.
5. Caliente el aceite de oliva en una cacerola a fuego medio. Agrega el pollo cocido. Sazone con sal rosa y pimienta.
6. Vierta la salsa Alfredo sobre el pollo y caliente hasta que se calentara. Sazone con mas sal rosada y pimienta.
7. Agregue los fideos secos a la mezcla de salsa y mezcle bien. Divida la pasta entre dos platos, cubra con queso parmesano y albahaca picada y sirva.

POLLO AL HORNO CON PARMESANO

INGREDIENTES:
- 2 cucharadas de ghee
- 2 pechugas de pollo deshuesadas y sin piel
- Sal rosada
- Pimienta negra recien molida
- 1/2 taza de mayonesa
- 1/2 de queso parmesano rallado
- 1 cucharada de especias italianas secas
- 1/2 de taza de chicharrones triturados

INSTRUCCIONES:

1. Precalentar el horno a 220°C. Elija una fuente para hornear que sea lo suficientemente grande para que quepan ambas pechugas de pollo y pincelarlo con ghee.
2. Seque las pechugas de pollo con toallas de papel, sazone con sal rosa y pimienta y coloquelas en una fuente para hornear preparada.
3. En un tazon pequeho, combine la mayonesa, el queso parmesano y especias.
4. Extienda la mezcla de mayonesa uniformemente sobre las pechugas de pollo y cubra con los chicharrones triturados.
5. Hornea por unos 20 minutos hasta que se dore el relleno y sirve.

POLLO CREMOSO EN UNA OLLA DE COCCION LENTA

INGREDIENTES:
- 1 cucharada de ghee
- 2 pechugas de pollo deshuesadas y sin piel
- 1 taza de salsa alfredo
- 1/2 taza de tomates secos picados
- 1/2 taza de queso parmesano rallado
- Sal rosada
- Pimienta negra recien molida
- 2 tazas de espinacas frescas

INSTRUCCIONES:

1. Derrita el ghee en una sarten mediana a fuego medio. Agregue el pollo y cocine durante unos 4 minutos por cada lado hasta que se dore.
2. Poniendo la sarten en el multicarrito, transfiera el pollo alli. Ponga la multicocina al fuego minimo.
3. En un tazon, combine la salsa Alfredo, los tomates secados al sol y el queso parmesano, sazone con sal y pimienta.

4. Vierta la salsa sobre el pollo. Tape y cocine a fuego lento durante 4 horas, o hasta que el pollo este listo.
5. Agregue espinacas frescas. Cubra y cocine mas 5 minutos hasta que la espinaca se ablande un poco y sirva.

POLLO Y CHORIZO

INGREDIENTES:
- 1800 g Muslos de Pollo Deshuesados y Sin Piel
- 1 Lb. Chorizo
- 4 Tazas Caldo De Pollo
- 1 taza de crema espesa
- 1 Lata de Tomates Guisados
- 2 cucharadas. Ajo molido
- 2 cucharadas. Salsa Worcestershire
- 2 cdas. Salsa picante roja
- Queso parmesano y crema agria

INSTRUCCIONES:

1. Dorar el chorizo en una sartén.
2. En la olla eléctrica, agregue los muslos de pollo crudos y el chorizo cocido.
3. Agregue los ingredientes restantes.
4. Cocine 3 horas en el ajuste alto.
5. Retire los muslos, sepárelos y vuelva a colocarlos en la olla de cocción lenta.
6. Cocine a fuego lento durante 30 minutos adicionales.
7. Adorne con crema agria y queso parmesano.

POLLO CON QUESO DE HIERRO FUNDIDO

INGREDIENTES:
- 4 pechugas de pollo
- 4 tiras de tocino
- 1 onza. Salsa de soja
- 120 g Aderezo ranch

- 3 cebollas verdes
- 120 g Queso Cheddar

INSTRUCCIONES:

1. Caliente una sartén de hierro fundido con un poco de aceite de cocina a fuego alto.
2. Agregue las pechugas de pollo y fría ambos lados hasta que la temperatura interna lea 165.
3. Prepare los trozos de tocino friéndolos, enfríelos y luego desmenúcelos en trozos.
4. Picar 3 cebollas verdes.
5. Coloque el pollo en una fuente para horno, cubra con salsa de soya seguido de ranch, tocino,
6. cebollas verdes y luego cubra con queso.
7. Ase hasta que el queso esté burbujeante y dorado, aproximadamente 3-4 minutos.
8. Servir y disfrutar.

POLLO PANEER ORIENTAL

INGREDIENTES:

- 1300 g de muslos de pollo (con hueso)
- Paquete Paneer de 7 onzas
- 1 taza de agua
- 1 taza de tomates triturados
- 1/2 taza de crema batida espesa
- 4 cucharadas. Manteca
- 1 cucharada. Aceite de oliva
- 2 cdta.s Aceite de coco
- 1 1/2 cdta. Pasta de ajo
- 1 1/2 cdta. Pasta de jengibre
- 1 cdta. Cilantro en polvo
- 1 cdta. Mezcla de especias
- 1 cdta. Sal
- 1 cdta. Pimienta negra recién molida
- 1/2 cdta. Pimenton
- 1/2 cdta. Mirch de Cachemira
- 1/2 cdta. Chile Rojo en Polvo
- 5 Ramas Cilantro

INSTRUCCIONES:

1. Precaliente el horno a 220º C.
2. Frote los muslos con aceite de oliva y sazone como desee.
3. Asado 25 minutos.
4. Dore ligeramente la mantequilla y el aceite de coco en una sartén a fuego medio.
5. Agregue el jengibre y la pasta de ajo y saltee durante 2 minutos.
6. Tomate triturado incorporado, polvo de cilantro, garam masala, paprika, rojo
7. chile en polvo y sal al jengibre y ajo.
8. Cocine a fuego lento hasta que el aceite se note en la superficie de la olla.
9. Mezcle suavemente el paneer en cubos y agregue agua.
10. Cocine a fuego lento 5 minutos.
11. Reduzca el fuego y agregue la crema, revuelva y cocine a fuego lento hasta que hierva Retire
12. Cocine el pollo del horno y sepárelo del hueso.
13. Mezcle el pollo a la salsa y cocine a fuego lento durante al menos 5 minutos más hasta que se cocina el pollo.
14. Adorne con cilantro.

POLLO RANCHERO CAJÚN BAJO EN CARBOHIDRATOS

INGREDIENTES:

- 2.200 g. partes de pollo (las piernas o los muslos son mejores)
- 2 cucharadas de aceite de oliva
- 1/4 taza de condimento cajún
- Aderezo ranchero para servir (opcional)

Para la mezcla de condimentos cajún:
- 2 cdtas. sal kosher
- 1 cda.de ajo en polvo
- 1 cdta. pimienta negra

- 1 1/2 cdta. cebolla en polvo
- 1 cdta. pimienta de cayena
- 1 1/2 cdta. orégano seco
- 1 cdta. tomillo seco

INSTRUCCIONES:

1. Frote el pollo con aceite de oliva y alise con condimento cajún. Coloque en bandejas para hornear con al menos una pulgada de distancia.
2. Hornee en la rejilla del medio en un horno precalentado a 400 grados durante aproximadamente 40-50 minutos hasta que la piel esté dorada y crujiente, y los jugos estén claros.

POLLO DE FIESTA ALEGRE

INGREDIENTES:

- 1 cebolla amarilla pequeña, en rodajas 1 pimiento, en rodajas
- 3 limas
- 1800 g de pollo (muslos deshuesados y sin piel) 4 cucharadas. condimento para tacos 1/4 taza de caldo de hueso de pollo o caldo 1/4 taza de cilantro

INSTRUCCIONES:

1. Cortar en rodajas finas la cebolla y el pimiento y colocar en la olla de cocción lenta.
2. Cortar las limas por la mitad y exprimir el jugo.
3. Agrega cilantro.
4. Colocar en pollo.
5. Agregue dos cucharadas de condimento para tacos.
6. Voltee el pollo y espolvoree el condimento restante sobre ellos.
7. Agrega el caldo de pollo.
8. Tape y cocine a fuego alto por 4 horas.

POLLO CETOGÉNICO MÁS FÁCIL

INGREDIENTES:

- 2 pechugas de pollo
- 120 g Queso cheddar
- 60 g Rebanadas de Jalapeño (Opcional) Al Gusto Sal y Pimienta
- 4 rebanadas de tocino

INSTRUCCIONES:

1. Precaliente el horno a 350º F
2. Sazone 2 pechugas de pollo descongeladas y sazone con sal y pimienta.
3. cubrir con queso
4. Agregar Jalapeños (Opcional)
5. Corta el tocino por la mitad y colócalo sobre el pollo.
6. Agregue a una fuente forrada con papel de aluminio y hornee durante 30-45 minutos o hasta que esté listo.
7. Disfrutar

POLLO EN TIRAS CRUJIENTE PICANTE KETO

INGREDIENTES:

- 3 pechugas de pollo deshuesadas y sin piel (descongeladas)
- 1 bolsa de 120 gr. de chicharrones/chicharrones picantes
- 2 huevos

INSTRUCCIONES:

1. Precaliente su horno a 200º C.
2. Licúa toda la bolsa de chicharrones hasta que parezcan pan rallado.
3. Una vez que los chicharrones estén mezclados, colócalos en un plato.
4. En un tazón pequeño, rompa los huevos y bátalos hasta que estén completamente
5. mezclado.
6. Corte las pechugas de pollo en rebanadas

de aproximadamente 1 pulgada de ancho y 2-3 pulgadas largo.

7. Uno a la vez, comience a sumergir las tiras de pollo en la mezcla de huevo.

8. Después de cubrir completamente la tira de pollo con huevo, coloque la tira de pollo encima del chicharrones triturados y enrollar la tira hasta que quede completamente cubierta por el recubrimiento de chicharrón.

9. Coloque las tiras de pollo cubiertas en una fuente para horno apta para horno y hornee durante 30 minutos.

POLLO FRITO CRUJIENTE KETO

INGREDIENTES:
- 8 gajos de pollo con piel
- 1 huevo
- 2 cucharadas de sal
- 2 cucharadas de pimentón húngaro
- 2 cdta.s de ajo en polvo
- 1 cdta. de pimienta de cayena
- 1/2 taza de harina de coco, para dragado
- Aceite de coco (o su aceite de cocina preferido con un alto punto de ahumado)

INSTRUCCIONES:
1. Precaliente el horno a 350°F.
2. Batir el huevo en un bol. Dejar de lado.
3. Agregue la sal, el pimentón, el ajo en polvo y la pimienta de cayena en un tazón.
4. Colocar aparte Agregue la harina de coco a un tazón para mezclar. Dejar de lado.
5. Sumerja el pollo en el huevo, sacudiendo el exceso. Espolvorea la mezcla de especias sobre el pollo con cuchara
6. Agregue el pollo sazonado a la harina de coco y revuelva para cubrir. Repita con cada segmento.
7. Usando una sartén a fuego medio, agregue suficiente aceite para cubrir 1/3 de

pulgada hasta el lado de la sartén.

8. Sacudiendo el exceso de harina de coco de antemano, agregue los segmentos de pollo a la sartén con la piel hacia abajo

9. Freír durante 7-8 minutos por lado

10. Transfiera el pollo a una bandeja para hornear y hornee en el horno durante 10 minutos. Atender.

POLLO AGRIDULCE KETO

INGREDIENTES:
Pollo:
- 3-4 pechugas de pollo deshuesadas (Alrededor de 1.5-900 g en total) sal + pimienta
- 1 taza de harina de coco
- 2 huevos, batidos
  1/4 taza de aceite de oliva

Salsa agridulce:
- 1 cdta. de stevia líquida (o 1/2 taza de azúcar granulada, como Splenda)
- 4 cucharadas de salsa de tomate reducida en azúcar
- 1/2 taza de vinagre blanco destilado
- 1 cda.de salsa de soja
- 1 cdta. ajo en polvo

INSTRUCCIONES:
1. Precaliente el horno a 325 F
2. Lave las pechugas de pollo en agua y luego córtelas en cubos.
3. Sazone con sal y pimienta al gusto.
4. Sumerja el pollo en el huevo para cubrirlo y luego en la harina de coco para cubrir.
5. En una sartén grande, caliente 1/4 taza y cocine el pollo hasta que se dore pero no
6. bien cocinado.
7. Coloque el pollo en una fuente para hornear engrasada de 9×13.
8. Revuelva todos los ingredientes de su

salsa agridulce en un tazón y luego vierta uniformemente

9. sobre el pollo Hornee durante 30-45 minutos volteando el pollo a la mitad

10. asegúrese de que ambos lados obtengan la salsa.

POLLO DESMENUZADO KETO BBQ

INGREDIENTES:

- 6 muslos de pollo deshuesados y sin piel 1/3 taza de mantequilla salada
- 1/4 taza de eritritol
- 1/4 taza de vinagre de vino tinto
- 1/4 taza de caldo de pollo
- 1/4 taza de pasta de tomate orgánica
- 2 cucharadas de mostaza amarilla
- 2 cucharadas de mostaza marrón picante
- 1 Cda.de Humo Líquido
- 1 cda.de salsa de soya
- 2 cdta.s de chile en polvo
- 1 cdta. de comino
- 1 cdta. de pimienta de cayena
- 1 cdta. de Salsa de Pescado Red Boat

INSTRUCCIONES:

1. En un tazón, agregue todos los ingredientes excepto la mantequilla y los muslos de pollo. Coloque los muslos de pollo congelados (o frescos) en una olla eléctrica y vierta la salsa sobre ellos.

2. Si NO va a estar en casa, encienda la olla de cocción lenta, agregue mantequilla y déjela durante 7 a 10 horas.

3. Si VA a estar en casa, encienda la olla de cocción lenta durante 2 horas y agregue mantequilla. Luego gire a alto y cocine por 3 horas adicionales.

4. Una vez que su pollo se haya cocinado, desmenúcelo con 2 tenedores.

5. Agregue la salsa y mezcle bien.

6. Encienda la olla de cocción lenta a temperatura alta y cocine por 45 minutos adicionales ¡Disfrute!

POPPERS CON QUESO Y PASTEL DE CARNE CETOGÉNICOS

INGREDIENTES:

- 450 g de carne molida
- 3 rebanadas de tocino, cortadas en trozos de 1 pulgada
- 1 huevo
- 3/4 taza de harina de almendras
- 1/3 taza de queso rallado
- 1/3 taza mitad y mitad
- 2 cdta. de sal
- 1 cdta. de pimienta
- 1 cdta. de cebolla en polvo

INSTRUCCIONES:

1. Precaliente su horno a 180º C.

2. Ponga todos los ingredientes anteriores en un tazón grande para mezclar.

3. Con las manos, mezcle los ingredientes hasta que se combinen bien.

4. Forme bolitas con la mezcla de pastel de carne. Rocíe un molde para cupcakes/muffins con no

5. aerosol para cocinar en barra.

6. Coloque las bolas en un molde para cupcakes/muffins. Hornee durante 30 minutos.

7. Deje reposar los poppers durante 5-10 minutos antes de servir. ¡Disfrutar!

QUESADILLA DE POLLO

INGREDIENTES:

- 1 cucharada de aceite de oliva
- 2 tortillas bajas en carbohidratos
- 1/2 taza de mezcla de queso mexicano rallado

- 60 g de pollo desmenuzado
- 1 cucharadita de sal de Tajin
- 2 cucharadas de crema agria

INSTRUCCIONES:

1. Caliente el aceite de oliva en una sarten grande a fuego medio. Agregue el pan plano, luego cubra con 1/4 de taza de queso, pollo, Tajin y 1/4 de taza de queso restante.
2. Coloque el segundo pastel encima. Mire debajo del borde de la tortilla inferior para ver como se dora. Voltee la
3. quesadilla despues de unos 2 minutos cuando la tortilla de abajo este dorada y el queso comience a derretirse. El segundo lado se cocinara mas rapido, alrededor de 1 minuto.
4. Una vez que la segunda tortilla este crocante y dorada, transfiera la quesadilla a una tabla de cortar y deje reposar 2 minutos.
5. Corta la quesadilla en 4 gajos con un cortador de pizza o
6. un cuchillo de chef. Transfiera la mitad de la quesadilla a cada uno de los dos platos. Agregue 1 cucharada de crema agria a cada tazon y sirva caliente.

RIBEYE DE GRASA DE PATO

INGREDIENTES:

- 1 450 g Bistec Ribeye
- 1 cda. Grasa de pato (u otro alto aceite de punto de humo como el aceite de maní)
- 1 cda. Manteca
- 1/2 cdta. Tomillo, picado
- Sal y Pimienta al Gusto

INSTRUCCIONES:

1. Precaliente una sartén de hierro fundido en el horno a 400 grados.

2. Aliñar los bistecs con aceite y sal y pimienta.
3. Retire con cuidado la sartén del horno una vez precalentada.
4. Póngalo en el quemador superior de la estufa a fuego medio y agregue aceite.
5. Dore el bistec durante 1 1/2 a 2 minutos.
6. Voltee el bistec y colóquelo en el horno durante 4-6 minutos.
7. Retire el bistec y vuelva a colocarlo en el quemador pero a temperatura baja.
8. Agregue la mantequilla y el tomillo y rocíe el bistec durante 2-4 minutos.
9. Dejar reposar 5 minutos y servir.

ROLLITOS DE POLLO RELLENOS HEAVEN

INGREDIENTES:

- 4 pechugas de pollo deshuesadas y sin piel
- 220 gr queso crema
- 1/4 taza de cebollas verdes, picadas
- 4 rebanadas de tocino cocidas

INSTRUCCIONES:

1. Cocine parcialmente sus tiras de tocino, aproximadamente 5 minutos por cada lado y coloque aparte.
2. Golpee las pechugas hasta que tengan un grosor de 1/4 de pulgada.
3. Mezcle el queso crema y la cebolla verde
4. Extienda 2 cucharadas de la mezcla en cada pechuga.
5. Enrolle, envuélvalos con la tira de tocino y asegúrelos con un palillo.
6. Coloque el pollo en una bandeja para hornear y hornee en un horno precalentado a 375º C durante 30 minutos hasta que esté completamente cocido.
7. Ase a la parrilla durante 5 minutos para que el tocino quede crujiente. Servir.

ROLLITOS DE CAMARONES Y NORI

INGREDIENTES:
- 1 taza de camarones
- 1 cucharada. Mayonesa
- 1 cebolla verde en rodajas finas
- 2 hojas de Nori
- 1/4 de pepino cortado en cubitos y sin semillas
- 1 cda . semillas de sésamo tostadas

INSTRUCCIONES:
1. Lave y escurra los camarones.
2. Agregue los camarones junto con la mayonesa y las cebollas verdes.
3. Coloque Nori en una superficie plana y vierta sobre la mezcla de camarones y cebolla verde.
4. Espolvorear con pepino y semillas de sésamo.
5. Enrolle bien y córtelo en trozos del tamaño de un bocado.

SALCHICHA PICANTE Y QUESO CHEDDAR

INGREDIENTES:
- 1 receta de pan de sartén con queso
- 450 g de salchicha italiana picante
- 1 taza de apio picado
- 1/2 taza de cebolla picada
- 2 dientes de ajo, picados
- 1 cdta. de salvia seca
- 1/2 cdta. de sal kosher
- 1/4 cdta. de pimienta negra
- 1/2 taza de caldo de pollo bajo en sodio
- 2 huevos grandes
- 1/4 taza de crema espesa

INSTRUCCIONES:
1. Prehornee el pan y corte en cubos en trozos de 1/2 pulgada.
2. Precaliente el horno a 100º C
3. Extienda los cubos de pan en una bandeja para hornear grande y hornee lentamente de 2 a 3 horas, hasta que esté seco y crujiente.
4. Deje reposar durante la noche para continuar secando.
5. Caliente una sartén grande a fuego medio y saltee la salchicha hasta que esté cocida por unos 6 minutos y romper en trozos grandes con la cocción.
6. Transfiera la salchicha a un tazón grande.
7. Saltee el apio, la cebolla, el ajo, la salvia, la sal y la pimienta en una sartén hasta que estén tiernos, aproximadamente 5 minutos.
8. Agréguelo al tazón de salchicha.
9. Precaliente el horno a 180º C y enmanteque una fuente grande para hornear.
10. Combine el pan en cubos con la mezcla de salchichas y el caldo de pollo.
11. En un tazón mediano, bata los huevos con la crema y vierta sobre la mezcla.
12. Revuelva bien y transfiera a una fuente para hornear preparada.
13. Hornee durante 35 minutos, sin tapar, hasta que la superficie esté dorada.

SALMON AL AJILLO CON PARMESANO Y ESPARRAGOS

INGREDIENTES:
- 2 filetes de salmon con piel (175 g)
- Sal rosa
- Pimienta negra recien molida
- 455 g de esparragos frescos3 cucharadas de mantequilla
- 2 dientes de ajo picados
- 1/2 de taza de queso
- parmesano rallado

INSTRUCCIONES:

1. Precalentar el horno a 200°C. Cubra una bandeja para hornear con papel de aluminio o una estera de silicona.

2. Seque el salmon con toallas de papel y sazone ambos lados con sal rosada y pimienta.

3. Coloque el salmon en el centro de la bandeja para hornear preparada y esparcir los esparragos a su alrededor.

4. Derrita la mantequilla en una cacerola pequena a fuego medio. Agregue el ajo picado y revuelva durante unos 3 minutos hasta que el ajo comience a dorarse.

5. Rocie el salmon y los esparragos con salsa de crema de ajo y cubra con espolvorear el queso parmesano.

6. Asar durante unos 12 minutos hasta que el salmon este cocido y los esparragos esten crujientes y tiernos.

7. Puede cambiar el horno a grill al final del tiempo de coccion durante unos 3 minutos para obtener un poco de costra en los esparragos.

8. Sirva caliente.

SALMON ROJO CON ARROZ

INGREDIENTES:

- 2 (175 g) filetes de salmon con piel
- 4 cucharadas de salsa de sofa (o aminoacidos de coco), agregados en tandas
- 2 pepinos persas pequehos o 1/2 pepino ingles grande
- 1 cucharada de ghee
- 1 paquete (225 g) de arroz Miracle shirataki
- 1 aguacate cortado en cubitos
- Sal rosa
- Pimienta Negra

INSTRUCCIONES:

1. Coloque el salmon en una cacerola de 20 cm (8 pulgadas) y agregue 3 cucharadas de salsa de soya. Cubrir y marinar en el refrigerador por 30 minutos.

2. Mientras tanto, corte los pepinos en rodajas finas, coloquelos en un tazon pequeho y agregue la cucharada restante de salsa de soya. Ponga a un lado para marinar.

3. Derrita el ghee en una sarten mediana a fuego medio. Coloque el filete de salmon con la piel hacia abajo. Cubra el salmon con la marinada de salsa de soya y dore el pescado durante 3-4 minutos por cada lado.

4. Mientras tanto, en una cacerola grande, cocine el arroz shirataki por

5. instrucciones del paquete:

6. 1) Enjuague el arroz shirataki en un colador con agua fria. 2) En una olla llena de agua hirviendo, cuece el arroz por 2 minutos. 3) Transfiere el arroz a un colador. Seca la olla. 4) Pasar el arroz a una sarten seca y freir a fuego medio hasta que este seco y opaco.

7. Sazone el aguacate con sal rosada y pimienta.

8. Ponga el filete de salmon en un plato y quitele la piel.

9. Cortar el salmon en trozos del tamaño de un bocado. Tome dos tazones, ponga en cada uno de ellos una capa de arroz de Milagro.

10. Cubra con pepino, aguacate y salmon y sirva.

SALMON Y CHICHARRONES

INGREDIENTES:

- 175 g de salmon salvaje de Alaska en lata, liquido escurrido
- 2 cucharadas de chicharrones triturados
- 1 huevo, ligeramente batido

- 3 cucharadas de mayonesa, anadidas en tandas
- Sal rosa
- Pimienta negra recien molida
- 1 cucharada de ghee
- 1/2 cucharada de mostaza

INSTRUCCIONES:

1. En un tazon mediano, combine el salmon, el chicharron, el huevo y 1/2 cucharadas de mayonesa, sazone con sal rosada y pimienta.
2. Forme hamburguesas con la mezcla de salmon del tamano de un disco de hockey o mas pequenas. Continue dando forma a las empanadas hasta que esten firmes.
3. Derrita el ghee en una sarten mediana a fuego medio.
4. Cuando el ghee chisporrotee, coloque las hamburguesas de salmon en la sarten.
5. Cocine unos 3 minutos por cada lado hasta que se dore. Transfiera las empanadas a un plato forrado con toallas de papel.
6. En un tazon pequeno, combine las 1/2 cucharadas restantes de mayonesa y mostaza. Sirva muffins de salmon con salsa de mayonesa y mostaza salsa.

SALMÓN CON GRASA DE PATO DECADENTE CON SALSA DE CREMA

INGREDIENTES:

Filetes De Salmón:
- 680 g de filete de salmón
- 3/4-1 cdta. Estragón seco
- 3/4-1 cdta. Eneldo seco
- 1 cda. grasa de pato
- Sal y pimienta para probar

Salsa de crema:
- 2 cucharadas. Manteca
- 1/4 taza de crema espesa
- 1/2 cdta. Estragón seco
- 1/2 cdta. Hojas de eneldo
- Sal y Pimienta al Gusto

INSTRUCCIONES:

1. Cortar el salmón por la mitad dando como resultado 2 filetes.
2. Sazone la carne con especias y la piel con sal y pimienta.
3. Caliente a fuego medio, 1 cda. grasa de pato (sartén de hierro fundido de cerámica preferida).
4. Agrega el salmón cuando el aceite esté caliente.
5. Lado de la piel crujiente 4-6 minutos.
6. Reduzca el fuego a bajo y voltee el salmón.
7. Cocine el salmón hasta que esté bien, aproximadamente de 7 a 15 minutos.
8. Retire el salmón de la sartén para que descanse y reserve los jugos para la mezcla de salsa.
9. Dore ligeramente la mantequilla y las especias en la sartén con los jugos de reserva.
10. Mezclar en la mezcla de crema.
11. Sirva la salsa sobre el salmón.

SALMON CREMOSO CON ENELDO

INGREDIENTES:
- 2 cucharadas de ghee derretida
- 2 filetes de salmon (175 g) con piel
- Sal rosada
- Pimienta negra recien molida
- 1/2 de taza de mayonesa
- 1 cucharada de mostaza Dijon

- 2 cucharadas de eneldo fresco picado
- Una pizca de ajo en polvo

INSTRUCCIONES:
1. Precalentar el horno a 230°C. Engrasar la fuente para horno 9 por 13 pulgadas (aproximadamente 22 x 33 cm) con ghee.
2. Seque el salmon con toallas de papel, sazone ambos lados con sal rosada y pimienta y coloquelo en la fuente para hornear preparada.
3. En un tazon pequeno, combine la mayonesa, la mostaza, el eneldo y el ajo en polvo. Unte la salsa de mayonesa en ambas piezas de salmon para que
4. cubrio completamente la parte superior del pescado.
5. Ase durante 7-9 minutos, segun el salmon que prefiera: 7 minutos para medio y 9 minutos para bien hecho. Atender.

SALTEADO DE SALCHICHAS DE POLLO Y TOCINO KETO

INGREDIENTES:
- 4 salchichas de pollo con queso cheddar y tocino
- 3 tazas de floretes de brócoli
- 3 tazas de espinacas 1/2 taza de queso parmesano
- 1/2 taza de salsa de tomate Rao's
- 1/4 taza de vino tinto (Merlot)
- 2 cucharadas de mantequilla salada
- 2 cdta.s picadas Ajo
- 1/2 cdta. Pimienta
- 1/2 cdta. Hojuelas de pimiento rojo
- 1/2 cdta. Sal kosher

INSTRUCCIONES:
1. Corte las salchichas en rebanadas.
2. Empieza a hervir agua en la estufa.
3. Mientras tanto, agregue su salchicha a una sartén a fuego alto.
4. Agregue su brócoli al agua hirviendo y cocine durante 3-5 minutos.
5. Cocine sus salchichas hasta que se doren por ambos lados. Transfiera sus salchichas a un lado de la sartén, luego agregue la mantequilla. Pon el ajo en la mantequilla y déjalo cocinar por 1 minuto.
6. Agregue todo junto y luego agregue su brócoli.
7. Vierta la salsa de tomate, el vino tinto y agregue las hojuelas de pimiento rojo.
8. Revuelva, agregue las espinacas con sal y pimienta y deje que se cocine.
9. Cocine a fuego lento esto durante 5-10 minutos.

SARTÉN SANTÉ FE

INGREDIENTES:
- 2 cucharadas de almendras en rodajas
- 1 pimiento dulce amarillo, cortado en tiras del tamaño de un bocado
- 1 jalapeño fresco, sin semillas y Cortado
- 1 cda.de aceite de oliva o aceite de cocina
- 4 tomates medianos, pelados y picados
- 1 -1 y 1/2 Cdta.s de chile en polvo
- 1/2 Cdta. de comino molido
- 1/4 Cdta. de sal
- 4 huevos
- 1 aguacate mediano maduro, sin semillas y pelado (opcional)

INSTRUCCIONES:
1. En una sartén grande a fuego medio, tueste las almendras, luego retírelas y colóquelas aparte.
2. En la sartén caliente el aceite de cocina.
3. Agregue el pimiento dulce y el jalapeño y cocine hasta que se ablanden.
4. Agregue el chile en polvo, el comino, los tomates y la sal y deje hervir.

5. Reduzca el fuego, cubra y cocine a fuego lento durante 5 minutos.

6. Rompa suavemente los huevos en un recipiente fácil de verter y deslícelos con cuidado en la mezcla, un huevo a la vez.

7. Cubra y deje que los huevos se pochen durante aproximadamente 5 minutos o hasta que las claras se cocinen.

8. Servir adornado con almendras tostadas y rodajas de aguacate.

SARTÉN DE PASTEL DE POLLO CON ESPINACAS

INGREDIENTES:
El relleno:
- 6 muslos de pollo, deshuesados y sin piel
- 5 rebanadas de tocino
- 1 cdta. Cebolla en polvo
- 1 cdta. Ajo en polvo
- 3/4 cdta. Semilla de apio
- 220 gr Queso Crema
- 120 gr. Queso cheddar
- 6 tazas de espinacas
- 1/4 taza de Caldo de Pollo
  Sal y Pimienta al Gusto

La corteza:
- 1/3 taza de harina de almendras
- 3 cucharadas Polvo de cáscara de psyllium
- 3 cdas. Manteca
- 1 huevo grande
- 1/4 taza de queso crema (~60 gr.)
- 1/4 taza de queso cheddar
- 1/2 cdta. Pimenton
- 1/4 cdta. Polvo de ajo
- 1/4 cdta. Cebolla en polvo
- Sal y pimienta para probar

INSTRUCCIONES:
1. Cubra y sazone los muslos de pollo.

2. Dorar en una fuente apta para horno.

3. Agregue el tocino picado y crujiente.

4. Desglasar la sartén con caldo de pollo, luego agregar el queso crema y el queso cheddar

5. Agregue las espinacas, deje que se marchiten y combine.

6. Ponga todos los ingredientes secos para la corteza en un tazón.

7. Coloque el queso crema y el queso cheddar en un recipiente aparte y cocine en el microondas hasta que derretir.

8. Agregue el huevo y el queso al tazón seco y mezcle bien.

9. Combine todos los ingredientes de la corteza.

10. Forme un círculo sobre una estera antiadherente para hornear.

11. Mezcle todos los ingredientes en la sartén, luego invierta cuidadosamente la estera sobre el retire la bandeja y la alfombrilla deslizante.

12. Coloque la bandeja en el horno durante 15 minutos a 190º C.

TAZON DE TACOS DE PESCADO

INGREDIENTES:
- 2 (75 g) filetes de tilapia
- 1 cucharada de aceite de oliva
- 4 cucharaditas de sal Tajin, agregada en lotes
- 2 tazas de mezcla de ensalada de col precortada
- 1 cucharada de salsa roja picante de mayonesa de miso, y mas un poco para servir
- 1 aguacate triturado
- Sal rosada
- Pimienta negra recien molida

INSTRUCCIONES:

1. Precalentar el horno a 220°C. Cubra una bandeja para hornear con papel de aluminio o una estera de silicona. Frote la tilapia con aceite de oliva, luego espolvoree con 2 cucharaditas de sal sazonada. Coloque el pescado en la bandeja para hornear preparada.

2. Hornea por 15 minutos, o hasta que el pescado este opaco al pincharlo con un tenedor.

3. Coloque el pescado en la rejilla para enfriar y dejelo reposar durante 4 minutos.

4. Mientras tanto, en un tazon mediano, mezcle suavemente el repollo y el aderezo de mayonesa. Es necesario que el repollo no este muy humedo, solo falta sazonar.

5. Agregue el pure de aguacate y las 2 cucharaditas restantes de sal para sazonar, y espolvoree con sal rosa y pimienta. Divide la ensalada entre dos tazones.

6. Con dos tenedores, corte el pescado en trozos pequehos y agreguelo a los tazones. Cubra con salsa Mayo y sirva.

TERIYAKI WINGS

INGREDIENTES:
- 680 g de pollo drumettes/wings
- 2-3 cdas. aceite
- Sal, al gusto
- Pimienta negra, al gusto
- 6 cdas. aminos de coco (una versión libre de soya de la salsa de soya)
- 2 cucharadas. edulcorante equivalente
- 2 cdta.s. jengibre molido
- 1 cdta. ajo en polvo
- 1/2 taza de caldo de pollo

INSTRUCCIONES:
1. Coloque el asador del horno a temperatura alta.

2. Mezcle las alas en aceite, sal y pimienta.

3. Coloque la piel hacia abajo en una bandeja para hornear forrada con papel de aluminio.

4. Ase a la parrilla durante 10 minutos.

5. Voltee las alas y ase a la parrilla otros 20-25 minutos o hasta que estén cocidas.

6. Combine los ingredientes restantes en una olla y hierva durante 5-7

7. minutos, revuelva con frecuencia hasta que el líquido se reduzca y espese.

8. Retire del fuego y vierta la salsa preparada sobre las alitas cocidas y sirva.

TIRAS DE POLLO DE FRANKS

INGREDIENTES:
- 12 filetes de pechuga de pollo
- 1/4 taza de salsa picante de Frank
- 6 cucharadas de mantequilla
- 1 diente de ajo picado
- 1/4 cdta. de sal
- 1 molido de pimienta fresca

INSTRUCCIONES:
1. Derretir 2 cucharadas. Mantequilla en una sartén grande a fuego medio alto.

2. Agregue los solomillos y cocine por 9 minutos, voltee a la mitad.

3. Caliente el ajo y 4 tabletas de mantequilla en el microondas.

4. Mezcle la sal y la pimienta y la salsa picante de Frank.

5. Cuando sus tiernos estén cocidos, mezcle con la salsa y cocine unos 30 segundos.

6. más.

7. Reserva un poco de salsa para mojar.

TOCINO BIFES

INGREDIENTES:
- 29 rebanadas de tocino de corte grueso

- 1.120 g Bife
- 280 g. Salsa de puerco
- 120 g queso cheddar, rallado

INSTRUCCIONES:

1. Coloque rebanadas de tocino de 5x6 en un patrón tejido y hornee a 400 grados para 15-20 minutos hasta que estén casi crujientes.
2. Cree una mezcla de carne moliendo bistec, tocino y salchichas.
3. Coloque la carne en un rectángulo del mismo tamaño que el tejido de tocino preparado.
4. Sazone la carne si lo desea y coloque el tejido de tocino sobre la carne.
5. Coloque el queso en el centro del tocino.
6. Enrolle la carne en un rollo apretado y refrigere.
7. Haga un tejido de tocino de 7x7 y enrolle el tejido de tocino sobre la carne, en diagonal.
8. Hornee a 400 grados durante 50-60 minutos o 165 grados internamente.
9. Dejar reposar 10 minutos antes de rebanar.

TORTILLA DE CERDO ESPECIADA

INGREDIENTES:

- 1.800 g de lomo de cerdo deshuesado, sin grasa y cortado en cubos de 2 pulgadas
- 1 1/2 cdta. sal
- 3/4 cdta. pimienta1
- cdta. comino molido
- 1 cebolla, pelada y cortada por la mitad
- 2 hojas de laurel
- 1 cdta. Orégano seco
- 2 cucharadas de jugo de limón fresco
- 2 tazas de agua
- 1 naranja mediana, exprimida y conserve las mitades escurridas

INSTRUCCIONES:

1. Precaliente el horno a 300º C.
2. En un horno holandés grande, agregue todos los ingredientes, incluida la naranja escurrida, pedazos y jugo y llevar a ebullición suave, sin tapar.
3. Una vez que esté a fuego lento, cubra la olla y transfiérala a la rejilla mediana en
4. horno.
5. Cocine aproximadamente 2 horas hasta que la carne se deshaga.
6. Retire la olla del horno y con un utensilio ranurado, retire la carne.
7. de la sartén y colóquelo en un molde grande para rollos de gelatina forrado con papel de aluminio preparado para
8. asando
9. Retire y deseche todo de la olla, pero reserve el líquido de cocción.
10. Coloque la olla a fuego alto y hierva hasta que espese, aproximadamente 20 minutos.
11. Desmenuce la carne de cerdo y mézclela suavemente con el líquido almibarado.
12. Vuelva a colocar la carne de cerdo en la sartén forrada con papel de aluminio y ase hasta que se dore y
13. los bordes estén ligeramente crujientes, alrededor de 5 a 8 minutos.
14. Voltee la carne y ase el otro lado de la misma manera.
15. Sirva inmediatamente en una tortilla y realce con los ingredientes que desee.

TRUCHA AL LIMÓN Y ENELDO

INGREDIENTES:

- 900 g de trucha a la plancha (u otro pescado pequeño), fresca o congelada
- 1 1/2 cdta.s de sal
- 1/4 cdta. de pimienta

- 1/2 taza de mantequilla o margarina
- 2 cucharadas de eneldo
- 3 cucharadas de jugo de limón

INSTRUCCIONES:

1. Corte el pescado a lo largo y sazone el interior con sal y pimienta.
2. Prepara una sartén con mantequilla derretida y eneldo.
3. Freír el pescado con la carne hacia abajo de 2 a 3 minutos por lado.
4. Retire el pescado.
5. Agregue jugo de limón a la mantequilla y el eneldo para crear una salsa.
6. Servir el pescado con salsa.

YUMMY CHICKEN QUESO

INGREDIENTES:

- 3 onzas de aderezo italiano
- 4 pechugas de pollo deshuesadas y sin piel descongeladas
- 5 cucharadas de aceite de oliva
- 1/2 taza de agua
- Sal y pimienta para probar

INSTRUCCIONES

1. Agregue todos los ingredientes en una olla a fuego alto y hierva.
2. Una vez que hierva, baje el fuego a fuego lento y cocine por 20 minutos.
3. Ajuste la sazón al gusto.
4. Sirve y disfruta.

VIEIRAS CON SALSA DE CREMA Y TOCINO

INGREDIENTES:

- 4 rebanadas de tocino
- 1 taza de crema espesa
- 1 cucharadita de mantequilla

- 1/2 taza de queso parmesano rallado
- Sal rosada
- Pimienta negra recien molida
- 1 cucharada de ghee
- 8 vieiras grandes, lavadas y escurridas

INSTRUCCIONES:

1. En una sarten mediana a fuego medio, cocine el tocino por ambos lados hasta que este crujiente, aproximadamente 8 minutos. Transfiera el tocino a un plato forrado con toallas de papel. Reduzca el fuego a medio.
2. Agregue la crema, la mantequilla y el queso parmesano a la grasa de tocino y sazone con una pizca de sal rosada y pimienta.
3. Reduzca el fuego a bajo y cocine durante unos 10 minutos, revolviendo constantemente, hasta que la salsa espese y sea un 50 por ciento menos. Caliente el ghee en una sarten grande separada a fuego medio a ebullicion.
4. Sazone las vieiras con sal rosa y pimienta y agreguelas a la sarten. Cocine solo 1 minuto por cada lado.
5. No pongas demasiadas vieiras. Si su sarten no es lo suficientemente grande, cocinelos en dos lotes. Las vieiras deben estar doradas por ambos lados.
6. Transfiera las vieiras a una toalla de papel forrada placa.
7. Divida la salsa de crema entre dos tazones, desmenuce el tocino sobre la salsa de crema y cubra con 4 vieiras por tazon. Servir inmediatamente.

VIEIRAS A LA PLANCHA CON PANCETA Y COLES DE BRUSELAS

INGREDIENTES:

- 2 cucharadas de aceite de oliva, dividido
- 1/4 libra de panceta, cortada en cubos de 1/2 pulgada
- 1 chalote mediano, en rodajas finas (alrededor de 1/4 taza)
- 450 g de coles de Bruselas, picadas en trozos grandes
- Sal kosher y pimienta negra recién molida
- 2 cucharadas de vinagre de vino de arroz
- 1 cda.de mantequilla sin sal
- 12 vieiras grandes

INSTRUCCIONES:

1. Caliente 1 cda.de aceite en una sartén de 12 pulgadas a fuego medio-alto.
2. Agregue panceta y crocante, aproximadamente 2 minutos.
3. Agregue los chalotes, las coles de Bruselas y los condimentos y dore, unos 6 minutos.
4. Agregue el vinagre, transfiéralo a un plato y reserve.
5. Limpie la sartén con una toalla de papel.
6. Seque las vieiras y sazone con sal y pimienta.
7. Regrese la sartén a fuego medio-alto y derrita la mantequilla.
8. Agregue las vieiras y cocine sin tocar hasta que estén doradas por un lado, de 2 a 3
9. minutos.
10. Voltee, vuelva a introducir la mezcla de coles de Bruselas y continúe cocinando durante unos 2 minutos.
11. más extenso.
12. Atender.

VINDALOO DE POLLO FÁCIL

INGREDIENTES:

- 12 muslos de pollo
- 1 1/2 cucharada de pimentón

- 1/4 cucharadita de tomillo seco
- 1/2 cucharadita de cebolla en polvo
- 2 cucharadas de salsa inglesa
- Sal y pimienta al gusto
- 1/2 taza de agua

INSTRUCCIONES

1. Coloque todos los ingredientes en la olla de cocción lenta. Revuelva bien para cubrir todo el pollo con las especias.
2. Cierre la olla de cocción lenta, presione la configuración alta y cocine durante 7 horas.
3. Sirve y disfruta.

ZOODLES FÁCILES Y BOLITAS DE PAVO

INGREDIENTES:

- 1 calabacín cortado en espirales
- 1 lata de salsa para pasta con vodka
- 1 paquete de albóndigas de pavo Armour congeladas

INSTRUCCIONES:

1. Cocine las albóndigas y la salsa a fuego medio durante 22-25 minutos y revuelva ocasionalmente.
2. Limpiar los calabacines y pasarlos por una espiral de verduras.
3. Hierva agua y blanquee los zoodles crudos durante 45 segundos.
4. Retirar y escurrir.
5. Combine zoodles y albóndigas picantes preparadas.
6. Servir y disfrutar.

RECETAS DE POSTRES KETO

Si le gustan los dulces, los dulces cetogénicos pueden ser una forma saludable de satisfacer los antojos sin dejar de cumplir el plan. Nuestros mejores postres cetogénicos brindan la oportunidad de disfrutar mientras trabaja para alcanzar sus objetivos de salud.

¡No tienes que perderte el postre solo porque estás siguiendo una dieta cetogénica ! Tener opciones de postres cetogénicos y bajos en carbohidratos puede ayudarlo a mantenerse al día con su estilo de vida saludable.

ALMOHADA DE COCO

INGREDIENTES:

- 1 lata de leche de coco entera sin azúcar
- bayas de elección
- chocolate amargo (opcional)

INSTRUCCIONES:

1. Refrigere la leche de coco de 12 a 24 hs.
2. Retire la leche de coco espesada
3. Bata de 2 a 3 minutos
4. Doblar las bayas
5. Decora con virutas de chocolate Disfruta

BATIDO DE DELICIA DE MANÍ CON CARAMELO SALADO

INGREDIENTES:

- 1 taza de leche de coco
  7 cubitos de hielo
- 2 cucharadas. Mantequilla de maní
- 2 cucharadas. Caramelo salado SF Torani
- 1 cucharada. Aceite MCT
- 1/4 cdta. goma xantana

INSTRUCCIONES:

1. Agregue los ingredientes a una licuadora.
2. Mezcle 1-2 minutos.

BATIDO DE COCO Y CACAO

INGREDIENTES:

- 1 taza de cubitos de hielo
- 3/4 taza de leche de coco sin azúcar
- 2 cdas. nueces de macadamia saladas trituradas
- 2 cda. 'Swerve' u otro equivalente de azúcar
- 1 cda. cacao en polvo sin azúcar
- 1/2 cdta. extracto de vainilla
- 1 pizca de sal

INSTRUCCIONES:

1. Ponga los ingredientes en la licuadora.
2. Mezclar hasta que esté suave.
3. Cubra con crema de coco batida, coco tostado y nueces de macadamia.

BATIDO DE COCO Y FRUTILLA

INGREDIENTES:

- 3/4 taza de leche de coco (de la caja)
- 1/4 taza de crema espesa
- 7 cubos de hielo
- 2 cucharadas. Torani de frutilla sin azúcar
- 1 cucharada. Aceite MCT
- 1/4 cdta. goma xantana

INSTRUCCIONES:

1. Ponga todos los ingredientes en la licuadora.
2. Mezcle 1-2 minutos.

BOCADITOS DE LIMÓN Y COCO

INGREDIENTES:

- Paquete de 18 oz de queso crema
- 2 o 3 paquetes de True Lemon Gluten Free
- 3 paquetes de Stevia al gusto
- 1/4 taza de coco rallado sin azúcar

INSTRUCCIONES:

1. Mezcle el queso crema a temperatura ambiente, el limón y la stevia.
2. Refrigerar.
3. Enrolle en 16 bolas y cubra con coco.

BOLAS DE CHEESECAKE DE AVELLANAS

INGREDIENTES:

- 220 gr paquete de queso crema
- 1/4 taza de cacao en polvo

- Estevia al gusto
- 1 o 2 cucharadas Sirope de avellana sin azúcar
- 1/4 taza de avellanas molidas

INSTRUCCIONES:
1. Mezclar todos los ingredientes a temperatura ambiente excepto las avellanas.
2. Forma 16 bolas.
3. Cubrir con avellanas.

BROWNIES DE CARAMELO Y CHOCOLATE

INGREDIENTES:
- 2 tazas de harina de almendras
- 1/2 taza de cacao en polvo sin azúcar
- 1/3 taza de eritritol
- 1/4 taza de aceite de coco
- 1/4 taza de jarabe de arce
- 2 huevos grandes
- 1 cucharada. Polvo de cáscara de psyllium
- 2 cdas. Caramelo Salado Torani
- 1 cdta. Polvo de hornear
- 1/2 cdta. Sal

INSTRUCCIONES:
1. Precalentar el horno a 350 °C
2. En un tazón, mezcle los ingredientes húmedos.
3. A los ingredientes húmedos, agregue lentamente los ingredientes secos.
4. Hornee en un molde para brownie de 11x7 bien engrasado durante 20 minutos.

BUDÍN FÁCIL DE CHOCO Y COCO

INGREDIENTES:
- 1 taza de leche de coco (completa, enlatada)
- 2 cdas. cacao en polvo o cacao orgánico 1/2 cdta. extracto de stevia en polvo o 2

- cdas. miel o jarabe de arce
- 1 cda. gelatina de calidad
- 2 cdas. agua

INSTRUCCIONES:
1. A fuego medio, mezcle la leche de coco, el cacao y el edulcorante.
2. En un recipiente aparte, mezcle la gelatina y el agua.
3. Agregue a la sartén y revuelva hasta que se disuelva por completo.
4. Vierta en platos pequeños y refrigere de 30 a 45 minutos.

BUDÍN DE CHOCOLATE

INGREDIENTES:
- 3 cucharadas de semillas de chía
- 1 taza de leche de almendras sin azúcar
- 1 cda.de proteína de chocolate en polvo (o cacao en polvo)
- 1/4 taza de proteína fresca
- frambuesas 1 cdta. de miel (opcional)

INSTRUCCIONES:
1. Mezcle todos los ingredientes.
2. Deje reposar 10 min, revolviendo a la mitad de la marca.
3. Revuelva nuevamente y refrigere 40 min.
4. Decorar con frambuesas.

CAFÉ SORPRESA

INGREDIENTES:
- 2 cucharadas colmadas Linaza, molida
- 100ml de nata para cocinar 35% grasa
- 1 cdta. Cacao en polvo, oscuro y sin azúcar
- 1 cucharada. bayas de Goji
- Café recién hecho
- Edulcorante líquido, un par de gotas

INSTRUCCIONES:

1. Mezclar las semillas de lino, la nata y el cacao, el edulcorante y el café.
2. Decorar con bayas de goji.

CHEESECAKE DE CHOCOLATE SIN CORTEZA

INGREDIENTES:

- 220 gr queso crema, ablandado 60 gr. crema espesa
- 1 cdta. de Stevia Glicerita
- 1 cdta. de Splenda u otro edulcorante líquido o en polvo bajo en carbohidratos
- 1 onza de chispas de chocolate

INSTRUCCIONES:

1. Batir todos los ingredientes excepto el chocolate hasta obtener una consistencia de pudín.
2. Dobla las chispas de chocolate.
3. Refrigere en tazas para servir.

CHOCOCHERRY CHEESECAKE SIN HORNEAR

INGREDIENTES:

- 220 gr queso crema, ablandado
- 60 gr. crema espesa
  1 cdta. de Stevia Glycerite
- 1 cda.de cacao en polvo
- 1 cda.de jarabe sin azúcar
- Splenda líquida

INSTRUCCIONES:

1. Batir todos los ingredientes excepto Ezsweet hasta obtener una consistencia de pudín.
2. Endulza al gusto con Ezsweet.
3. Refrigere en tazas pequeñas.

CREMA HELADA DE MENTA Y CHOCOLATE AMARGO

INGREDIENTES:

- 1 taza de crema espesa
- Copa Crema Ligera
- 1 cdta. Extracto líquido de Stevia
- 1 cdta. Vainilla (Opcional)
- Varias Gotas Extracto de menta
- 1 cuadrado de chocolate amargo
- Gotas de colorante alimentario verde

INSTRUCCIONES:

1. Batir todos los ingredientes excepto el chocolate.
2. Congelar durante 5 minutos.
3. Añadir a la máquina de helados.
4. Agregue las virutas antes de que el helado se haya endurecido.

CUPCAKES EXÓTICOS

INGREDIENTES:
Cupcakes:

- 1/2 taza de harina de coco
- 1/2 taza de eritritol granulado
- 1/4 taza de cacao sin azúcar (opcional)
- 1/4 cdta. de bicarbonato de sodio
- 1/4 cdta. de sal marina
- 6 huevos
- 1/2 taza de aceite de coco O mantequilla derretida
- 1 cda.de extracto de vainilla
- 1 cdta. de Stevia glicerita

Relleno:

- 1 taza de crema espesa
- 1 cdta. de Stevia glicerita, O al gusto

Glaseado:

- 220 gr queso crema, ablandado

- 1/4 taza de leche de vainilla y almendras sin azúcar
- 1 cdta. de Stevia glicerita

Rayas de chocolate:
- 3 cucharadas de eritritol granulado
- 60 g chocolate sin azúcar, picado
- 3 cucharadas de leche de almendras y vainilla sin azúcar
- 1 cdta. de extracto de vainilla
- 1/4 cdta. de Stevia glicerita

INSTRUCCIONES:

1. Precalentar el horno a 350 °C
2. Tamizar juntos la harina de coco, el eritritol, el cacao, el bicarbonato de sodio y la sal.
3. En un recipiente aparte, bata los huevos.
4. Agregue el aceite/mantequilla de coco, el extracto de vainilla y la stevia.
5. Incorporar lentamente los ingredientes húmedos a los ingredientes secos.
6. Mezcle hasta que quede suave.
7. Verter en moldes para muffins engrasados hasta 1/3 de su capacidad.
8. Hornear 13-18 minutos.
9. Una vez frío, corta los cupcakes por la mitad.
10. Montar la nata y añadir la Stevia.
11. Llene el centro de la magdalena con 2 cucharadas crema batida.
12. Vuelva a armar los cupcakes y congélelos durante 2 horas.
13. Mezcle el queso crema, la leche de almendras y vainilla y la stevia.
14. Sumerja las magdalenas congeladas en glaseado.
15. Moler el eritritol granulado hasta convertirlo en polvo Derretir el chocolate y
16. leche de almendras.
17. Mezcle el eritritol, el extracto de vainilla y

la stevia hasta que quede suave.
18. Rocíe sobre las magdalenas.

GALLETAS SCONE DE ESPECIAS OTOÑALES

INGREDIENTES:
- 1 calabaza de invierno
- 2 cdtas. Canela
- 2 cdta.s Mezcla de especias
- 1 cucharada. Aerosol de cocina de aceite
- 2 huevos grandes
- 1 cdta. Extracto de vainilla
- 1 cdta. Levadura en polvo
- 1 taza de harina de almendras
- 1/4 taza de mantequilla
- 1/4 taza de especias para pastel de calabaza

INSTRUCCIONES:
1. Precalentar el horno a 400 grados.
2. Retire la carne de la calabaza.
3. rebanada de calabaza.
4. Rocíe con aceite de coco.
5. Colocar en papel pergamino Sazonar con canela y garam marsala.
6. Hornear hasta que estén tiernos 30-35 minutos.
7. Retire y coloque en el procesador de alimentos y procese junto con otros
8. ingredientes.
9. Hornear a 350 °C

GELATINA DE NARANJA SIN AZÚCAR

INGREDIENTES:
- 1 caja de gelatina sin azúcar
- 1 taza de agua hirviendo
- 1 taza de agua fría

INSTRUCCIONES:

1. Mezcle el paquete suave con agua hirviendo. Una vez disuelto, todavía en agua fría. Refrigerar 4 horas.

HELADO DE AGUACATE CON TROCITOS DE CHOCOLATE

INGREDIENTES:

- 2 aguacates Hass maduros
- 1 taza de leche de coco (de la caja)
- 1/2 taza de crema de leche
- 1/2 taza de cacao en polvo
- 2 cdta.s Extracto de vainilla
- 1/2 taza de eritritol en polvo
- 25 gotas de stevia líquida
- 6 cuadrados de chocolate de panadería sin azúcar

INSTRUCCIONES:

1. Vierta el aguacate en un tazón.
2. Agregue la leche de coco, la crema y el extracto de vainilla.
3. Con una batidora de inmersión, proceda a batir juntos.
4. Agregue eritritol, stevia y cacao en polvo a la mezcla de aguacate y mezcle bien.
5. Añadir chop panaderos de chocolate.
6. Enfríe de 6 a 12 horas, luego unos 20 minutos antes de que esté listo para servir, agregue mezcla a la máquina de helados según las instrucciones del fabricante.

HELADO DE FRUTILLA

INGREDIENTES:

- 1/2 taza de mermelada de frutilla sin azúcar o baja en azúcar
- 1/2 taza Stevia Endulzante Granulado Crudo o Splenda
- 2 tazas Fage Total 0% Máquina para hacer helados de yogur griego

INSTRUCCIONES:

- En un procesador de alimentos, haga puré de frutillas y agregue confituras de frutilla.
- Agregue yogur griego y mezcle completamente.
- Poner en la máquina de helados durante 25-30.

HELADO DE COCO HELADO DE CHÍA Y LIMÓN

INGREDIENTES:

- 3 tazas de leche de coco casera
- 1/4 taza de semillas de chía
- 1/3 taza de jugo de limón, recién exprimido
- 1/2 taza de miel de abeja
- 1/4 taza de aceite de coco o ghee, derretido
- 3 cucharadas de semillas de amapola

INSTRUCCIONES:

1. Mezcle todos los ingredientes.
2. Frío.
3. Poner en la máquina de helados.

LIMÓN COCO VANILLA BEAN DREAM

INGREDIENTES:

- 1/2 taza de aceite de coco virgen extra, ablandada
- 1/2 taza de mantequilla de coco, ralladura ablandada y jugo de semillas de un limón de 1/2 una vaina de vainilla

INSTRUCCIONES:

1. Batir los ingredientes en una taza fácil de verter.

2. Vierta en una magdalena forrada o en un molde para pan.
3. Refrigere 30 minutos.
4. Cubrir con ralladura de limón.

MACARRONES DE COCO DECADENTES

INGREDIENTES:
- 4 claras de huevo grandes
- 1 cdta. vainilla
- 1/4 cdta. cremor tártaro 1/8 cdta. sal
- 1 taza de eritritol
- 450 g de coco seco sin azúcar finamente rallado 225 g de crema
- queso, ablandado
- 60 g de crema espesa
- 60 g de jarabe de chocolate blanco sin azúcar Da Vinci 60 g de Enjoy Life
- Mini chispas de chocolate semidulce

INSTRUCCIONES:
1. Precaliente el horno a 325 grados.
2. Cubra 2 bandejas para hornear grandes con papel pergamino.
3. En un tazón grande, a fuego lento, mezcle las claras de huevo, la vainilla, la crema de
4. tartar y sal hasta que se formen picos suaves.
5. Agregue eritritol una cda.a la vez.
6. Batir a punto de nieve.
7. Doblar en coco.
8. Batir el queso crema y la crema hasta que quede suave.
9. Mezclar en almíbar.
10. Agregue la mezcla de coco, poco a poco.
11. Dobla las chispas de chocolate.
12. Usando una pequeña bola de helado, coloque la mezcla en una bandeja para hornear.
13. Hornear 20-25 minutos.

14. Apague el horno dejando las galletas por 30 minutos.
15. Mover a la rejilla de alambre.
16. Deje enfriar.

MANTEQUILLA DE GALLETA CON NUECES

INGREDIENTES:
- 1 taza de nueces de macadamia crudas
- 3/4 taza de anacardos crudos
- 1 cdta. Vainilla
- 1/4 cdta. Canela
- 1/4 cdta. Jengibre
- 1/8 cdta. Nuez moscada
- 1/8 cdta. Clavos de olor
- 2 cucharadas. Manteca
- 2 cucharadas. Crema espesa
- 2 cucharadas. Swerve, pizca de sal en polvo

INSTRUCCIONES:
1. En un procesador de alimentos, mezcle las nueces de macadamia y los anacardos hasta que liso.
2. En una cacerola, comience a dorar la mantequilla junto con el Swerve.
3. Una vez dorado, mezcle con la crema espesa.
4. Alejar del calor.
5. A la mezcla de nueces, agregue vainilla y especias, crema y mantequilla.
6. Vuelva a procesar, asegurándose de que no queden grumos.
7. Agregue la salsa de caramelo y procese hasta alcanzar la consistencia deseada.

MOUSSE CREMOSO DE LIMÓN

INGREDIENTES:
- 1 taza de crema espesa

- 1/4 taza de Splenda granulado o Splenda líquido equivalente
- 1 cdta. de extracto de limón
- 2 gotas de colorante amarillo para alimentos
- 1 cda.de mezcla instantánea para pudín de vainilla o chocolate blanco sin azúcar

INSTRUCCIONES:
1. Bate todos los ingredientes a fuego lento hasta que estén bien combinados.
2. Batir a fuego alto hasta que espese.
3. Frío.

MUFFINS INDIVIDUALES DE CHISPAS DE CHOCOLATE Y CARAMELO

INGREDIENTES:
- 2 tazas de harina de almendras
- 1/8 taza de eritritol
- 1/2 cdta. bicarbonato
- 1/2 cdta. sal
- 1/2 cdta. goma xantana
- 2 huevos grandes, ligeramente batidos
- 1 taza de crema agria
- 2 cucharadas de mantequilla, derretida y ligeramente enfriada
- 1 cdta. stevia glicerita
- 1 / 2 taza de Walden Farms SF Caramel Dip
- 3 / 4 taza Enjoy Life Semi-Sweet
- Chispas de chocolate

INSTRUCCIONES:
1. Precalentar el horno a 350 °C
2. Usando bolsas de papel, forre 45 moldes para muffins.
3. En un tazón mediano, mezcle la harina de almendras, el eritritol, el bicarbonato de sodio, la sal y

4. goma xantana.
5. En un recipiente aparte, bata ligeramente los huevos.
6. Agregue la crema agria, la mantequilla enfriada y la stevia Revuelva el líquido en la harina y mezcle bien.
7. Llena cada molde para muffins 3/4 de su capacidad.
8. Hornee de 20 a 25 minutos hasta que la parte superior esté de color marrón claro y salte al tacto.
9. Deje enfriar.

PANQUEQUES DE FRAMBUESA Y COCO

INGREDIENTES:
Panqueques:
- 2 huevos grandes
- 1 cucharada. harina de coco fina 2 cdas. coco deshidratado (sin azúcar)
- 1/4 cdta bicarbonato
- 3 cucharadas leche de coco
- 1/2 cdta. extracto puro de vaina de vainilla
- 1 cda. extra virgen
- aceite de coco 3-6 gotas de extracto líquido de Stevia Cobertura:
- 1/2 taza de yogur natural orgánico
- 1/2 cdta. extracto puro de vainilla
- 1/3 taza fresca frambuesas
- 1 cdta. coco deshidratado (sin azúcar)

INSTRUCCIONES:
1. Batir los huevos.
2. En un recipiente aparte, combine la harina de coco, el coco, el extracto de vainilla y bicarbonato.
3. Añadir a los huevos.
4. Agregue el coco poco a poco.
5. Mezclar bien.
6. Añadir edulcorante.

7. En un recipiente aparte, mezcle el yogur.
8. Engrasar una sartén con aceite de coco y bajar el fuego a bajo.
9. Vierta medio cucharón de masa en la sartén.
10. Voltee cuando se formen burbujas.
11. Cocine por 1 minuto.
12. Cubre con coco.

PASTEL DE CAPAS DE BAYAS

INGREDIENTES:
- 1/4 del bizcocho de limón
- 1/4 taza de crema batida
- 1/2 t Truvia
- 1/8 t sabor naranja
- Bayas mixtas

INSTRUCCIONES:
1. Cortar el bizcocho de limón en cubos pequeños.
2. Cortar las frutillas en trozos pequeños.
3. Batir la crema batida, Truvia y el sabor a naranja.
4. Coloca capas de fruta, pastel y crema en una taza transparente.

PASTEL DE ROLLO DE CHOCOLATE RELLENO DE QUESO CREMA

INGREDIENTES:
- 1 taza de harina de almendras 4 cdas. Mantequilla derretida
- 3 huevos grandes
- 1/4 taza de polvo de cáscara de psyllium 1/4 taza de cacao en polvo
- 1/4 taza de leche de coco
- 1/4 taza de crema agria
- 1/4 taza de eritritol
- 1 cdta. Vainilla

- 1 cdta. Levadura en polvo
- Relleno de Queso Crema:
- 220 gr Queso crema
- 8 cucharadas Manteca
- 1/4 taza de crema agria
- 1/4 taza de eritritol
- 1/4 cdta. stevia
- 1 cdta. Vainilla

INSTRUCCIONES:
1. Precalentar el horno a 350 °C
2. Mezcle los ingredientes secos.
3. Mezcle lentamente los ingredientes húmedos.
4. Extienda la masa en una bandeja para hornear.
5. Hornear 12-15 minutos.
6. Mezcle el relleno de queso crema.
7. Extienda el relleno de queso crema sobre el pastel.
8. Enrolle con fuerza.

PASTEL DE MANTEQUILLA MARRÓN Y MORAS

INGREDIENTES:
El pastel
- 1 1/2 tazas de harina de almendras
- 1/4 taza de eritritol en polvo 2 cdas. Polvo de cáscara de psyllium 1/2 taza Agrio

Crema
- 1/3 taza de mantequilla salada
- 2 huevos grandes
- 1 1/2 cdta. Polvo para hornear
- 2 cucharadas. Semillas de Amapola
- Ralladura de 1 Limón
- 1 cdta. Extracto de vainilla 1/4 cdta. Stevia líquida

La formación de hielo
- 2 cucharadas. Jugo de limon

- 1/2 taza de eritritol en polvo 1/2 taza de moras coladas 1/4 taza de Heavy
- Crema
- 6 cucharadas Manteca

INSTRUCCIONES:
1. Precalentar el horno a 350 °C
2. A fuego medio bajo, dore la mantequilla.
3. Mezcla todos los ingredientes secos.
4. En un recipiente aparte, mezcle todos los ingredientes húmedos.
5. Agregue mantequilla marrón a los ingredientes húmedos.
6. Mezcle lentamente los ingredientes secos con los ingredientes húmedos. Mezcle hasta que se forme una masa.
7. Coloque la masa en un molde para pastel redondo engrasado.
8. Hornear 20-25 minutos.
9. Deje enfriar en una rejilla para enfriar.
10. En un procesador de alimentos, haga un puré de moras.
11. Presion.
12. Mezclar con limón y eritritol.
13. Crema, mantequilla y crema espesa.
14. Mezclar con el puré de moras.
15. Hiele el pastel y refrigere 20-30 minutos

PASTEL DE QUESO CON BROWNIE

INGREDIENTES:
Pastel:
- 1/2 taza de mantequilla Kerry Gold
- 60 gr. chocolate sin azúcar picado
- 1/2 taza harina de almendra
- 1/4 taza de cacao en polvo
- 1 / 8 cdta. sal
- 2 huevos
- 3/4 taza de endulzante equivalente al azúcar (nosotros usamos Splenda líquida)
- 1/4 cdta . vainilla

- 1/4 taza de pecanas picadas

Tarta de queso:
- 450 g de queso crema ablandado
- 2 huevos grandes de endulzante equivalente al azúcar (nuevamente usamos Splenda líquida)
- 1/4 taza Crema espesa orgánica
- 1/2 cdta. Extracto de Vainilla Orgánica

INSTRUCCIONES:
1. Precaliente el horno a 325 grados.
2. Mantequilla un molde para pastel.
3. Derrita la mantequilla y el chocolate juntos en el microondas.
4. En un tazón, mezcle la harina de almendras, el cacao en polvo y la sal.
5. En un recipiente aparte, mezcle los huevos, el edulcorante y el extracto de vainilla orgánica.
6. Agregue la mezcla de harina de almendras.
7. Mezcle la mantequilla derretida, el chocolate y las nueces.
8. Vierta en un molde para pastel.
9. Distribuir uniformemente.
10. Hornear 15 minutos.
11. Enfriar 15 minutos.
12. Reduzca el fuego a 300.
13. Batir el queso crema ablandado Agregar los huevos, el edulcorante, la crema y la vainilla extracto.
14. Mezclar bien.
15. Vierta sobre la corteza de brownie.
16. Hornee alrededor de 40 minutos hasta que el centro apenas se mueva.
17. Rocíe la salsa de chocolate encima.

POSTRE HELADO EXTREMO

INGREDIENTES:
- 1/2 taza de aceite de coco virgen extra

- 1/2 taza de mantequilla
  6 yemas de huevo grandes, de corral u orgánicas
- 2 claras de huevo grandes, camperas u orgánicas
- 1/4 taza de eritritol
- 25-30 gotas de extracto de Stevia (transparente/vainilla)
- 1 taza de leche de coco
- 2 cucharadas. extracto de vainilla casero

INSTRUCCIONES:
1. Separe las yemas y las claras de huevo.
2. Ablandar la mantequilla y el aceite de coco.
3. Batir las claras de huevo hasta que formen picos suaves Mezclar, mantequilla, coco,
4. vainilla, eritritol y Stevia.
5. Agregue la yema de huevo, una a la vez.
6. Mezclar hasta que esté suave.
7. Mezclar la leche de coco.
8. Incorpora las claras de huevo.
9. Ponga la mezcla en la máquina para hacer helados.
10. A la mitad, retire el helado y mezcle.
11. Regrese a la heladera.
12. Mezcle nuevamente si se notan grumos.

PUDÍN DE FRAMBUESA Y CHOCOLATE CON CHÍA

INGREDIENTES:
- 3 cucharadas de semillas de chía
- 1 taza de leche de almendras sin azúcar
- 1 cda.de proteína de chocolate en polvo
- 1/4 taza de Frambuesas frescas o congeladas
- 1 cdta. Opcional: Miel

INSTRUCCIONES:
1. Mezcla la leche de almendras y la proteína en polvo.

2. Mezclar con semillas de chía.
3. Dejar reposar 5 minutos antes de remover.
4. Refrigere 30 minutos.
5. Cubra con frambuesas.

SALSA CREMOSA DE DULCE DE CHOCOLATE Y ARÁNDANOS

INGREDIENTES:
- 120 g de queso crema, ablandado
- 1 barra de 3.140 g de chocolate Lindt 90%, picada
- 1/4 taza de eritritol en polvo
- 1/4 taza de crema espesa
- 2 cucharadas saborizante de frambuesa

INSTRUCCIONES:
1. Derrita el queso crema y el chocolate.
2. Una vez derretido, agregue el edulcorante.
3. Retirar del fuego y dejar enfriar.
4. Una vez frío, mezcle la crema y el almíbar.
5. Mezclar bien.

SÁNDWICHES DE FRUTILLA, PLÁTANO Y NUEZ

INGREDIENTES:
- 1 plátano mediano
- 2 frutillas medianas
- 1 cucharada. mantequilla de maní

INSTRUCCIONES:
1. Rebana el plátano en 20 pedazos.
2. Cortar las frutillas en 10 rebanadas.
3. Apilar juntos (plátano, mantequilla de maní, frutilla, mantequilla de maní y plátano).
4. Congelar.

SORPRESA DE MOUSSE DE CHOCOLATE Y AGUACATE

INGREDIENTES:

- 2 aguacates pequeños muy maduros
  1/4 taza de agua
- 3 cucharadas de cacao (9 gramos)
- 6 cucharadas de Splenda granular o Splenda líquida equivalente
- 1/2 cdta. de vainilla
- Pizca de sal

INSTRUCCIONES:

1. En un procesador de alimentos, procese los ingredientes durante 5 minutos. Frío.

TARTA DE QUESO FÁCIL SIN CORTEZA

INGREDIENTES:

- 60 g de queso crema, suavizado
- 2 cdas. crema espesa
- 1 huevo
- 1 / 2 cdta. jugo de limón
- 1 / 4 cdta. vainilla
- 2-4 cucharadas. azúcar, eritritol o stevia

1. Batir todos los ingredientes en un recipiente apto para microondas.
2. Microondas durante 90 segundos.
3. Revuelva cada 30 segundos.
4. Refrigerar.

TARTA CETOGÉNICA DE FRUTILLAS

INGREDIENTES:
Ingredientes de la torta:
- 2/3 taza de harina de almendras
- 1/2 taza de mantequilla
- 1 cda.de proteína en polvo sin sabor

- 3 huevos grandes
- 1/3 taza de eritritol
- 1 cdta. Extracto de vainilla
- 1/4 cdta. Sal
- 1/4 cdta. Stevia líquida
- 2 cucharadas. Cáscara de psyllium
  1/2 cdta. Levadura en polvo

Ingredientes de relleno/cobertura:
- 100 g frutillas
- 1/4 taza de mermelada de semillas de chía de frutilla
- 1/2 taza de crema batida espesa
- Eritritol y Stevia Líquida para Endulzar

INSTRUCCIONES:

1. Una vez que los huevos y la mantequilla estén a temperatura ambiente, bata hasta que el color se aclare.
2. Agregue los huevos, el eritritol y la stevia.
3. Batir hasta que esté bien mezclado.
4. Tamizar los ingredientes secos en húmedos.
5. Mezclar bien.
6. Ponga la masa en una fuente para hornear redonda de 7 1/2".
7. Masa suave. Hornear 25-30 minutos.
8. Una vez enfriado, corte el pastel en 2 capas.
9. Rebana las frutillas y colócalas sobre el pastel.
10. Extienda la mermelada sobre cada capa.
11. Hacer la crema batida y colocarla sobre el pastel.
12. Coloque la capa de pastel intacta encima.
13. Coloque la crema batida sobre la capa superior.

TARTA DE QUESO

INGREDIENTES:
- 220 gr queso crema, ablandado

- 60 g crema espesa
- 1 cdta. de Stevia Glicerita
- 1 cdta. de mermelada de frambuesa baja en azúcar
- 1 cda.de jarabe sin azúcar Da Vinci, sabor a chocolate blanco

INSTRUCCIONES:
1. Batir los ingredientes hasta obtener una consistencia de pudín.
2. Poner en tazas.
3. Refrigerar.

TAZAS DE TARTA DE QUESO CON CÍTRICOS

INGREDIENTES:
- 220 gr queso crema, ablandado
- 60 gr. crema espesa
- 1 cdta. de Stevia Glicerita
- 1 cdta. (paquete) de Splenda u otro edulcorante líquido o en polvo bajo en carbohidratos
- 1 cda.de jugo de limón
- 1 cdta. de saborizante de vainilla (Frontier Organic)

INSTRUCCIONES:
1. Mezcle los ingredientes.
2. Batir hasta que tenga consistencia de pudín.
3. Poner en tazas.
4. Refrigerar.

TIRAMISÚ EN MICROONDAS

INGREDIENTES:
- 1 cda. eritol o cualquier edulcorante de elección
- 1/2 cdta. de azúcar moreno dulce
- 1 cucharada. de mantequilla blanda sin sal

- 3 cucharadas de harina de almendras
- 2 cdas. de polvo de proteína de suero de vainilla
- 1/4 cdta. de polvo de hornear
- 1 cda. de leche de almendras
- 2 cdas. de huevo batido o claras de huevo

Mezcla de café:
- 1 cucharada. de café instantáneo
- 2 cucharadas. de agua Relleno:
  60 gr. queso crema o si tienes queso mascarpone úsalo
- 2 cdas. crema batida o crema espesa
- 1 cdta. de eyrithol

Guarnición:
- 1 cdta. cacao en polvo sin azúcar
- 1 cdta. de chocolate rallado sin azúcar

INSTRUCCIONES:
1. Primero, mezclar el edulcorante y la mantequilla blanda.
2. A continuación, mezcle el resto de los ingredientes.
3. Divida en 2 moldes.
4. Espere 1 minuto para que se active el polvo de hornear.
5. Microondas durante 1 minuto.
6. Derrita el queso crema en el microondas durante 30 segundos y mezcle la crema y
7. edulcorante.
8. Corta el pastel por la mitad.
9. Sumerge 2 piezas de pastel en café.
10. Recubra el bizcocho con el relleno y espolvoree con cacao y chocolate rallado.

RECETAS DE BEBIDAS/ BATIDOS KETO

La regla principal para las bebidas cetogénicas también es la regla principal para los alimentos cetogénicos: mantener bajos los carbohidratos netos.

Es así de simple. Si una bebida tiene menos de 5 gramos de carbohidratos netos por porción, generalmente es cetogénica. (Idealmente, tiene 0 gramos de carbohidratos netos).

Los carbohidratos netos, por cierto, son solo carbohidratos totales menos fibra y alcoholes de azúcar. La fibra y los alcoholes de azúcar no contienen suficientes calorías para sacarlo de la cetosis, por lo que no cuentan para su límite de carbohidratos.

Para ser claros, no todas las bebidas bajas en carbohidratos son opciones ideales para una dieta cetogénica limpia, saludable y de alimentos integrales.

Tome un refresco de dieta, por ejemplo. Un vaso de refresco de dieta no lo matará (además, no contiene carbohidratos netos), pero los edulcorantes artificiales como el aspartamo pueden tener efectos no deseados en el microbioma intestinal. ¿Por qué correr el riesgo?

CRUSH DE CHOCOLATE CREMOSO BAJO EN CARBOHIDRATOS

INGREDIENTES:
- 450 g de leche de almendras sin azúcar
- 1 paquete de edulcorante artificial
- 120 g de crema espesa
- 1 cda.de Jay Robb Enterprises - Whey Chocolate Isolate en polvo
- 1/2 taza hielo picado (opcional)

INSTRUCCIONES:
1. Esta receta de batido bajo en carbohidratos se puede duplicar.
2. Combine todos los ingredientes en una licuadora.
3. Mezcle hasta que quede suave o la consistencia deseada. Disfrutar.

TROPICAL DREAM COOLER
INGREDIENTES:
- 450 g de leche de almendras sin azúcar
- 1 paquete de edulcorante artificial
- 120 g de crema espesa
- 1 cda.de Jay Robb Tropical Dreamsicle Whey en polvo
- 1/2 taza de hielo picado (opcional)

INSTRUCCIONES:
1. Agregue todos los ingredientes en la licuadora.
2. Mezcle hasta obtener la consistencia suave o deseada.
3. La receta se adapta bien para dos, así que doble según sea necesario.

BATIDO DE ALMENDRAS AZULES

INGREDIENTES:
- 450 g de leche de almendras sin azúcar
- 1 paquete de edulcorante artificial
- 120 g de crema espesa
- 1/4 taza de arándanos azules congelados sin azúcar (más arándanos = más carbohidratos)
- 1 scoop Whey Vanilla Isolate polvo polvo

INSTRUCCIONES:
1. Agregue todos los ingredientes en la licuadora.
2. Mezcle hasta obtener la consistencia suave o deseada (si es demasiado espeso, agregue agua como
3. necesario).

BATIDO DE CALABAZA DE OTOÑO

INGREDIENTES:
- 1 / taza de puré de calabaza, sin BPA
- 1 / taza de leche de almendras, sin azúcar
- 1 cda.de proteína de suero en polvo
- 1 / taza de crème fraîche / crema agria
- 1 / 2 cdta. mezcla de especias de pan de jengibre
- 1 cdta. eritritol
- 3-6 gotas de extracto líquido de Stevia
- 2 cdas. crema batida o crema de coco

INSTRUCCIONES:
1. Agregue los ingredientes en la licuadora.
2. Pulso ingredientes suaves.
3. Cubra con crema batida. Para un tratamiento adicional cubra con o crema de coco y espolvorear con canela.

BEBIDA DE PROTEÍNA DE ALMENDRAS Y CHOCOBERRY

INGREDIENTES:
- 450 g de leche de almendras sin azúcar
- 120 g de crema espesa

- 2 cucharadas de Jay Robb Chocolate Whey Isolate en polvo
- 1 cda.de sirope de frambuesa sin azúcar
- 1/2 taza de hielo picado (opcional)

INSTRUCCIONES:
1. Agregue los ingredientes a la licuadora.
2. Mezclar hasta que esté suave.

BATIDO ENERGÉTICO DE ARÁNDANOS

INGREDIENTES:
- 3 cucharadas Harina de linaza dorada
- 1 cda. Semillas de chia
- 2 tazas de leche de coco sin azúcar de vainilla
- 10 gotas de Stevia líquida
- 1/4 taza de arándanos
- 2 cdas. Aceite MCT
- 1 1/2 cdta. Extracto de plátano
- 1/4 cdta. Goma xantana

INSTRUCCIONES:
1. Agregue los ingredientes en la licuadora.
2. Deje reposar unos minutos para permitir que las semillas de lino y chía absorban un poco
3. humedad.
4. Mezcle durante 1-2 minutos hasta que se incorpore bien.

CREMA DE COMPOTA DE FRUTILLA Y RUIBARBO

INGREDIENTES:
- 2-4 frutillas medianas (1.120 gr.)
- 1-2 tallos de ruibarbo medianos (1.220 gr)
- 1 / 4 taza de almendras o 1 cda. mantequilla de almendras (30 g)

- 1 huevo grande (de gallinas camperas u orgánicas) % taza de leche de almendras, sin azúcar (120 gr.)
- 2 cdas. crema entera o leche de coco
- 1 cdta. raíz de jengibre recién rallada (o 1 /2 cdta. de polvo de raíz de jengibre)
- 1/2 cdta. extracto puro de vaina de vainilla (~ 1 vaina de vainilla)
- 3-6 gotas de extracto líquido de Stevia

INSTRUCCIONES:
1. Agregue todos los ingredientes a una mezcla.
2. Mezclar hasta que esté suave.

CREMA LÁCTEA DE FRUTILLA MCKETO

INGREDIENTES:
- 3/4 taza de leche de coco
- 1/4 taza de crema espesa
- 7 cubos de hielo
- 2 cucharadas. Torani de frutilla sin azúcar
- 1 cucharada. Aceite MCT
- 1/4 cdta. goma xantana

INSTRUCCIONES:
1. En una licuadora, agregue todos los ingredientes para el batido.
2. Mezcle todo junto durante 1-2 minutos, hasta que quede suave.

MARGARITA CRYSTAL CRUSH BAJA EN CARBOHIDRATOS

INGREDIENTES:
- 1.140 g de tequila
- 60 g de jugo de lima
- 1/4 de cdta. de extracto de naranja
- 1/4 taza de lima limón preparada Crystal Light
- Hielo picado

INSTRUCCIONES:

1. Agregue los ingredientes enteros a una mezcla. Mezclar con granizado.
2. Adorne con una rodaja de lima.

BATIDO DIVERTIDO DE VERANO

INGREDIENTES:

- 2-4 frutillas medianas
- 1-2 tallos de ruibarbo medianos
- 1 / 4 taza de almendras o 1 cda. mantequilla de almendras (30 g) 1 huevo grande (de gallinas camperas u orgánicas)
- 1/2 taza de leche de almendras, sin azúcar (4 fl oz.)
- 2 cdas. crema entera o leche de coco
- 1 cdta. raíz de jengibre recién rallada (o 1/2 cdta. de polvo de raíz de jengibre)
- 1 / 2 cdta. extracto puro de vaina de vainilla (~ 1 vaina de vainilla)
- 3-6 gotas líquido extracto de Stevia

INSTRUCCIONES:

1. Agregue todos los ingredientes a la licuadora.
2. Pulso suave con la consistencia deseada.

MARGARITA CÍTRICA BAJA EN CARBOHIDRATOS

INGREDIENTES:

- 1.140 g de tequila
- 60 g de jugo de lima
- 1/4 de cdta. de extracto de naranja
- 1/4 taza de lima limón
- Hielo picado

INSTRUCCIONES

1. Agregue los ingredientes a la licuadora. Triture hasta obtener la consistencia deseada. Sirva y disfrute.

BATIDO DE GLORIA VERDE

INGREDIENTES:

- 1/2 de aguacate promedio (100 g)
- 1 / 4 taza de leche de coco, orgánica
- 1 / 4 taza de espinacas tiernas frescas
- 1 / 4 taza de menta fresca
- 1 cda.de polvo de proteína de suero de vainilla
- 2 cucharadas. pistachos (sin sal) (0.200 g)
- 1 vaina de vainilla (o % - 1 cdta. de vainilla extracto)
- 3-6 gotas de extracto líquido de Stevia
- 1/2 agua
- Cubitos de hielo (si es necesario)

INSTRUCCIONES:

1. Agregue menta lavada y espinacas a la licuadora con aguacate pelado y en rodajas. Agregue los ingredientes restantes y mezcle suavemente.
2. Servir y disfrutar.

DELICIA DE LA ISLA BAJA EN CARBOHIDRATOS

INGREDIENTES:

- 3 onzas de ron
- 2/3 taza de leche o crema de coco
- 1/2 taza de sirope de piña sin azúcar
- 2 tazas de hielo picado

INSTRUCCIONES:

1. Agregue todos los ingredientes a la licuadora.
   Tritura hasta obtener la consistencia deseada. Sirve y disfruta.

LICOR DE AVELLANA FRESCA

INGREDIENTES:

- 1 taza de avellanas, enteras (4.220 gr)

- 2 vainas de vainilla
- 1 taza de vodka de alta calidad (240 ml / 8.1 fl oz.) 1/4 taza de eritritol en polvo o
- 15-20 gotas de stevia
- 1/4 taza de agua

INSTRUCCIONES:
Paso 1:
1. Precalentar el horno a 175 C / 350º F.
2. Tostar las avellanas 8-10 min.
3. Cortar las vainas de vainilla a lo largo y quitar las semillas.
4. Mientras las avellanas todavía están calientes, colóquelas en un frasco de vidrio y cubra con la vainilla vainas.
5. Agregue vodka y vainas de vainilla al frasco.
6. Infundir de 2 a 4 semanas (cuanto más largo sea el tiempo de infusión, más audaz será el sabor).

Paso 2:
1. Después del período de espera de 2 a 4 semanas, retire las vainas de vainilla y escúrralas.
2. las avellanas y reservar el extracto.
3. Pon las avellanas en una licuadora.
4. Pulse 3-4 veces hasta que estén picados en trozos grandes y colóquelos en una olla con agua y llevar el contenido a ebullición durante un minuto.
5. Retire del fuego y presione las avellanas a través de un tamiz para extraer cualquier residuo.
6. fluido y mezclar con el resto del extracto.
7. Vierta el extracto a través de un tamiz para que no queden pedazos.
8. Tirar las avellanas picadas.
9. Agregue cualquier edulcorante bajo en carbohidratos si lo desea y mezcle bien.
10. Vierta el extracto de avellana en un frasco de vidrio esterilizado y ciérrelo.

CRUSH DE PROTEÍNA DE SUEÑO CÍTRICO

INGREDIENTES:
- 120 g de crema espesa
- 2 cucharadas de Jay Robb Tropical Dreamsicle Whey Powder
- 1 cda.de Sirope de Coco SIN AZÚCAR Da Vinci
- 450 g de leche de almendras sin azúcar
- 1/2 taza de hielo picado (opcional)

INSTRUCCIONES:
1. Agregue todos los ingredientes a la licuadora.
2. Mezclar hasta que esté suave.
3. Servir y disfrutar

TAZA DE MANTEQUILLA DE MANÍ CETOGÉNICA

INGREDIENTES:
- 1 cda.de proteína de suero
- 1 taza de leche
- 1.5 cdta.s de PB2 (u otra mantequilla de nuez de elección)

INSTRUCCIONES:
1. Combine todos los ingredientes en una licuadora.
2. Licúa hasta que los ingredientes se incorporen bien. Agregue crema batida para un toque decadente.

CREMA REFRESCANTE DE PEPINO

INGREDIENTES:
- 2 puñados de espinacas
- 2.140 g Pepino, pelado y en cubos
- 7 cubos de hielo
- 1 taza de leche de coco

- 12 gotas de Stevia líquida
- 1/4 cdta. Goma xantana
- 1-2 cucharadas. Aceite MCT

INSTRUCCIONES:
1. Introduce todos los ingredientes en la licuadora.
2. Licuar 1-2 minutos dependiendo de la consistencia deseada. ¡Servir y disfrutar!

MANTEQUILLA DE CACAHUETE DE CHOCO 'HIDDEN GREENS' BAJA EN CARBOHIDRATOS

BATIDO INGREDIENTES:
- 1 lata de leche de coco
- 2 cucharadas de mantequilla de maní u otra mantequilla de nuez
- 4 cucharadas de cacao/cacao o polvo de algarroba
- 1 cdta. de extracto de vainilla
- 1/2 Cdta. de Stevia
- 1/2 Aguacate (Opcional para hacer este batido más espeso y cremoso)
- 2 Huevos
- (Opcional)
- 2 tazas de espinacas u otras verduras suaves (opcional)

INSTRUCCIONES:
1. Agregue todos los ingredientes a la licuadora.
2. Mezclar hasta que esté suave.
3. Servir y disfrutar

BATIDO DE CREMA DE CACAO Y ZARZAMORA

INGREDIENTES:
- 7 cubos de hielo
- 1 taza de leche de coco sin azúcar

- 1/4 taza de moras
- 2 cucharadas. Polvo de cacao
- 12 gotas de Stevia líquida
- 1/4 cdta. goma xantana
- 1-2 cucharadas Aceite MCT

INSTRUCCIONES:
1. Agregue los ingredientes a la licuadora.
2. Mezcle durante 1-2 minutos o hasta alcanzar la consistencia deseada.
3. ¡Servir y disfrutar!

ROMANCE DE LA ISLA KETO :

INGREDIENTES
- 7 cubos de hielo
- 2 cucharadas. Harina de linaza dorada 3/4 taza Leche de coco sin azúcar
- 1/4 taza Crema agria
- 20 gotas de Stevia líquida
- 1 cda. Aceite MCT
- 1/2 cdta. Extracto de Mango
- 1/4 cdta. Extracto de arándano
- 1/4 cdta. Extracto de plátano

INSTRUCCIONES:
1. Agregue todos los ingredientes juntos en una licuadora y deje reposar aproximadamente 2 minutos para que el lino absorba algo de líquido.
2. Mezcle durante 1-2 minutos hasta que esté bien mezclado.

BATIDO ENERGÉTICO DE AGUACATE

INGREDIENTES:
- 1 taza de leche o sustituto de leche
- 1/2 aguacate
- 1 cucharada. semillas de chia
- 1 cda. de proteína en polvo

- 1/2 cda.gelatina (opcional) Endulzante.
- 1/2 - 1 cda.aceite de coco (licuado) Hielo a la consistencia deseada (aproximadamente
- 4-6 cubos) 1.5 cucharadas. Nibs de cacao (para decorar)

INSTRUCCIONES:

1. Agregue semillas de chía a la leche y refrigere durante la noche (o al menos una o dos horas).
2. Esto permitirá que las semillas absorban líquido y se conviertan en espesantes para nuestro
3. sacudir. Remueve un par de veces mientras reposa.
4. Vierta la leche de semillas de chía, el aguacate, la proteína en polvo, la gelatina (opcional) en la licuadora.
5. Mezclar hasta que esté suave.
6. Agregue su aceite de coco licuado y continúe licuando.
7. Cuando esté completamente incorporado, agregue hielo. (Asegúrese de que esté completamente mezclado antes de agregar el
8. hielo para evitar que el aceite se aglomere).
9. Licuar hasta obtener la consistencia deseada y ajustar al gusto.
10. Vierte en un vaso, decora con nibs de cacao y disfruta.

PONCHE DE HUEVO BAJO EN CARBOHIDRATOS PARA LAS FIESTAS

INGREDIENTES:

- 1/2 pinta de crema espesa
- 2 huevos (yemas y claras divididas)*
- 1/4 taza de xilitol

- 1/4 de cdta. de extracto puro de stevia
- 1 cdta. de nuez moscada
- 1/2 cdta. de vainilla
- pizca de clavo
- pizca de canela

INSTRUCCIONES:

1. Con una batidora, bata las yemas de huevo hasta que estén livianas.
2. Agregar el xilitol, la stevia, la nata y las especias de nuez moscada, vainilla, clavo y canela a los huevos.
3. Bate bien para combinar los ingredientes.
4. En un recipiente aparte (frío), bata las claras de huevo hasta que se formen picos suaves.
5. Batir las claras de huevo esponjosas en la mezcla de crema. Servir frío.

BATIDO KETO DE LA ISLA GRIEGA

INGREDIENTES:

- 3/4 taza a 1 taza de moras frescas
- 1 taza de yogur griego
- 1/2 cda.de polvo de proteína de suero de leche con sabor a frutilla de Jay Robb
- 1 taza de hielo picado
- 1/2 taza a 1 taza de agua
- 2 cucharadas. aceite de lino

INSTRUCCIONES:

1. Agregue todos los ingredientes a una licuadora.
2. Mezclar hasta que esté suave.
3. Ajuste el hielo al espesor deseado.

BATIDO DE CAMPO DE VERANO

INGREDIENTES:

- 1/2 taza de grosellas negras

- 1/2 taza de frutillas,
- 2-3 frutillas
- 1/2 taza de leche de coco
- 1/2 Vaso de agua
- 2 cucharadas. semillas de chía, enteras o en polvo 10
- 1/2 vaina de vainilla o 1/2 cdta. Sin azúcar extracto de vainilla
- opcional: 5-7 gotas de extracto líquido de Stevia

INSTRUCCIONES:
1. Ponga todos los ingredientes en una licuadora.
2. Pulse hasta que quede suave.
3. Permita que el batido descanse de 2 a 5 minutos.
4. ¡Servir y disfrutar!

ENFRIADOR DE TÉ VERDE Y COCO A PRUEBA DE BALAS

INGREDIENTES:
- 2-3 bolsitas de té verde orgánico
- 2 cucharadas de mantequilla sin sal de animales alimentados con pasto
- 2 Cda.de aceite de coco
- 1 cda.de crema de leche 3 tazas de cubitos de hielo

INSTRUCCIONES:
1. Prepare su taza de té elegida con el doble de fuerza y enfríe una vez preparada.
2. Ponga el aceite de coco y la mantequilla en la licuadora y mezcle hasta que esté espumoso.
3. Agregue cubitos de hielo y su té frío de doble concentración.
4. Licúa durante 3-5 minutos, hasta que esté bien mezclado.
5. Servir y disfrutar.

BATIDO DE CREMA DE FRAMBUESA Y JENGIBRE

INGREDIENTES:
- 2 bolas de helado de vainilla LOW CARB
- 250 ml de cerveza de jengibre dietética
- 45ml de crema espesa
- 1-2 cdta.s de sabor a frambuesa

INSTRUCCIONES:
1. Agregue los ingredientes a la licuadora.
2. Licue durante 1 minuto a velocidad media hasta que quede espeso, rico y suave.
3. Servir y disfrutar.

SUEÑO CETOGÉNICO DE CHOCOLATE OSCURO

INGREDIENTES:
- 1 c. Crema batida al 35 % de animales alimentados con pasto
- 1 cda. aceite MCT
- 4 cuadrados de chocolate negro de alta calidad al 85%
- 1/2 cda. eritritol
- 1/2 taza hielo
- 1 yema de huevo de pastoreo
- 1 cdta. vainilla en polvo de alta calidad 1/2 cda. mantequilla alimentada con pasto o ghee

INSTRUCCIONES:
1. Agregue todos los ingredientes en una licuadora.
2. Procese hasta que quede suave.

POCIÓN DE PROTEÍNA DE CANELA Y ALMENDRAS

INGREDIENTES:
- 2 cucharadas de polvo de proteína de suero de vainilla

- 1 taza de leche de almendras sin azúcar
- 1 cucharada. de canela
- 1 cdta. de esencia de vainilla
- 2 gotas de edulcorante líquido
- Un par de cubitos de hielo (opcional)

INSTRUCCIONES:
1. Agregue los ingredientes a la licuadora.
2. Mezcle hasta obtener la consistencia suave o deseada.
3. Servir y disfrutar.

BATIDO DE PROTEÍNA DE FRUTILLA SIMPLE

INGREDIENTES:
- 1/2 taza de agua
- 1 taza de hielo
- 1 cda.de proteína de frutilla en polvo
- 1 huevo
- 1 nata líquida (2 cucharadas)
- 2 frutillas

INSTRUCCIONES:
1. Mezcle agua y hielo juntos.
2. Agregue el huevo, el polvo y las 2 frutillas y continúe licuando.
3. Añadir crema.
4. Mezcla de nuevo.
5. Servir y disfrutar.

BATIDO DE PROTEÍNA KETO BANANA PUDDING

INGREDIENTES:
1 CDA.DE PROTEÍNA ELITE WHEY VANILLA
- 1 cda. Mezcla de pudín de crema de plátano sin azúcar
- 3 cdas. Coco rallado sin azúcar
- 1 taza de leche de coco
- 1/2 cucharada. Extracto con sabor a coco

INSTRUCCIONES:
1. Agregue los ingredientes completos en una licuadora.
2. Agregue hielo en intervalos lentamente para asegurarse de alcanzar la consistencia deseada.
3. Cubra con crema batida y un poco de coco extra para una delicia decadente.

BATIDOS DE PROTEÍNA DE LA SUERTE BAJOS EN CARBOHIDRATOS

INGREDIENTES:
- 1/2 taza de crema mitad y mitad
- 1/2 taza de agua
- 1 cda.de proteína de vainilla en polvo
- 1/4 cdta. de extracto de menta
- 1/4 cdta. de extracto de vainilla
- 3 cubos de hielo
- 2-3 gotas de colorante verde para alimentos (opcional)

INSTRUCCIONES:
1. Agregue todos los ingredientes a la licuadora.
2. Mezclar hasta que esté suave.
3. Puedes espolvorear chocolate negro rallado y disfrutar de este Keto casero versión de un batido McShamrock.

FRUTILLA HELADA KETO Y VERDURAS

INGREDIENTES:
- 1/2 taza de agua de coco
  1 taza de hielo
- 1 taza de espinacas lavadas
  3 frutillas grandes Endulzante al gusto

INSTRUCCIONES:
1. Agregue todos los ingredientes en una

licuadora.

2. Procesa bien.

BRIGHT MORNING SMOOTHIE

INGREDIENTES:

- 2 tazas de espinacas lavadas
- 2 frutillas grandes
- 1/4 taza de jugo de limón o jugo de naranja recién exprimido
- 2 cucharadas de semillas de chía o polvo
- 1 taza de té verde
- 1 taza de hielo
- 2-4 cucharadas de edulcorante de elección

INSTRUCCIONES:

1. Ponga todos los ingredientes en la licuadora.
2. Mezcle hasta que quede suave o hasta obtener la consistencia deseada.
3. Reposar 5-10 minutos, servir y disfrutar.

BATIDO DE BOMBEO CORPORAL

INGREDIENTES:

- 1 remolacha
- 1 manzana (3/4 de la cantidad de remolacha)
- 3 cdas. yogur puñado de menta
- 2 pulgadas de jengibre
- 1/2 cdta. de sal negra o sal de roca
- 1 cdta. de miel/azúcar
- 1/4 taza de agua

INSTRUCCIONES:

1. Lavar la piel y cortar la remolacha.
2. Corte trozos medianos de manzana y deseche las semillas.
3. Agregue todos los ingredientes a la licuadora.
4. Agregue hielo y continúe mezclando hasta obtener una pasta suave.

5. Agregue jugo de limón. (Opcional) Sirve y disfruta.

KETO FIBER FIELD CREAM

INGREDIENTES:

- 1 taza de leche de almendras
- 1 cda.de proteína de suero de vainilla
- 4 frutillas grandes
- 1 taza de espinacas frescas, lavadas
- 1 cda.de cáscara de psyllium2-4 cucharadas de stevia o edulcorante de su elección
- 2 cucharadas de semillas de chía o chia molida
- 2 tazas de hielo
- 2 cucharadas de cobertura batida endulzada de su elección

INSTRUCCIONES :

1. Agregue todos los ingredientes a una licuadora, excepto la crema batida.
2. Mezclar hasta que esté suave.
3. Vierta la mitad de su batido en un vaso alto.
4. Agregue una capa de cobertura batida antes de verter el resto mezclado
5. batido encima.
6. Agregue más cobertura batida y agite suavemente con una pajilla.
7. Deje reposar varios minutos para que las semillas de chía absorban el líquido.

LICUADORA DE PLÁTANO INTELIGENTE KETO

INGREDIENTES:

- 1 taza de espinacas
- 1 taza de plátano
- 1/2 taza de agua+yogurt
- 2 cucharadas. Granada
- 2 cucharadas. Harina de almendras/Almendras

- 1 cdta. Canela en polvo
- 1 cdta. Azúcar de vainilla/Miel/Azúcar+extracto de vainilla Hielo

MODO DE EMPLEO:

1. Picar las espinacas limpias en trozos grandes.
2. Corta un plátano de tamaño mediano en trozos.
3. Mezcle 2-3 cucharadas. de yogur con agua para hacer 1/2 taza de líquido.
4. Agregue todos los ingredientes a una licuadora y procese hasta que quede suave.
5. Agregue hielo mientras licúa hasta alcanzar el espesor deseado.

CREMA CARIBEÑA BAJA EN CARBOHIDRATOS

INGREDIENTES:

- 1/2 taza de leche de coco sin azúcar
- 1/4 taza de agua de coco o agua (con hielo)
- 1 trago de ron oscuro o blanco
- 1 rodaja de piña fresca
- 3-5 gotas de extracto líquido de Stevia

INSTRUCCIONES:

1. Congele el agua de coco durante 1-2 horas en una bandeja de cubitos de hielo.
2. Licúa la piña y la leche de coco hasta que quede suave.
3. En un vaso para servir, agregue "cubitos de hielo de agua de coco" y ron.
4. Agregue la mezcla licuada.
5. Decorar con piña y servir.

MINTED ICED BERRY SPARKLER

INGREDIENTES:

- 1 taza de bayas mixtas congeladas
- 1 lima o limón
- 1 taza de menta fresca
- 15-20 gotas de extracto líquido de Stevia (Clear / Berry)
- 1 botella grande de agua, sin gas o
- Hielo espumoso (4 tazas)

INSTRUCCIONES:

1. Lava la menta.
2. Cortar la lima en gajos pequeños.
3. Coloque bayas congeladas, menta, gajos de lima o limón y los demás ingredientes
4. en todo en un recipiente, utilizando su elección de agua con gas o sin gas.
5. Dejar reposar 15 minutos o más. Cuanto más tiempo lo dejes, más audaz será el sabor.
6. Servir y disfrutar.

LICUADORA KIWI SUEÑO

INGREDIENTES:

- 1 /2 aguacate promedio
- 1 taza de leche de coco (o crema de coco o crema entera)
- 1 trozo pequeño de melón galia (o melón dulce)
- 1 taza de bayas de kiwi o kiwi
- 1 cda.de proteína de suero de vainilla en polvo (vainilla o normal) gelatina en polvo
- 1 cda. semillas de chía (o psyllium)
- 3-6 gotas de extracto líquido de Stevia
- 1/2 taza de agua helada (si es necesario)

INSTRUCCIONES:

1. Pele y corte el aguacate y colóquelo en una licuadora.
2. Agrega el melón pelado, el kiwi y los demás ingredientes.
3. Mezclar hasta que esté suave.
4. Servir y disfrutar.

PONCHE DE FRUTILLA, LIMA Y JENGIBRE

INGREDIENTES:
- 2 tazas de agua
- 2 cucharadas. ACV (vinagre de sidra de manzana cruda)
- 3 paquetes de NuStevia (o el edulcorante que prefieras)
- Zumo de 1 lima
- 1/2 cdta. jengibre en polvo
- 5 frutillas congeladas

INSTRUCCIONES:
1. Agregue todos los ingredientes en la licuadora.
2. Mezclar bien.
3. Servir frío.

EMPANADA DE MENTA

INGREDIENTES:
- 1/2 c. requesón (2% Daisy es mi favorito)
- 1 1/2 -2 c. hielo
- 1 c. leche de almendras sin azúcar
- 2T o 1/2 c. crema o 1/2 y 1/2 _ _ _
- 1 1/2 cdta. extracto de vainilla
- 1/2 una cdta. extracto de menta o 1-2 gotas de aceite esencial de calidad alimentaria 1-2 T
- Eritritol (o Xilitol o Truvia) + extracto de stevia al gusto 1/8 t . gluccomanano o goma xantana, opcional 1/60 gr. . Barra de chocolate negro 85%

INSTRUCCIONES:
1. Para hacer rizos de guarnición, calienta el chocolate a temperatura ambiente, pélalo con una verdura
2. pelador para hacer rizos.
3. Picar la barra de chocolate en trocitos pequeños y reservar.
4. Agregue los ingredientes restantes a la licuadora.
5. Mezclar hasta que esté suave.
6. Agregue trocitos de chocolate y mezcle (los resultados deben ser trocitos del tamaño de una pajilla).
7. Sirva cubierto con crema batida y rizos de chocolate.

RECETAS DE
SALSAS / ADEREZOS KETO

Di adiós a los aderezos, ketchup y salsas barbacoa comprados en la tienda que están repletos de azúcar e ingredientes artificiales. Y saluda a nuestros condimentos fáciles de preparar: aderezos cremosos, mezclas mantecosas, condimentos y salsas sin azúcar que harán que tu estilo de vida bajo en carbohidratos o cetogénico sea más sabroso y saciante.

Una de las cosas que marca la mayor diferencia al dar sabor a los alimentos es lo que se agrega dentro o encima. Estoy hablando de salsas bajas en carbohidratos, aderezos sin azúcar, pastas para untar, condimentos cetogénicos y sazonadores.

ALIOLI

INGREDIENTES:
- dientes de ajo, aplastado o pasó por la prensa
- ¾ taza de mayonesa
- limón recién exprimido
- Sal al gusto

INSTRUCCIONES:
1. Coloque todos los ingredientes en un tazón pequeño y con cuidado
2. revuelva, luego cubra y refrigere por hora antes de servir.
3. Guarde en un recipiente hermético en el refrigerador hasta por semana.

AIOLI PICANTE DE MIKA

INGREDIENTES:
- ¼ taza de mayonesa
- cucharadita salsa sriracha
- ¼ - ½ cucharadita edulcorante al gusto
- ¼ de cucharadita aplastada
- ajo seco

INSTRUCCIONES:
1. Mezcle todos los ingredientes en un tazón pequeño hasta que quede suave.
2. Sirva inmediatamente o refrigere antes de servir. Almacene en un recipiente hermético en el refrigerador hasta por semanas.

CONSEJO: puede duplicar o triplicar los ingredientes si lo desea.

CALDO DE CARNE EN MULTICOCINA

INGREDIENTES:
- 1,4–1,kg de huesos de res
- tallos de apio, cortados en cuartos
- cebolla amarilla grande, en cuartos
- dientes de ajo machacados
- cucharadas vinagre de sidra de manzana
- hojas de laurel
- cda. granos de pimienta negra
- agua filtrada
- Sal rosa del Himalaya y pimienta negra molida

INSTRUCCIONES:
1. Coloque huesos, apio, cebolla, ajo, vinagre, laurel
2. y pimienta en una olla de cocción lenta con una capacidad de 6,litros o más. Vierta agua filtrada en aproximadamente ⅔ del recipiente de la multicocina, debe
3. cubrir completamente los huesos. Cubra con una tapa y asegúrese de
4. que la multicocina esté en un lugar seguro, no demasiado cerca
5. hasta el borde y no toca otros objetos. Cocine en el modo "Simmering" durante 10-1horas. (A menudo dejo el caldo durante la noche.) Durante
6. Al cocinar, agregue más agua si es necesario para cubrir completamente los huesos.
7. Use pinzas para quitar huesos y trozos grandes de vegetales. Colar el caldo a través de un colador fino. Agregue sal
8. y pimienta al gusto.
9. Guarda el caldo en un recipiente hermético en el refrigerador hasta días o en el congelador hasta varios meses

MIEL MOSTAZA KETO

INGREDIENTES:
- ½ taza de mayonesa
- cucharadas. yo mostaza
- cucharadas. yo edulcorante
- cda. mostaza de Dijon

INSTRUCCIONES:

1. Coloque todos los ingredientes en un tazón pequeño y mezcle bien hasta que quede suave.
2. Sirva inmediatamente o guarde en un recipiente hermético en el refrigerador hasta por semanas

PESTO SENCILLO

INGREDIENTES:

- ¼ taza de piñones
- 3 tazas de albahaca fresca
- ½ taza de queso parmesano rallado
- 2 dientes de ajo
- Jugo de ½ limón
- ⅓ taza de aceite de oliva sin refinar
- sal y pimienta negra molida

INSTRUCCIONES:

1. Moler los piñones con un procesador de alimentos.
2. Agregue la albahaca, el queso parmesano rallado, el ajo y el jugo de limón, mezcle bien. Luego, sin dejar de remover, verter lentamente el aceite de oliva. Añadir sal y pimienta al gusto.
3. Guárdelo en un recipiente hermético en el refrigerador hasta por un semanas.

CONSEJO: ¡Puedes congelar el pesto en bandejas de cubitos de hielo! Una vez que los cubos estén congelados, transferirlos a bolsas ziplock y guárdalos en el congelador hasta por meses.

SALSA ALFREDO

INGREDIENTES:

- ⅓ taza de mantequilla sin sal
- 2 dientes de ajo, pasados por una prensa
- 115 g de queso crema, cortado en cubitos
- 1 taza de crema baja en grasa
- ½ taza de queso parmesano rallado
- ½ cucharadita orégano molido seco
- ½ cucharadita sal
- ½ cucharadita pimienta negro

INSTRUCCIONES:

1. Derrite la mantequilla en una cacerola mediana a fuego medio. Agregue el ajo y saltee durante 20-30 segundos hasta que esté fragante.
2. Batiendo constantemente, agregue el queso crema. Después
3. A medida que el queso se derrita, vierta lentamente la crema y lleve la mezcla a una consistencia homogénea. Luego agregue gradualmente el queso parmesano, revolviendo constantemente.
4. Agrega orégano, sal y pimienta, revuelve. Cocine a fuego lento durante aproximadamente 1 minuto hasta que esté fragante, pero no deje que la salsa hierva a fuego lento. Pruebe su plato y agregue más sal y pimienta si es necesario.
5. Retire la salsa del fuego y sirva. La salsa sobrante se puede almacenar en el refrigerador en un recipiente hermético hasta por 4 días.

SALSA CÉSAR SENCILLA Y RÁPIDA

INGREDIENTES:

- ¾ taza de mayonesa
- ⅓ taza de queso parmesano rallado
- diente de ajo grande (o pequeños), prensado a través de una prensa
- cda. Aceites MCT (opcional, para diluyentes
- consistencia del aderezo)
- cucharadita pastas de anchoa

- cucharadita jugo de limón recién exprimido
- ½ cucharadita mostaza de Dijon
- ½ cucharadita pimienta negra molida (o al gusto)

INSTRUCCIONES:

1. Coloque todos los ingredientes en un tazón mediano y mezcle bien hasta que quede suave.
2. Sirve inmediatamente o guarda en un recipiente hermético
3. hasta semana.

CONSEJO: si vas a cenar en un restaurante, la ensalada César con unos pequeños cambios puede convertirse en una gran elección: simplemente retire los picatostes y agregue el pollo, camarones, bistec y/o aguacate! Muchos aderezos para ensaladas contienen mucha azúcar, por lo que se debe dar preferencia a los aderezos César o al queso azul.

SALSA HOLANDESA SENCILLA

INGREDIENTES:

- yemas de huevo grandes
- 1½ cucharadita mayonesa (opcional)
- para una salsa más espesa)
- ½ cucharadita recién exprimido
- jugo de limon
- Una pizca de pimienta de cayena o una pizca de salsa picante
- Una pequeña pizca de sal
- ¼ taza de mantequilla sin sal derretida

INSTRUCCIONES:

1. Coloque las yemas de huevo, la mayonesa (si se usa), el jugo de limón, la pimienta de cayena o la salsa picante en un tazón adecuado para para el microondas, sazona con sal y bate hasta que quede suave

2. estados
3. Vierta lentamente la mantequilla derretida en la mezcla mientras continúa batiendo.
4. Calentar la mezcla resultante en el microondas durante 1segundos, luego vuelve a batir bien. Después de eso otra vez
5. Metemos en el microondas durante 10 segundos y volvemos a batir.
6. Si quieres que la salsa sea más espesa, calientala. en el microondas por segundos más y batir adicionalmente antes sirviendo en la mesa. (Tenga en cuenta que cuando se enfría, la salsa empezará aún más, así que no lo sobrecaliente.)
7. La cocción será diferente para cada horno de microondas, ajústese según sea necesario.
8. Guarde su salsa en un recipiente hermético en el refrigerador hasta días.

CONSEJO: algunas tiendas de comestibles venden salsa holandesa preparada. Esta es una excelente alternativa si tiene prisa o solo necesita una porción.

SALSA TZATZIKI

INGREDIENTES:

- ⅓ taza (alrededor de ½ grande) pepino pelado, rallado en un rallador
- ½ taza de crema agria
- Queso rallado, queso feta
- 1½ cucharadita picado fresco eneldo
- cucharadita jugo recién exprimido limón
- cucharadita sin refinar aceite de oliva
- diente de ajo pequeño, pasó por la prensa o ¼ de cucharadita. ajo seco
- sal y pimienta negra molida gusto

INSTRUCCIONES:

1. Seque el pepino rallado con una toalla de

papel para eliminar el exceso de líquido.
2. Mezcla el pepino con el resto de los ingredientes en un tazón mediano.
3. Para un sabor más rico, cubra y enfríe el tzatziki en el refrigerador durante 1-horas antes de servir. Tienda sobras de salsa hasta días

TACO DE ESPECIAS SIN AZÚCAR

INGREDIENTES:
- ¼ taza de chile molido
- cucharadas. yo comino molido
- cucharaditas cebolla seca
- cucharaditas pimentón ahumado
- cucharaditas Orégano seco
- 1½ cucharadita ajo seco
- cucharadita sal
- ½ cucharadita pimienta negra

INSTRUCCIONES:
1. Mezcle todos los ingredientes en un tazón pequeño.
2. Almacene en un recipiente hermético hasta por un año.

CONSEJOS: puede duplicar la cantidad si lo desea. ingredientes. Para cocinar carne con tacos, use cdas. yo condimentos y ¼ de taza de agua por cada 450 gramos de carne molida. Después freír la carne, escurrir la grasa, agregar condimentos y agua, bueno revuelva, cocine a fuego lento durante a minutos

RECETAS DE SOPAS

Si sigue una dieta cetogénica, entonces conoce la dificultad de planificar las comidas para la semana. No es fácil encontrar recetas bajas en carbohidratos que sean igual de buenas y fáciles de combinar con ingredientes simples. ¡Aquí es donde la sopa viene al rescate!

La mayoría de estas deliciosas recetas de sopa durarán de 3 a 5 días en su refrigerador e incluso más en su congelador. Hacen que la pérdida de peso sea mucho más fácil, especialmente durante los fríos meses de invierno cuando quieres comer algo caliente y delicioso.

CREMA DE TOMATE Y ALBAHACA

INGREDIENTES:

- 1 lata (410 g) de tomates cortados en cubitos
- 60 g de queso crema
- 1/2 taza de crema espesa
- 4 cucharadas de mantequilla
- 1/2 taza de hojas de albahaca fresca picadas
- Sal rosa
- Pimienta negra recien molida

INSTRUCCIONES:

1. Vierta los tomates con jugo en un procesador de alimentos (o licuadora) y haga pure.
2. Cocine los tomates, el queso crema, la crema espesa y la mantequilla en una cacerola mediana a fuego medio durante 10 minutos, revolviendo ocasionalmente, hasta que todo este derretido y bien cocido, se mezclara.
3. Agregue la albahaca, sazone con sal rosada y pimienta. Continua revolviendo durante otros 5 minutos hasta obtener una masa completamente homogenea. Si lo desea, tambien puede usar una licuadora de inmersion para hacer la sopa mas cremosa.
4. Vierta la sopa en dos tazones y sirva.

SOPA DE BROCOLI Y QUESO

INGREDIENTES:

- 2 cucharadas de mantequilla
- 1 taza de floretes de brocoli finamente picados
- 1 taza de crema espesa
- 1 taza de caldo de pollo o vegetales
- Sal rosada
- Pimienta recien molida

- 1 taza de queso rallado, reserve un poco para cubrir

INSTRUCCIONES:

1. En una cacerola mediana a fuego medio, derrita la mantequilla.
2. Agregue el brocoli y frialo durante unos 5 minutos en mantequilla aceite hasta que este hecho.
3. Agregue la crema y el caldo de pollo, revolviendo constantemente.
4. Sazone con sal rosa y pimienta. Cocine, revolviendo ocasionalmente, durante
5. 10-15 minutos hasta que la sopa se espese.
6. Baje el fuego a bajo y comience a agregar el queso rallado. Guarde un punado pequeno de queso para adornar la sopa. (No agregue todo el queso a la vez o se puede pegar). Agregue poco a poco, lentamente y revolviendo constantemente.
7. Vierta la sopa en dos tazones, cubra con el queso restante y sirva.

SOPA DE COLIFLOR CON QUESO

INGREDIENTES:

- 1 cucharada de mantequilla
- 1/2 cebolla picada
- 2 tazas de coliflor rallada o arroz de coliflor
- 1 taza de caldo de pollo
- 60 g de queso crema
- 1 taza de crema espesa
- Sal rosada
- Pimienta negra recien molida
- 1/2 taza de queso cheddar rallado

INSTRUCCIONES:

1. En una cacerola mediana a fuego medio, derrita la mantequilla. Agregue la cebolla y cocine, revolviendo ocasionalmente,

hasta que este tierna, aproximadamente 5 minutos. Agrega la coliflor y el caldo de pollo y dejar hervir, revolviendo ocasionalmente.

2. Reduzca el fuego a medio y cocine a fuego lento hasta que la coliflor este lo suficientemente suave como para triturarla, aproximadamente 10 minutos. Agregue el queso crema y triture la mezcla. Agregue la crema y haga pure con una licuadora de inmersion (o puede verter la sopa en la licuadora, licuarla y luego volver a verterla en la olla para calentarla un poco).

3. Sazone la sopa con sal rosada y pimienta.

4. Vierta la sopa en dos tazones, cubra con queso cheddar rallado y sirva.

SOPA DE TACOS

INGREDIENTES:
- 455 g de carne molida
- Sal rosa
- Pimienta negra recien molida
- 2 tazas de caldo de res
- 1 lata (280g) de tomates en cubitos
- 1 cucharada de especias para tacos
- 225 g de queso crema

INSTRUCCIONES:
1. Precaliente la multicocina al minimo. En la estufa, en una sarten mediana a fuego medio, dore la carne molida hasta que este dorada, aproximadamente 8 minutos, sazone con sal rosada y pimienta. Agregue la carne molida, el caldo de res, tomates, condimento para tacos y queso crema.
2. Tape y cocine a fuego lento durante 4 horas,
3. revolviendo ocasionalmente. 5.
4. Vierta en dos tazones y sirva.

SOPA DE GAMBAS CON CURRY DE COCO Y COLIFLOR

INGREDIENTES:
- 235 ml de agua
- 1 lata (380 g) de leche de coco entera sin azucar
- 2 tazas de coliflor rallada o arroz de coliflor
- 2 cucharadas de pasta de curry rojo
- 2 cucharadas de hojas de cilantro picadas
- Sal rosada
- Pimienta negra recien molida
- 1 taza de camarones

INSTRUCCIONES:
1. Encienda la olla multicocina para que se caliente al maximo. Agregue agua, leche de coco, pimientos de colores pelados, pasta de curry rojo y 1 cucharada de cilantro picado, sazone con sal rosada y pimienta.
2. Remover. Tape y cocine a fuego alto durante 2 horas.
3. Sazone los camarones con sal rosada y pimienta, agreguelos a la olla de coccion lenta y revuelva.
4. Cocine otros 15 minutos. Divida la sopa en dos tazones, espolvoree con cilantro picado y sirva.

SOPA DE CERDO Y COL

INGREDIENTES:
- 450 g de albóndigas, descongeladas
- 1/2 taza de salsa hoisin
- 2 cucharadas de mermelada de albarico
- 2 cucharadas de salsa de soya
- 5 cucharadas de aceite de coco
- 1/2 cucharadita de aceite de sésamo
- 2 cucharadas de agua

INSTRUCCIONES

1. En una cacerola antiadherente, caliente el aceite de coco y sésamo durante 2 min. Agregue las albóndigas y saltee durante 5 minutos.
2. Agregue los ingredientes restantes y mezcle bien.
3. Cocine a fuego lento durante 10 minutos.
4. Sirve y disfruta.

SOPA DE POLLO BÚFALO EN OLLA DE COCCIÓN LENTA KETO

INGREDIENTES

- 3 muslos de pollo, deshuesados y rebanados 1 cdta. de cebolla en polvo
- 1 cdta. de ajo en polvo
- 1/2 cdta. de semilla de apio
- 1/4 taza de mantequilla
- 1/3 - 1/2 taza de salsa picante Frank's 3 tazas de caldo de res
- 1 taza de crema espesa
- 60 g Queso crema
- 1/4 cdta. de goma xantana
- Sal y pimienta para probar

INSTRUCCIONES:

1. Comience por deshuesar los muslos de pollo, córtelo en trozos y colóquelo en la olla eléctrica con el resto de los ingredientes para la olla de cocción lenta, excepto la crema, el queso y la goma xantana.
2. Ponga la olla de cocción lenta a temperatura baja durante 6 horas (o alta durante 3 horas) y deje que se cocine por completo.
3. Una vez que todo esté cocido, retire el pollo de la olla de cocción lenta y desmenúcelo con un tenedor.
4. Agregue crema, queso y goma xantana a la olla de cocción lenta. Mezcle todo junto

5. Vuelva a colocar el pollo en la olla de cocción lenta y mezcle.
6. Pruebe y sazone con más sal, pimienta y salsa picante
7. Disfrute

SOPA DE ENCHILADA DE POLLO KETO

INGREDIENTES:

- 170 g pollo, desmenuzado
- 2 cdta.s de comino
- 1 cdta. de orégano
- 1 cdta. de chile en polvo
- 1/2 cdta. de pimienta de cayena 1/2 taza de cilantro picado 1/2 lima mediana en jugo
- 3 cucharadas de aceite de oliva
- 3 tallos de apio, en cubitos
- 1 pimiento rojo mediano, cortado en cubitos 2 cdta.s de ajo picado
- 4 tazas de caldo de pollo
- 1 taza de tomates cortados en cubitos
- 220 gr Queso Crema

INSTRUCCIONES:

1. En una sartén caliente el aceite y agregue el apio y la pimienta. Una vez que el apio esté suave, agregue los tomates y deje cocinar durante 2-3 minutos.
2. Agregue las especias a la sartén y mezcle bien.
3. Agregue el caldo de pollo y el cilantro, hierva y luego baje a fuego lento durante 20 minutos.
4. Luego agregue el queso crema y deje hervir nuevamente. Una vez que hierva, baje el fuego a bajo y cocine a fuego lento durante 25 minutos.
5. Triture el pollo y agréguelo a la olla, luego jugo 1/2 lima por encima.

6. Mezcla todo junto.
7. ¡Sirva con una pizca adicional de cilantro, queso rallado o crema agria!

SOPA CETOGÉNICA DE CALABAZA Y ESPECIAS

INGREDIENTES:
- 1/4 cdta. de canela
- 1/4 cdta. de cilantro
- 1/8 cdta. de nuez moscada
- 1 hoja de laurel
- 1/2 taza de crema espesa
- 4 rebanadas de tocino
- 3 cucharadas de grasa de tocino (del tocino)
- 1 1/2 tazas de caldo de pollo
- 1 taza de puré de calabaza
- 4 cucharadas de mantequilla
- 1/4 cebolla mediana, picada
- 2 dientes de ajo asado picado
- 1/2 cdta. de sal
- 1/2 cdta. de Pimienta
- 1/2 cdta. de jengibre recién picado

INSTRUCCIONES:
1. En una cacerola a fuego medio-bajo, dore la mantequilla.
2. Luego agregue las cebollas, el ajo y el jengibre a la sartén. Deje cocinar durante 2-3 minutos o hasta que las cebollas estén transparentes
3. Agregue las especias y mezcle bien.
4. Cocine durante 1-2 minutos, luego agregue la calabaza y el caldo de pollo en el pa y mezcle bien.
5. Llevar a ebullición, luego reducir a bajo y dejar cocer a fuego lento durante 20 minutos.
6. Después de 20 minutos, use una licuadora de inmersión para hacer un puré hasta que quede suave.
7. Deje hervir a fuego lento durante 20 minutos adicionales.
8. Mientras tanto, cocina 4 rebanadas de tocino. Una vez que la sopa esté lista, agregue la crema espesa y la grasa de tocino y mezcle bien.
9. Extienda el tocino desmenuzado por encima
10. ¡Disfrútelo!

SOPA KETO DE SALCHICHA PICANTE Y PIMIENTA

INGREDIENTES:
- 640 g de salchicha italiana picante
- 6 tazas de espinacas crudas
- 1 pimiento verde
- 1 pimiento rojo
- 1/2 Cebolla Mediana
- 1 lata de tomates con jalapeños
- 2 tazas de caldo de res
- 2 cdta.s de chile en polvo
- 2 cdta.s de comino
- 2 cdta.s de ajo picado
- 1 cdta. de condimento italiano
- 1/2 cdta. de sal kosher

INSTRUCCIONES:
1. Corta la salchicha en trozos y cocínala por completo.
2. Agregue pimientos en rodajas, tomates, caldo de res y especias a la olla de cocción lenta.
3. Ponga la salchicha encima y revuélvala bien.
4. Saltee las cebollas y el ajo, agréguelos a la olla de barro cuando estén transparentes.
5. Agregue la cama de espinacas encima, deje cocinar por 3 horas en alto.
6. Revuelva después de 3 horas, ajuste a bajo y cocine por 2 horas adicionales.

RECETAS DE ENSALADAS

Mucha gente piensa que las ensaladas son alimentos dietéticos aburridos que te dejarán con hambre e insatisfecho. Pero no estamos de acuerdo. Nuestras recetas de ensaladas cetogénicas son ricas en proteínas, y están llenas de nutrición, sabores y grasas saludables para mantenerlo alimentado durante todo el día. Desde César a taco, griego a huevo, nuestras ensaladas cetogénicas son el acompañamiento, plato principal, almuerzo o cena perfectos. También hemos incluido una sección de ingredientes para ensaladas cetogénicas, aderezos para ensaladas cetogénicas y aderezos fáciles para ensaladas cetogénicas para que pueda crear su propia ensalada perfecta.

ENSALADA DE COLES DE BRUSELAS ASADAS

INGREDIENTES:
- 455 g de coles de Bruselas
- 1 cucharada de aceite de oliva
- Sal rosada
- Pimienta recien molida
- 1/2 de taza de queso parmesano rallado
- 1/2 de taza de avellanas enteras, sin piel

INSTRUCCIONES:
1. Precalentar el horno a 180°C. Forrar una bandeja para hornear tapete de silicona para cocinar o papel pergamino.
2. Separe la base y el corazon de cada col de Bruselas con un cuchillo pequeno. Esto separara las hojas. (Puede dejar los corazones para freir mas tarde si lo desea).
3. Coloque las hojas en un tazon mediano. Puedes liberar completamente todas las hojas con tus manos. Mezcle las hojas con aceite de oliva y sazone con sal rosa y pimienta.
4. Coloque las hojas en una sola capa sobre una bandeja para hornear. Asar durante 10-15 minutos o hasta que esten ligeramente dorados y crujientes.
5. Divida las coles de Bruselas asadas en dos platos, cubra con queso parmesano picado y avellanas. Servir en la mesa.

ENSALADA MEXICANA DE HUEVO

INGREDIENTES:
PARA HUEVOS DUROS
- 4 huevos grandes

PARA CHIPS DE QUESO
- 1/2 taza de queso rallado (yo uso mezcla mexicana), agregue en tandas

PARA LA ENSALADA DE HUEVO A LA MEXICANA
- 1 jalapeño
- 1 aguacate cortado a la mitad
- Sal rosada
- Pimienta negra recien molida
- 2 cucharadas de cilantro fresco picado

1. Precaliente el horno a 180°C.
2. Cubra una bandeja para hornear con papel pergamino o silicona.

INSTRUCCIONES:
COCCIÓN DE LOS HUEVOS
1. Coloque los huevos en una cacerola mediana y cubra con agua.
2. Coloque a fuego alto y hierva el agua.
3. Tan pronto como hierva, apague el fuego, cubra con una tapa y deje en el quemador durante 10-12 minutos.
4. Con una espumadera, retire los huevos de la sarten y coloquelos en agua fria durante 1 minuto o sumergir en un bario de hielo.
5. Golpee suavemente la cubierta y quitela.

PREPARACIÓN DE LAS CHIPS DE QUESO
1. Mientras se cocinan los huevos, coloque 2 montones (1/4 taza) de queso rallado en la bandeja para hornear preparada y hornee durante unos 7 minutos, o hasta que los bordes comiencen a dorarse y el centro este completamente derretido.
2. Retira los chips de queso del horno y dejalos enfriar por 5 minutos.
3. Estaran suaves cuando los saque, pero se volveran crujientes cuando se enfrien.

PREPARACIÓN DE LA ENSALADA DE HUEVO A LA MEXICANA
1. En un tazon mediano, pica los huevos duros.
2. Corta el tallo del jalapeno, cortalo, quita las semillas, cortalo en cubos y añadelo a

los huevos. Triture el aguacate.

3. Sazonar con sal rosa y pimienta. Agregue el aguacate y el cilantro a los huevos y revuelva.

4. Acomode las chispas de queso en dos platos, cubra con ensalada de huevo y servir.

ENSALADA DE KALE CON QUESO AZUL Y TOCINO

INGREDIENTES:
- 4 rebanadas de tocino
- 2 tazas de col rizada fresca picada
- 1 cucharada de aderezo para ensaladas con vinagre
- pizca de sal rosa
- pizca de pimienta negra recien molida
- 1/2 taza de nueces
- 1/2 taza de queso azul en trozos

INSTRUCCIONES:
1. En una sarten mediana a fuego medio, cocina el tocino por ambos lados, unos 8 minutos, hasta que este crujiente. Transfiera el tocino a un plato forrado con toallas de papel.

2. Mientras tanto, en un tazon grande, triture la col rizada con el aderezo de vinagre durante 2 minutos.

3. Agrega sal rosa y pimienta. Deje reposar el repollo mientras se cocina el tocino, y se volvera aun mas suave.

4. Pica el tocino y las nueces y agregalos al tazon. Espolvorear con queso azul.

5. Mezclar bien, dividir las porciones en dos platos. Servir en la mesa.

ENSALADA GRIEGA PICADA

INGREDIENTES:
- 2 tazas de lechuga romana rallada

- 1/2 taza de tomates cherry, cortados por la mitad
- 1/2 taza de aceitunas en rodajas (similares a Kalamata)
- 2 cucharadas de aderezo para ensaladas con vinagre
- Sal rosa
- Pimienta negra recien molida 1
- cucharada de aceite de oliva

INSTRUCCIONES:
1. En un tazon grande, combine la lechuga romana, los tomates, las aceitunas, queso feta y aderezo con vinagre.

2. Sazone con sal rosa y pimienta, rocie con aceite de oliva y revuelva. Divida la ensalada entre dos tazones y sirva.

ENSALADA MEDITERRANEA DE PEPINO

INGREDIENTES:
- 1 pepino grande, pelado y en rodajas finas
- 1/2 taza de tomates cherry, cortados por la mitad
- 1/2 taza de aceitunas partidas por la mitad (yo uso la variedad Kalamata)
- 1/2 taza de queso feta Sal rosada Pimienta negra recien molida
- 2 cucharadas de aderezo para ensaladas con vinagre

INSTRUCCIONES:
1. En un tazon grande, combine el pepino, los tomates, las aceitunas y el queso feta.

2. Sazone con sal rosa y pimienta. Agregue el aderezo y revuelva.

3. Divida la ensalada entre dos tazones y sirva.

ENSALADA DE HUEVO Y AGUACATE EN UN PLATO DE HOJAS LECHUGA

INGREDIENTES:
PARA HUEVOS DUROS
- 4 huevos grandes

PARA LA ENSALADA DE HUEVO
- 1 aguacate, cortado a la
- mitad
- Sal rosada
- Pimienta negra recien molida
- cucharadita de jugo de limon recien exprimido
- 4 hojas de lechuga lavadas y secadas con toallas de papel
- 2 rabanos, en rodajas finas

INSTRUCCIONES:
COCCION DE LOS HUEVOS
1. Coloque los huevos en una cacerola mediana y cubra con agua. Coloque a fuego alto y hierva el agua. Tan pronto como hierva, apague el fuego, cubra con una tapa y deje en el quemador durante 10-12 minutos.
2. Con una espumadera, retire los huevos de la sarten y coloquelos en agua fria durante 1 minuto o sumergir en un bano de hielo.
3. Golpee suavemente la cubierta y quitela. Limpiar
4. huevos sin cascara bajo agua fria vertida sobre sus manos.

PREPARACION DE LA ENSALADA DE HUEVO
1. Picar los huevos duros en un bol mediano.
2. Agregue el aguacate al tazon y triture la pulpa con un tenedor.
3. Sazone con sal rosa y pimienta, agregue el

jugo de limon y revuelva para combinar.
4. Coloque 4 hojas de lechuga en dos platos. sobre las hojas cubra con ensalada de huevo y rodajas de rabano y sirva.

OPCIONES. Para esta receta, puede incluir ingredientes adicionales de su refrigerador o despensa:
* Agregar guacamole con jalapeno picado y ensalada de huevo cebolla roja.
* El tocino picado agrega una textura atractiva a una ensalada de huevo.
* Tambien puede agregar rebanadas de tocino crujiente a tazas de lechuga.

ENSALADA CAPRESE CON AGUACATE

INGREDIENTES:
- 2 tazas de rucula
- 1 cucharada de aceite de oliva, agregada en tandas
- Sal rosada
- Pimienta negra recien molida
- 1 aguacate en rodajas
- 4 bolas de mozzarella en rodajas
- 1 tomate Roma en rodajas
- 4 hojas de albahaca fresca en rodajas

INSTRUCCIONES:
1. En un tazon grande, mezcle la rucula con una cucharada aceite de oliva y sazonar con sal rosa y pimienta.
2. Divide la rucula en dos platos. Coloque el aguacate, la mozzarella y los tomates encima de la rucula.
3. Rocie todo con la cucharada restante de aceite de oliva.
4. Sazone con sal rosa y pimienta.
5. Espolvorea albahaca por encima y sirve.

ENSALADA DE GAMBAS Y AGUACATE

INGREDIENTES:
- 1 cucharada de aceite de oliva
- 455g gambas (yo uso gambas medianas congeladas)
- Sal rosada
- Pimienta negra recien molida
- 1 aguacate cortado en cubitos
- 1 tallo de apio picado
- 1/4 taza de mayonesa
- 1 cucharadita de jugo de lima recien exprimido

INSTRUCCIONES:
1. Caliente el aceite de oliva en una sarten grande a fuego medio. Cuando el aceite este caliente, agrega los camarones. Cocine hasta que se pongan rosados, de 1 a 2 minutos.
2. Sazone con sal rosa y pimienta. Transfiera los camarones a un tazon mediano, cubra y poner en el refrigerador.
3. En un tazon mediano, combine el aguacate, el apio y la mayonesa. Agregue jugo de lima y sazone con sal rosa. Revuelva para combinar todo. Agregue los camarones enfriados y revuelva.
4. Cubra la ensalada y refrigere por 30 minutos antes de servir.

ENSALADA "CESAR" CON SALMON

INGREDIENTES:
- 4 rebanadas de tocino
- 2 filetes de salmon (175 g)
- Sal rosada Pimienta negra recien
- molida 1 cucharada de ghee, si es
- necesario 1/2 aguacate en rodajas 2
- manojos de lechuga romana o 2 tazas de lechuga picada 2 cucharadas
- de aderezo Cesar (yo uso aderezo) Cesar con aceite de aguacate de cocina
- principal)

INSTRUCCIONES:
1. En una sarten mediana a fuego medio, cocine el tocino por ambos lados hasta que este crujiente, aproximadamente 8 minutos. Transfiera el tocino a un plato forrado con toallas de papel. Mientras tanto, seque el salmon con toallas
2. de papel para eliminar el exceso de agua. Sazone ambos lados con sal rosa y pimienta. Mientras el tocino todavia esta en la sarten, agregue el salmon. Si necesita mss grasa en la sarten, agregue ghee.
3. Asa el salmon a la parrilla durante 5 minutos por cada lado, o hasta que alcance el punto de coccion deseado. Me gusta medio raro. Corta el tocino en pedazos. Sazone el aguacate con sal rosa y pimienta. Divide la lechuga
4. romana, el tocino y el aguacate entre dos
5. platos. 7.
6. Ponga el filete de salmon encima de la ensalada, vierta sobre la salsa
7. Cesar y sirva.

ENSALADA COBB CON ESPINACAS Y SALMON

INGREDIENTES:
- 4 rebanadas de tocino
- 2 huevos grandes
- 2 filetes de salmon (175 g)
- Sal rosada
- Pimienta negra recien molida
- 1 cucharada de ghee, si es
- necesario

- 1 aguacate en rodajas
- 175 g de espinacas organicas
- 1/2 de taza de queso azul en trozos
- 1 cucharada de aceite de oliva

INSTRUCCIONES:

1. En una sarten mediana a fuego medio, cocine el tocino por ambos lados hasta que este crujiente, aproximadamente 8 minutos.
2. Transfiera el tocino a un plato forrado con toallas de papel.
3. Hierva agua en una cacerola pequena a fuego alto. Ahora, para suavizar los huevos, reduzca el fuego a medio. Hervir durante unos 6 minutos. Mientras tanto, seque los filetes de salmon por ambos lados con toallas de papel para eliminar el exceso de humedad. Sazone ambos lados con sal rosa y pimienta.
4. Mientras el tocino todavia esta en la sarten, agregue el salmon. Si necesita mss grasa, agregue un poco de ghee a la grasa de tocino. Asa el salmon a fuego medio durante 5 minutos por cada lado, o hasta que alcance el punto de coccion deseado.
5. Mientras tanto, transfiera el tocino a una tabla de cortar y pique.
6. Limpie los huevos pasados por agua. Sazone el aguacate con sal rosa y pimienta.
7. Divida las espinacas, el tocino y el aguacate en dos tazones. Con cuidado, parta los huevos por la mitad y coloquelos en las ensaladas.
8. Espolvorear con rebanadas de queso azul.
9. Cubra con salmon, rocie aceite de oliva sobre la ensalada y sirva.

ENSALADA DE TACO

INGREDIENTES:

- 1 cucharada de ghee

- 455 g de carne molida
- Sal rosada
- Pimienta negra recien molida
- 2 tazas de lechuga romana picada
- 1 aguacate cortado en cubitos
- 1/2 taza de tomates cherry cortados por la mitad
- 1/2 taza de queso rallado

INSTRUCCIONES:

1. Caliente el ghee en una sarten grande a fuego medio.
2. Cuando el ghee este caliente, agregue la carne molida, partiendola en pedazos mas pequenos con una cuchara. Revuelva y cocine durante unos 10 minutos hasta que la carne este dorada. Sazone con sal rosa y pimienta.
3. Divide la ensalada en dos tazones. Sazonar con sal rosa y pimienta.
4. Agregue el aguacate y los tomates, coloque la carne encima y queso rallado y servir.

ENSALADA DE HAMBURGUESA CON QUESO

INGREDIENTES:

- 1 cucharada de ghee
- 455 g de carne molida
- Sal rosa
- Pimienta negra recien molida
- 1/2 taza de pepinos en vinagre finamente picados
- 2 tazas de lechuga romana picada
- 1/2 taza de queso cheddar rallado
- 2 cucharadas de aderezo ranch

INSTRUCCIONES:

1. Caliente el ghee en una sarten mediana a fuego medio.
2. Cuando el ghee este caliente, agregue la

carne molida, partiendola en pedazos mas pequenos con una cuchara.

3. Revuelva y cocine durante unos 10 minutos hasta que la carne este dorada.

4. Sazone con sal rosa y pimienta. Coloque los pepinos en escabeche en un tazon grande, agregue la lechuga romana y el queso.

5. Usando una espumadera, transfiera la carne dorada de la sarten a un tazon.

6. Alinar la ensalada y mezclar bien. Divida en dos tazones y sirva.

ENSALADA DE BISTEC CALIFORNIA

INGREDIENTES:
- 225 g de filete de piel
- Sal rosa
- Pimienta negra recien molida
- 1 cucharada de mantequilla
- 2 tazas de rucula
- 1 cucharada de aceite de oliva
- 1 aguacate en rodajas
- 2 frutillas frescas en rodajas
- 1/2 de taza de almendras en rodajas

INSTRUCCIONES:
1. Caliente una sarten grande a fuego alto.
2. Seque el bistec con toallas de papel y sazone ambos lados con sal rosada y pimienta. Agregue mantequilla a la sarten.
3. Cuando se derrita, ponga el bistec en la sarten. Ase el bistec a la parrilla durante unos 3 minutos por cada lado para que quede medio cocido.
4. Transfiera el filete a una tabla de cortar y dejelo reposar durante al menos 5 minutos.
5. En un tazon grande, mezcle la rucula con el aceite de oliva y agregue una pizca de sal rosa y una pizca de pimienta.

6. Divida la rucula entre dos platos y cubra con aguacate picado, frutillas y almendras.

7. Rebane la piel a traves del grano, coloquela encima de la ensalada y sirva.

ENSALADA DE BISTEC COBB SKERT

INGREDIENTES:
- 225 g de filete skert
- Sal rosada
- Pimienta negra recien molida
- 1 cucharada de mantequilla
- 2 nucleos o 2 tazas de lechuga romana picada
- 1/2 taza de tomates cherry, cortados a la mitad
- 1/4 taza de queso azul en trozos
- 1/4 taza de nueces
- 1 cucharada de aceite de oliva

INSTRUCCIONES:
1. Caliente una sarten grande a fuego alto.
2. Seque el bistec con toallas de papel y sazone ambos lados con sal rosada y pimienta. Agregue mantequilla a la sarten.
3. Cuando se derrita, ponga el bistec en la sarten. Ase el bistec a la parrilla durante unos 3 minutos por cada lado para que quede medio cocido.
4. Transfiera el filete a una tabla de cortar y dejelo reposar durante al menos 5 minutos.
5. Mientras tanto, divida la lechuga romana entre dos tazones y cubra con las mitades de tomate cherry, el queso azul y las nueces. Rocie con aceite de oliva.
6. Corte la piel a traves del grano, coloquela encima de la ensalada y sirva.

DELICIOSA ENSALADA DE COL

INGREDIENTES:

- 1/4 Cabeza de Col de Saboya
- 1/3 taza de mayonesa
- 1 cucharada. Jugo de limon
- 1 cdta. Mostaza de Dijon
- 1/4 cdta. Polvo de ajo
- 1/4 cdta. Cebolla en polvo
- 1/4 cdta. Pimienta
- 1/8 cdta. Pimenton
- Pizca de sal

INSTRUCCIONES:

1. Picar la col en tiras largas.
2. Combina todos los ingredientes.
3. Mezclar bien.
4. Refrigere de 3 a 12 horas.

ENSALADA FRITA DE FIDEOS SHIRATAKI Y PEPINO

INGREDIENTES:

- 3/4 pepino grande
- 1 paquete de fideos shiritaki
- 2 cucharadas. Aceite de coco
- 1 cebolleta mediana
- 1/4 cdta. Hojuelas de pimiento rojo
- 1 cda. Aceite de sésamo
- 1 cucharada. Vinagre de arroz
- 1 cdta. Semillas de sésamo
- Sal y pimienta para probar

INSTRUCCIONES:

1. Enjuague los fideos shiitake.
2. Coloque sobre una toalla de papel para que se seque.
3. En la sartén, agregue 2 cucharadas. aceite de coco y calentar a fuego medio alto.
4. Freír los fideos por 5-7 min.
5. Retire de la sartén y enfríe sobre una toalla de papel.

6. Rebane el pepino en rodajas finas y colóquelo en un plato.
7. Cubra con los ingredientes restantes y enfríe 30 minutos.
8. Espolvorea los fideos encima.

ENSALADA BUFFALO DE POLLO

INGREDIENTES:

- 1 corazón de lechuga romana, cortado en cubitos
- 1 tallo de apio, cortado en cubitos
- 1/4 taza de zanahorias en palitos
- 3/4 taza de pollo búfalo desmenuzado
- 1/3 taza de aderezo Kerrygold Cashel Blue desmenuzado:
- 2 cucharadas. mayonesa baja en grasa
- 1/4 taza de suero de leche bajo en grasa 1/4 taza de yogur griego natural 1 cda. vinagre blanco
- 1/2 cdta. azúcar
- 1/3 taza de sal azul Kerrygold Cashel desmoronada y pimienta recién molida

INSTRUCCIONES:

1. Agregue la lechuga romana, el apio y las zanahorias en un tazón grande .
2. Agregue el pollo búfalo desmenuzado y el queso Kerrygold Cashel Blue desmenuzado. Dejar de lado.
3. En un recipiente aparte, mezcle la mayonesa, el suero de leche, el yogur griego, el vinagre blanco y el azúcar.
4. Agregue el queso azul Kerrygold Cahel desmenuzado
5. Sazone al gusto con sal y pimienta.Sirva.

ENSALADA KETO THAI DE CERDO A LA BARBACOA

INGREDIENTES:
La ensalada:

- 280 g. cerdo desmenuzado
- 2 tazas de lechuga romana
- 1/4 taza de cilantro picado
- 1/4 Pimiento Morrón Rojo mediano, picado

La Salsa:
- 2 cucharadas de pasta de tomate
- 2 cucharadas + 2 cdta.s de salsa de soya
- 1 cda.de mantequilla de maní cremosa
- 2 cucharadas de cilantro picado,
- jugo y ralladura de 1/2 lima
- 1 cdta. de cinco especias
- 1 cdta. de pasta de curry rojo
- 1 cda.+ 1 cdta. de vinagre de vino de arroz
- 1/4 cdta. de pimiento rojo
- Hojuelas 1 cdta. Salsa de Pescado
- 10 gotas de Stevia líquida
- 1/2 cdta. de extracto de mango

INSTRUCCIONES:
1. Cortar el cilantro y la ralladura de 1/2 lima.
2. En un tazón mediano, agregue todos los ingredientes de la salsa.
3. Revuelva bien la salsa de barbacoa tailandesa y luego reserve.
4. Separa el cerdo. Montar la ensalada y glasear el cerdo con un poco de salsa.

ENSALADA DE ATÚN CETOGÉNICA RÁPIDA Y FÁCIL

INGREDIENTES:
- 2 tazas de verduras mixtas
- 1 tomate grande, cortado en cubitos
- 1/4 taza de perejil fresco picado
- 1/4 taza de menta fresca, picada
- 10 aceitunas kalamata grandes, sin hueso 1 calabacín pequeño, cortado a lo largo

- 1/2 aguacate , cortado en cubitos
- 1 cebolla verde, en rodajas
- 1 lata de atún claro en agua, escurrido 1 cda.de aceite de oliva virgen extra
- 1 cda.de vinagre balsámico
- 1/4 de cdta. de sal marina fina o del Himalaya
- 3/4 de cdta. de pimienta negra recién molida

INSTRUCCIONES :
1. En una sartén de hierro fundido muy caliente, asa las rodajas de calabacín por ambos lados.
2. Retire de la sartén y deje enfriar durante unos minutos.
3. Cortar en trozos del tamaño de un bocado.
4. Agregue todos los ingredientes en un tazón grande y mezcle hasta que estén bien combinados.

ENSALADA TAILANDESA KETO DE CAMARONES

INGREDIENTES:
- 6 cucharadas de aceite de oliva virgen extra, divididas en 2 cucharadas. salsa de soja
- 1 cdta. de salsa de pescado
- 1 cdta. de sambal oelek
- 1 cda.de azúcar moreno
- 3 cucharadas de jugo de lima
- 1 cda.de pimiento rojo picado
- 1/2 libra de camarones, pelados y desvenados 1 taza de guisantes dulces, blanqueados y enfriados en un baño de hielo
- 2 paquetes de fideos vermicelli, hervidos y enjuagados con agua fría (puedes usar la misma agua en la que herviste los guisantes)

- 4 tazas de lechuga romana rallada
- 1/2 taza de tomates cherry, cortados a la mitad
- 1/2 taza de pimientos dulces en rodajas finas cilantro, hojas de menta y maní triturado para decorar sal gruesa y maní recién molido al gusto

INSTRUCCIONES:
Vendaje:
1. En un tazón mediano, mezcle 4 cucharadas de aceite, salsa de soya, salsa de pescado, sambal oelek, azúcar, jugo de lima y pimiento rojo picado.
2. Caliente el aceite restante en una sartén grande a fuego medio-alto.
3. Agregue los camarones, sazone con sal y pimienta y dore por un lado durante 2 minutos.
4. Voltee y dore otro minuto.

Montaje de ensalada:
1. En 2 tazones agregue la lechuga romana.
2. Agregue algunos fideos vermicelli, los tirabeques, los pimientos, los tomates, los camarones, el cilantro, la menta y algunos buenos cacahuates triturados.
3. Agite (o bata) su aderezo y luego rocíelo sobre las ensaladas.

ENSALADA KETO PROSCIUTTO DE ESPINACAS

INGREDIENTES:
- 2 tazas de espinacas tiernas
- 1/3 libra de prosciutto
  1 melón
- 1 aguacate
- 1/4 taza de cebolla morada cortada en cubitos un puñado de nueces crudas sin sal

INSTRUCCIONES:

1. Coloque una taza de espinacas en cada plato.
2. Cubra con jamón cortado en cubitos, cubos de bolas de melón, rodajas de aguacate, una pizca de cebolla roja y algunas nueces.
3. Agregue un poco de pimienta recién molida, si lo desea. Sirva.

ENSALADA DE POLLO SALUDABLE PARA EL CORAZÓN

INGREDIENTES:
- 2 dientes de ajo, picados
- 1 cucharada de jengibre fresco, rallado
- 1 1/1800 g de pechugas de pollo deshuesadas, cortadas en tiras
- 2 cucharadas de miso amarillo, diluido en agua
- 2 tazas de espinaca baby
- 2 cucharadas de aceite de oliva
- Pimienta y sal al gusto

INSTRUCCIONES
1. Caliente el aceite en una sartén a fuego medio-alto y saltee el ajo durante 30 segundos hasta que esté fragante.
2. Agregue el jengibre y las pechugas de pollo. Sazonar ligeramente con pimienta y
3. sal.
4. Cocine por 5 minutos mientras revuelve constantemente.
5. Agregue la pasta de miso diluida.
6. Continúe cocinando por 3 minutos más antes de agregar las espinacas.
7. Cocine por otro minuto o hasta que las hojas de espinaca se hayan marchitado.

ENSALADA DE COLES DE BRUSELAS MEZCLADAS

INGREDIENTES:

- 6 coles de bruselas
- 1/2 cdta. vinagre de sidra de manzana
- 1 cdta. de aceite de semilla de uva/oliva
- 2 granos de sal
- 2 granos de pimienta
- 1 cucharada. de parmesano recién rallado

MODO DE EMPLEO:

1. Corte las coles de Bruselas limpias por la mitad a lo largo, con la raíz y luego corte finamente rebanadas en la dirección opuesta a través.
2. Una vez rebanado, corte las raíces y deséchelo.
3. Mezcle con sidra de manzana, aceite, sal y pimienta.
4. Espolvorea con tu queso parmesano, combina y sirve.

ENSALADA DE TACO

INGREDIENTES:

- 450 g de carne molida
- 1 1/2 cucharadas de condimento para tacos
- 1-2 cucharadas de salsa para tacos Taco Bell, opcional 340 gr. de lechuga iceberg, picada
- 1 tomate pequeño, cortado en cubitos, 3 onzas
- 3 onzas de queso cheddar, rallado
- 6 cucharadas de crema agria
- 6 cucharadas de salsa (1 cda.por porción)
- 3/4 taza de guacamole (2 cucharadas por porción)

INSTRUCCIONES:

1. Dorar el carne molida y escurra la grasa.
2. Agregue la mezcla de condimentos y la salsa para tacos Taco Bell. Si la consistencia es demasiado espesa, se puede agregar una pequeña cantidad de agua a la vez

hasta que tenga la consistencia demasiado preferida.

3. Reúna los ingredientes en la ensalada preparada, cubra con los ingredientes y sirva. Rinde 6 porciones.

ENSALADA KETO RÁPIDA Y FÁCIL DE POLLO BÚFALO

INGREDIENTES:

- 2-3 tazas de ensalada de tu elección (prefiero lechuga dulce)
- 1 pechuga de pollo
- 1/2 taza de queso rallado de su elección Salsa de alitas de pollo de su elección
- Aderezo Ranch o Blue Cheese

INSTRUCCIONES:

1. Precaliente el horno a 400 F
2. Simplemente rocíe la pechuga de pollo en la salsa de alitas de pollo y hornee durante 20-25 minutos.
3. Durante los últimos 5 minutos, esparcir queso sobre las alas y dejar que se derrita por todo el pollo.
4. Una vez cocido, retirar del horno y cortar en trozos y colocar sobre una cama de lechuga.
5. Vierta el aderezo para ensaladas de su elección encima ¡Disfrute!

ENSALADA DE TOMATE, AGUACATE Y PEPINO

INGREDIENTES:

- 1/2 taza de tomates cherry, cortados a la mitad
- 4 pepinos persas pequeños o 1 pepino ingles, pelados y en rodajas finas
- 1 aguacate, en rodajas finas
- 1/2 taza de queso feta en trozos

- 2 cucharadas de aderezo para ensaladas
- Sal rosa
- Pimienta negra recien molida

INSTRUCCIONES:
1. En un tazon grande, combine los tomates, los pepinos, el aguacate y el queso feta. Agregue el aderezo de vinagre, sazone con sal rosa y pimienta.
2. Mezcle bien. Divida la ensalada en dos platos y sirva.

ENSALADA DE PATATA Y COLIFLOR

INGREDIENTES:
1/2 cabeza de coliflor
- 1 cucharada de aceite de oliva
- Sal rosada
- Pimienta negra recien molida
- 1/3 taza de mayonesa
- 1 cucharada de mostaza
- 1/4 taza de pepinillos picados
- 1 cucharada de paprika

INSTRUCCIONES:
1. Precalentar el horno a 200°C. Cubra una bandeja para hornear con papel de aluminio o una estera de silicona.
2. Cortar la coliflor en trozos de 25 mm.
3. Coloque la coliflor en un tazon grande, agregue el aceite de oliva, sazone con sal rosa y pimienta y mezcle bien. Coloque la coliflor en la bandeja para hornear preparada y hornee por 25 minutos o hasta que la coliflor comience a dorarse.
4. Agite o revuelva un par de veces a la mitad del tiempo de coccion para que la coliflor se cocine de manera uniforme.
5. En un tazon grande, mezcle la coliflor con la mayonesa, la mostaza y los pepi-

nillos. Espolvorea pimenton encima y refrigera por 3 horas antes de servir.

ENSALADA CREMOSA DE TOCINO Y BROCOLI

INGREDIENTES:
- 6 rebanadas de tocino
- 275 g de brocoli fresco, cortado en floretes pequehos
- 1/2 de taza de almendras picadas
- 1/3 de taza de mayonesa
- 1 cucharada de aderezo de miel y mostaza

INSTRUCCIONES:
1. En una sarten grande, cocina el tocino por ambos lados durante unos 8 minutos a fuego medio hasta que este crujiente.
2. Transfiera a un plato forrado con toallas de papel, escurra y refrigere por 5 minutos. Cuando el tocino se haya enfriado, picalo finamente.
3. En un tazon grande, mezcle el brocoli con las almendras y el tocino.
4. En un tazon pequeno, mezcle la mayonesa y la mostaza con miel.
5. Agregue el aderezo a la ensalada de brocoli y mezcle bien. Refrigere la ensalada durante 1 hora o mas antes de servir.

RECETAS DE GUARNICIONES / APERITIVOS

¿Tu plato se siente un poco vacío? Has venido al lugar correcto. Estas recetas de guarniciones cetogénicas y bajas en carbohidratos no solo lo ayudarán a llenarse, sino que también están llenas de sabor.

¿Tienes hambre con tu dieta cetogénica , pero faltan horas para tu próxima comida? Un refrigerio cetogénico puede ser la respuesta. Los refrigerios pueden ganar algo de tiempo, lo que le permite retrasar las comidas para que se ajusten a su apretada agenda.

BOCADITOS DE PAVO, TOMILLO, QUESO FETA

INGREDIENTES:
- 450 g de pavo molido
- 1/4 taza de queso feta desmenuzado 2 Cucharada. (.5 oz.) de tomates secados al sol, picado
- 1 cda. de hojas de tomillo fresco (o 1/2 cdta. de tomillo seco)
- 1 huevo
- 1/2 cdta. ajo en polvo
  1/4 taza de harina de almendras
- 2 Cucharada agua
- Aceite de oliva para freír

INSTRUCCIONES:
1. Combine todos los ingredientes en un tazón mediano.
2. Forme con la mezcla 16 albóndigas de una pulgada.
3. Freír las bolas en aceite de oliva durante unos 3 a 4 minutos, por cada lado hasta que se doren.
4. Retire de la sartén y escurra en un plato forrado con toallas de papel.
5. Servir y disfrutar.

BYTES DE PEPINO CON ENSALADA DE POLLO Y NUECES

INGREDIENTES:
- 1 taza de pechuga de pollo cortada en cubitos
- 2 cucharadas de mayonesa
- 1/2 taza de nueces picadas
- 1/2 taza de apio picado
- Sal rosada
- Pimienta negra recien molida
- 1 pepino, pelado y cortado en 5 rebanadas

INSTRUCCIONES:
1. En un tazon mediano, combine el pollo, la mayonesa, las nueces y apio. Sazone con sal rosa y pimienta.
2. Coloque las rodajas de pepino en un plato y agregue una pizca de sal rosa a cada una. Coloque una cucharada de pollo encima de cada rodaja de pepino.
3. mezcle la ensalada y sirva.

CHAMPINONES A LA MANTEQUILLA EN UNA OLLA DE COCCION LENTA

INGREDIENTES:
- 6 cucharadas de mantequilla
- 1 cucharada de mezcla de aderezo ranch seco envasado
- 225 g de champinones cremini frescos
- 2 cucharadas de queso parmesano rallado
- 1 cucharada de perejil fresco picado

INSTRUCCIONES:
1. Precaliente la olla de coccion lenta al minimo colocando una sarten en ella.
2. Coloque la mantequilla y el aderezo ranch seco en el fondo de la olla de coccion lenta y deje que la mantequilla se derrita.
3. Revuelve para combinar la mezcla de aderezo y el aceite. Agregue los champinones a la olla de coccion lenta y revuelva para cubrir su mezcla de relleno de aceite.
4. Espolvorea queso parmesano encima.
5. Tape y cocine a fuego lento durante 4 horas.
6. Use una espumadera para transferir los champinones a un plato para servir.
7. Cubra con perejil picado y sirva.

CHICHARRONES CRUJIENTES Y PALITOS DE CALABACIN

INGREDIENTES:
- 2 calabacines medianos, cortados por la mitad a lo largo y pelados semillas
- 1/2 taza de chicharrones picados
- 1/2 taza de queso parmesano molido
- 2 dientes de ajo picados
- 2 cucharadas de mantequilla derretida
- Sal rosada
- Pimienta negra recien molida
- Aceite de oliva para espolvorear

INSTRUCCIONES:
1. Precalentar el horno a 200°C. Cubra una bandeja para hornear con papel de aluminio o una estera de silicona. Coloque las mitades decalabacin, con el lado cortado hacia arriba, en la bandeja para hornear preparada. En un tazon mediano, combine el chicharron, el queso parmesano, el ajo y la mantequilla derretida, sazone con sal rosada y pimienta. Revuelva hasta obtener una masa homogenea. Extienda una mezcla de chicharrones en cada palito calabacines y rociar con un poco de aceite de oliva.
2. Hornee durante unos 20 minutos, o hasta que el relleno este
3. dorado. Encienda el modo grill durante 3-5 minutos para terminar
4. dorar los palitos de calabacin y servir.

CHIPS DE QUESO CON GUACAMOLE

INGREDIENTES:
PARA CHIPS DE QUESO
- 1 taza de queso rallado

PARA EL GUACAMOLE
- 1 aguacate, hecho pure
- Jugo de 1/2 limon
- 1 cucharadita de jalapeno cortado en cubitos
- 2 cucharadas de hojas de cilantro fresco picadas
- Sal rosada

INSTRUCCIONES:
PARA HACER PATATAS DE QUESO
1. Precalentar el horno a 180°C. Cubra una bandeja para hornear con papel pergamino o una estera de silicona.
2. Coloque 1/2 de taza de queso rallado en una bandeja para hornear, dejando suficiente espacio entre las diapositivas, y hornee durante unos 7 minutos, hasta que los bordes esten dorados y el centro este completamente derretido.
3. Coloque la bandeja para hornear en una rejilla para enfriar y deje que los chips de queso se enfrien durante 5 minutos.
4. Los chips estaran suaves cuando los saques del horno, pero se volveran crujientes cuando se enfrien.

PARA PREPARAR EL GUACAMOLE
1. En un tazon mediano, combine el aguacate, el jugo de limon, el jalapeno y el cilantro y sazone con sal rosada y pimienta.
2. Cubra las chispas de queso con guacamole y sirva en la mesa.

COLES DE BRUSELAS AL HORNO CON TOCINO

INGREDIENTES:
- 225 g de coles de Bruselas, peladas y sin tallo reducido a la mitad
- 1cucharada de aceite de oliva

- Sal rosada
- Pimienta negra recien molida
- 1 cuch. de hojuelas de pimiento rojo
- 6 rebanadas de tocino
- 1 cucharada de queso parmesano rallado

INSTRUCCIONES:
1. Precalentar el horno a 200°C.
2. En un tazon mediano, mezcle las coles de Bruselas con el aceite de oliva, sazone con sal rosa y pimienta, y agregue las hojuelas de pimiento rojo.
3. Cortar la panceta en tiras
4. Coloque las coles de Bruselas y el tocino en una sola capa en una bandeja para hornear. Hornear por unos 25 minutos.
5. Despues de unos 15 minutos, sacuda la sarten ligeramente para mover el repollo o revuelvalo. Quieres que las coles de Bruselas esten crujientes y tostadas por fuera.
6. Retire las coles de Bruselas del horno.
7. Dividalo entre dos platos, espolvoree cada porcion con queso parmesano y sirva.

COLIFLOR AL HORNO CON PROSCIUTTO, ALCAPARRAS Y ALMENDRAS

INGREDIENTES:
- 340 g de cogollos de coliflor
- 2 cucharadas de grasa de tocino sobrante
- Sal rosada
- Pimienta negra recien molida
- 60 g de jamon serrano cortado en trozos pequeños
- 1/4 taza de almendras picadas
- 2 cucharadas de alcaparras
- 2 cucharadas de queso parmesano rallado

INSTRUCCIONES:
1. Precalentar el horno a 200°C. Cubra una bandeja para hornear con una estera de silicona o papel pergamino.
2. Coloque la coliflor en la sarten engrasada con tocino preparada y sazone con sal rosada y pimienta.
3. O, si esta usando aceite de oliva, rocie sobre la coliflor y sazone con sal rosa y pimienta. Asar la coliflor durante 15 minutos.
4. Mezcle la coliflor hasta que todos los lados esten cubiertos con manteca. Extienda los trozos de prosciutto en la sarten.
5. Luego agregue las almendras picadas y las alcaparras. Remover.
6. Espolvorea queso parmesano encima y cocina por otros 10 minutos.
7. Divida entre dos platos con una espumadera, para que no quede exceso de grasa en los platos, y servir

FILETES DE COLIFLOR CON TOCINO Y QUESO AZUL

INGREDIENTES:
- 1 cabeza de coliflor
- 1 cucharada de aceite de oliva
- Sal rosada
- Pimienta negra recien molida
- 4 rebanadas de tocino
- 2 cucharadas de aderezo de ensalada de queso azul

INSTRUCCIONES:
1. Precalentar el horno a 220°C. Cubra una bandeja para hornear con papel de aluminio o una bandeja para hornear de silicona.
2. Para cocinar los filetes de coliflor, retira y desecha las hojas y corta la coliflor en tro-

zos de 2x2 cm de grosor, tambien puedes asar las flores sobrantes con los filetes.

3. Coloque los filetes de coliflor en la bandeja para hornear preparada y cepille con aceite de oliva.

4. Desea que la superficie este ligeramente cubierta con aceite para que se caramelice. Sazone con sal rosa y pimienta.

5. Coloque las rebanadas de tocino en una bandeja para hornear junto con los floretes de coliflor. Frefr durante 20 minutos.

6. Acomode los filetes de coliflor en dos platos. Rocie con

7. salsa de queso azul, cubra con tocino. Servir en la mesa.

FILETES DE COLIFLOR CON PESTO

INGREDIENTES:
- 2 cucharadas de aceite de oliva, y mas para lubricacion
- 1/2 cabeza de coliflor
- Sal rosada
- Pimienta negra recien molida
- 2 tazas de hojas de albahaca fresca
- 1/2 taza de queso parmesano rallado
- 1/2 taza de almendras
- 1/2 taza de queso mozzarella rallado

INSTRUCCIONES:
1. Precalentar el horno a 220°C. Engrasar una bandeja para hornear con aceituna aceite o lfnea con una estera de silicona.

2. Para cocinar los filetes de coliflor, retira las hojas y corta la coliflor en trozos de 25 mm de grosor. Puedes asar las flores adicionales junto con los bistecs.

3. Coloque los filetes de coliflor en la bandeja para hornear preparada y cepille con aceite de oliva. Desea que la superficie

este ligeramente cubierta con aceite para que se caramelice. Sazone con sal rosa y pimienta.

4. Ase los filetes de coliflor durante 20 minutos. Mientras tanto, coloque la albahaca, el queso parmesano, las almendras y 2 cucharadas de aceite de oliva en un procesador de alimentos (o licuadora) y sazone con sal rosada y pimienta.

5. Revuelva hasta obtener una masa homogenea.

6. Unte el pesto en cada filete de coliflor y cubra con queso mozzarella. Regrese al horno y hornee por unos 2 minutos hasta que el queso se derrita.

7. Disponer los filetes de coliflor en dos platos y servir calientes.

GRATINADO DE CALABACINES AL HORNO

INGREDIENTES:
- 1 calabacin grande, cortado en rodajas de 5 mm de grosor
- Sal rosada
- 30 g de queso brie sin corteza
- 1 cucharada de mantequilla
- Pimienta negra recien molida
- 1/3 taza de gruyere rallado
- 1/3 taza de chicharrones picados

INSTRUCCIONES:
1. Salar las rodajas de calabacin y ponerlas en un colador en el fregadero durante 45 minutos para que el calabacin suelte agua. Precalentar el horno a 200°C.

2. Dejar los calabacines durante 30 minutos para que fluya el jugo. Mientras tanto, caliente el queso brie y la mantequilla en una cacerola pequena a fuego medio. Revuelva ocasionalmente, aproximada-

mente 2 minutos, hasta que el queso se derrita y la mezcla este completamente combinada.

3. Coloque los calabacines en una fuente para hornear de 8 pulgadas (20 cm), con los trozos de calabacin ligeramente super- puestos. Sazone con pimienta.

4. Vierta la mezcla de queso brie sobre los calabacines y cubra con Gruyere rallado. Espolvorea chicharrones picados encima.

5. Hornee durante unos 25 minutos hasta que el plato comience a burbujear y

6. hasta que se dore bien por encima. Servir en la mesa.

HUEVOS RELLENOS

INGREDIENTES:
- 12 huevos grandes
- 1/2 taza de mayonesa
- 1/2 taza de crema agria
- 1 cucharada de mostaza en polvo
- Sal rosada
- Pimienta negra recien molida
- 1 cucharadita de paprika

INSTRUCCIONES:
1. Para hervir huevos duros, coloquelos en una cacerola grande y cubralos con 7-10 cm de agua. Lleve el agua a ebullicion, apague el fuego, cubra la olla con una tapa y dejela reposar durante 15 minutos.

2. Escurra el agua caliente y llene la cacerola con agua helada.

3. Golpee ligeramente los huevos en la enci- mera para romperlos, luego limpielos con agua corriente fria. Colocalas en un plato forrado con papel absorbente.

4. Divide los huevos por la mitad a lo largo. Suavemente con una cuchara pequena

5. Retire las yemas, transfieralas a un tazon pequeno y triture.

6. Agregue mayonesa, crema agria y mos- taza, sazone con rosa sal y pimienta. Revuelva con un tenedor hasta que quede suave.

7. Vuelva a colocar la mezcla de yemas en las hendiduras de las claras de huevo, o puede usar una manga pastelera si prefie- re que los huevos se vean bonitos.

8. Espolvorear con pimenton y servir.

JALAPEÑO EN TOCINO

INGREDIENTES:
- 10 jalapenos
- 225 g de queso crema a temperatura ambiente
- 455 g de tocino (usara aproximadamente la mitad de una rebanada para un byte)

INSTRUCCIONES:
1. Precalentar el horno a 230°C. Cubra una bandeja para hornear con papel de alumi- nio o una estera de silicona.

2. Corta el jalapeno por la mitad a lo largo y quita las semillas y las membranas (no las quites si te gusta el picante adicional).

3. Coloquelos en la bandeja para hornear preparada, adentro hacia arriba. Extienda un poco de queso crema dentro de cada mitades de jalapeno.

4. Envuelva la mitad del jalapeno con una rebanada de tocino (dependiendo del tamaho del jalapeno, use una rebanada de tocino entera o la mitad).

5. Envuelva y asegure el tocino alrededor de cada jalapeno 1-2 palillos para mante- nerlo afuera mientras se hornea. Hornee por 20 minutos hasta que el tocino este crocante.

6. Sirva caliente o a temperatura ambiente.

JUDIAS VERDES CON PARMESANO Y CHICHARRONES

INGREDIENTES:

- 225 g de judias verdes frescas
- 2 cucharadas de chicharron picado fino
- 2 cucharadas de aceite de oliva
- 1 cucharada de queso parmesano rallado
- Sal rosa
- Pimienta negra recien molida
- Precalentar el horno a 200°C.

INSTRUCCIONES:

1. En un tazon mediano, combine las judias verdes, el chicharron, el aceite de oliva y el queso parmesano.
2. Sazone con sal rosa y pimienta y revuelva hasta que todo cubra completamente los frijoles.
3. Extienda la mezcla de frijoles en una bandeja para hornear en una sola capa y hornee durante unos 15 minutos.
4. A la mitad de este tiempo, agite ligeramente la sarten para mover un poco los frijoles, o simplemente revuelvalos.
5. Divide los frijoles entre dos platos y sirva

PURE DE COLIFLOR "PATATA" CON RELLENO

INGREDIENTES:

- 1 coliflor fresca, cortada en cubitos
- 2 dientes de ajo picados
- 6 cucharadas de mantequilla
- 2 cucharadas de crema agria
- Sal rosada
- Pimienta negra recien molida
- 1 taza de queso rallado
- 6 rebanadas de tocino cocido y finamente picado

INSTRUCCIONES:

1. Hierva una olla grande de agua a fuego alto. Agrega la coliflor. Reduzca el fuego a medio y cocine a fuego lento durante 8-10 minutos hasta que el repollo este tierno al pincharlo con un tenedor. (Si tienes una canasta de vapor puedes cocinar la coliflor al vapor)
2. Escurra la coliflor en un colador y coloquela sobre una toalla de papel para que absorba el agua. Seque para eliminar cualquier resto de agua de los trozos de coliflor. Este paso es importante. Debe deshacerse de la mayor cantidad de agua posible para que el pure no se vuelva liquido.
3. Coloque la coliflor en un procesador de alimentos (o licuadora) con el ajo, la mantequilla y la crema agria y sazone con sal rosada y pimienta. Revuelva durante aproximadamente 1 minuto, deteniendo
4. cada 30 segundos para raspar todo por los lados del tazon.
5. Divida la mezcla de coliflor en partes iguales entre cuatro platos pequenos y cubra cada uno con queso y tocino rallado.
6. Sirva tibio.

PANCETO

INGREDIENTES:

- 5 cucharadas de mantequilla a temperatura ambiente, agregadas en lotes
- 6 huevos grandes, ligeramente batidos
- 1 1/2 tazas de harina de almendras
- 3 cucharaditas de polvo de hornear
- 1 cucharada de polvo de aceite MCT
- Una pizca de sal rosa

INSTRUCCIONES:

1. Precalentar el horno a 180°C.

2. Coloque una cucharada de mantequilla en una bandeja para hornear de 22 cm x 12 cm.

3. En un tazon grande, con una batidora manual, combine los huevos, las almendras, las 4 cucharadas restantes de mantequilla, el polvo de hornear, el aceite MCT en polvo (si se usa) y la sal rosada hasta que quede suave. Vierta en el molde preparado.

4. Hornee por 25 minutos o hasta que al insertar un palillo en el centro, este salga limpio. Cortar y servir

RABANO AL HORNO CON SALSA MARRON

INGREDIENTES:
- 2 tazas de rabanos, cortados a la mitad
- 1 cucharada de aceite de oliva
- Sal rosada
- Pimienta negra recien molida
- 2 cucharadas de mantequilla
- 1 cucharada de perejil italiano fresco picado

INSTRUCCIONES:
1. Precalentar el horno a 230°C.
2. En un tazon mediano, mezcle el rabano con aceite de oliva y sazone con sal rosada y pimienta.
3. Coloque los rabanos en una bandeja para hornear en una sola capa. Hornee por 15 minutos, revolviendo ocasionalmente.
4. Mientras se hornean los rabanos (unos 10 minutos), en una cacerola pequena de color claro a fuego medio, derrita la mantequilla por completo, revolviendo con frecuencia, y sazone con sal rosada.
5. Cuando el aceite comience a burbujear y formar espuma, sigue revolviendo. Cuando el gorgoteo disminuya un poco, el

aceite debe tener un bonito color marron avellana.

6. El proceso de dorado debe durar unos 3 minutos en total. Transfiera la mantequilla tostada a un recipiente resistente al calor (yo uso una taza).

7. Retire el rabano del horno y dividalo en dos platos.

8. Rocie mantequilla marron sobre los rabanos, espolvoree perejil picado encima y sirva.

SALSA DE POLLO AL BUFALO

INGREDIENTES:
- Mantequilla o aceite de oliva para pintar la sarten
- 1 pechuga de pollo cocida, desmenuzada y deshuesada grande
- 225 g de queso crema
- 1/2 taza de queso cheddar rallado
- 1/2 taza de aderezo de queso azul (con trozos)
- 1/2 de taza de salsa de alitas de pollo

INSTRUCCIONES:
1. Precalentar el horno a 190°C. Engrasa una bandeja para hornear pequena.
2. En un tazon mediano, combine el pollo, el queso crema, el queso cheddar, el aderezo de queso azul y la salsa para alitas.
3. Transfiera la mezcla a la bandeja para hornear preparada.
4. Hornee por 20 minutos.
5. Verter en un plato hondo y servir caliente.

WRAP DE SALAMI, PEPPERONI Y QUESO CREMA

INGREDIENTES:
- 225 g de queso crema a temperatura ambiente
- 115 g de salami en rodajas finas
- 2 cucharadas de rodajas de perroncini

INSTRUCCIONES:
1. Extienda una hoja de plastico para envolver en un gran tabla de cortar o encimera.
2. Coloque el queso crema en el centro de la envoltura de plastico y luego agregue otra capa de envoltura de plastico encima.
3. Con un rodillo, extienda el queso crema hasta obtener una capa uniforme de unos 5 mm de espesor. Trate de mantener la forma un poco como un rectangulo.
4. Retire la capa superior de pelicula de polietileno.
5. Coloque las rebanadas de salami para que se superpongan y cubran completamente la capa de queso crema. Coloque un nuevo
6. trozo de envoltura de plastico encima de la capa de salami para que pueda voltear el queso crema y el rectangulo de salami. Voltee la capa para que el lado del queso crema quede arriba. Retire la envoltura de plastico y coloque rodajas de pepperoncini encima. Enrolle los
7. ingredientes del hojaldre en un tronco apretado, presionando la carne y el queso crema juntos. (Desea que este lo mas apretado posible).
8. Luego envuelva el rollo en una envoltura de plastico y refrigere durante al menos 6 horas para que se asiente. Usa un cuchillo afilado para cortar el tronco en rebanadas y servir mesa.

Made in the USA
Las Vegas, NV
25 May 2024

90358623R00114